DR. LOUANN BRIZENDINE

Gehirn-Power Wechseljahre

mosaik

Dr. Louann Brizendine
mit Amy Hertz

Gehirnpower

Wechseljahre

Wie sich das weibliche Gehirn jetzt verändert und Sie diese neue Kraft und Klarheit nutzen können

Aus dem Amerikanischen
von Imke Brodersen

mosaik

Die amerikanische Originalausgabe erschien 2022 unter dem Titel
»The Upgrade« bei Harmony Book, einem Imprint von
Random House, einer Division von Penguin Random House LLC, New York.

Alle Ratschläge in diesem Buch wurden von der Autorin und vom Verlag sorgfältig erwogen und geprüft. Eine Garantie kann dennoch nicht übernommen werden. Eine Haftung der Autorin beziehungsweise des Verlags und seiner Beauftragten für Personen-, Sach- und Vermögensschäden ist daher ausgeschlossen.
Ein Buch ist kein Ersatz für eine ärztliche Diagnose. Ehe Sie gesundheitlich relevante Entscheidungen treffen, sollten Sie stets Ihren Arzt oder Ihre Ärztin einbeziehen. Das gilt insbesondere beim Vorliegen einer Erkrankung oder behandlungsbedürftiger Symptome.

MIX
Papier | Fördert gute Waldnutzung
FSC® C014496

Penguin Random House Verlagsgruppe FSC® N001967

1. Auflage
Deutsche Erstausgabe August 2023

Umschlag: Sabine Kwauka
Redaktion: Martha Wilhelm
Satz: Satzwerk Huber, Germering
Druck und Bindung: GGP Media GmbH, Pößneck
Printed in Germany
KW · CB
ISBN 978-3-442-39413-5

www.mosaik-verlag.de

Für meine Mutter, Louise Ann Stocksdale Brizendine
In memoriam

Hören Sie nie auf, das Mosaik Ihres Lebens zu gestalten.
Bleiben Sie bis zum letzten Steinchen dabei.

Inhalt

Einführung

Eigentlich hatte ich kein Buch mehr geplant. Doch als bei mir selbst die zweite Lebenshälfte anbrach und ich jene spezielle Unsichtbarkeit miterlebte, der Frauen ab einem gewissen Alter unterworfen sind, begann es, in mir zu brodeln. Ich registrierte, wie sich in dieser Phase neue Kraft, neue Klarheit und eine laserscharfe Zielstrebigkeit herausschälten, und da wusste ich, dass es an der Zeit war, neue wissenschaftliche Erkenntnisse zu sichten, die das beschrieben, was ich gerade erlebte. Denn es hatte keineswegs ein allmählicher Abbau eingesetzt: Ich war mit der vitalsten, selbstbewusstesten und weisesten Phase meines Lebens konfrontiert. Es gibt eine passende Bezeichnung für die zweite Lebenshälfte, nur nutzen wir sie noch nicht. Ich bezeichne sie als das *Upgrade*. Dieses Upgrade – früher als Menopause bekannt – ist die Lebensphase, in die wir eintreten, wenn wir den hormonellen Aufruhr überstanden haben und endlich wahrnehmen und akzeptieren können, wer wir sind, was wir wollen und wie wir leben wollen. Es ist eine wundervolle Zeit voller Freiheiten und Entdeckungen.

Während ich diesem Manuskript den letzten Schliff gab, legte die erste Vizepräsidentin der Vereinigten Staaten ihren Amtseid ab. Im Kabinett des 46. Präsidenten sind viele Frauen vertreten, die meisten darunter ebenfalls in der zweiten Lebenshälfte. In mir stieg ein Gefühl der Hoffnung auf, das ich seit der Ablehnung des Equal Rights Amendment in den 1970ern und 1980ern begraben glaubte. Die Tür zu neuen Chancen auf eine produktive zweite Lebenshälfte schien sich einen Spaltbreit aufzutun, nicht nur für mich persönlich, sondern auch für uns alle.

Als Neuropsychiaterin habe ich mich auf den Einfluss der weiblichen Hormone auf das Gehirn – und damit auf Emotionen, Gedankengänge, Werte, Prioritäten und sogar die Wahrnehmung – spezialisiert und betrachte mich als medizinische und psychologische Kundschafterin für den Stamm der Frauen. Ich begebe mich mit Begeisterung auf Erkundungsgang, um neurowissenschaftliche und medizinische Studien auf nützliche Informationen zu durchforsten, mit denen ich anschließend anderen helfen kann, ihren eigenen Weg zu finden. Ich will verstehen, was bei Frauen körperlich abläuft und wie sich dadurch alles ändert – von der Grundstimmung bis hin zum Identitätsgefühl. Es mag naiv klingen, aber dieses Selbstverständnis nährt meine Motivation, Ihnen in diesem Buch zu schildern, wie es nun weitergeht.

Beim Upgrade geht es um den Weg zu Ihrem umfassendsten, tiefsten Selbst – das klingt jetzt ein wenig bombastisch, aber wenn nicht jetzt, wann dann? In der zweiten Hälfte meines Lebens will ich meine Fähigkeiten weiter ausbauen und meine Bereitschaft, dafür Verantwortung zu übernehmen, erhöhen. Ich will an meiner Begeisterungsfähigkeit, Geduld, Bescheidenheit, Hingabe und Entschlossenheit arbeiten, um aus diesem Übergang das Beste zu machen. Und ich will mein Gehirn und mein Selbstmitgefühl neu aufladen, während ich auf die Suche gehe: nach einer neuen Realität, neuen Verbindungen, einem neuen Gefühl für mein »Ich«. Ich wünsche mir eine neue Beziehung zu mir und anderen, und ich möchte mich wieder auf einen übergeordneten Zweck konzentrieren. Unter Anerkennung meiner gesundheitlichen Grenzen will ich gut auf Körper und Geist achten, um das Upgrade zu ermöglichen.

Dieses Buch greift Zweifel und Desinformation auf, damit Sie Ihre eigenen Antworten finden können. Es geht um die Lösung von inneren Konflikten in Bezug auf das Zusammenspiel von Emotionen, Hormonen, Biologie und Gehirn, aber auch um den Mut, all Ihre Eigenschaften zu untersuchen, über manche zu jubeln und an anderen zu arbeiten. Und es geht um die Erkenntnis, dass Sie auch in der zweiten Lebenshälfte eine Wahl haben.

So vieles von dem, was uns normal und natürlich erscheint, geht bei genauerem Hinsehen auf Hormone und Umwelteinflüsse zurück. Manches davon ist großartig und hilfreich, doch wir erhalten derart viele Signale bezüglich unserer angeblichen Irrelevanz in der zweiten Lebenshälfte, dass ich fand, es sei an der Zeit für einen Befreiungsschlag. Je mehr Sie über Neurochemikalien, Schaltkreise im Gehirn und die Neuronen im ganzen Körper wissen, desto größer ist Ihre Chance, alte Verhaltensmuster abzustreifen und sich ein neues Leben aufzubauen. Zugleich steigt damit die Chance, dass wir der nachfolgenden Generation die Hand reichen und auch ihnen helfen können.

Mir ist sehr bewusst, dass meine Erfahrungen und die Erfahrungen der Frauen, die mir in meinem Leben begegnet sind, von der Realität vieler anderer Frauen abweichen, die mit weitaus härteren Lebensbedingungen zu kämpfen haben, als ich es nachvollziehen kann, und trotz der schweren Bürde des systemischen Rassismus weiter im Alltag funktionieren. Viele Frauen in diesem Buch identifizieren sich als BIPOC (Black, Indigen und People of Color), und sie alle betrachten sich als cisgender, das heißt, sie können sich in der weiblichen Identität, die ihnen bei der Geburt zugewiesen wurde, wiederfinden. Insofern sind viele der geschilderten Erfahrungen mit den Wechseljahren und dem Upgrade universell. Aus

Respekt vor dem individuellen Erleben habe ich mich entschieden, mich beim Schreiben auf mein eigenes Wissen und das Verständnis zu beschränken, das ich durch Gespräche mit meinen Patientinnen, Familienangehörigen und Freundinnen erworben habe. Daher kann ich derzeit nicht ausführlich darauf eingehen, was das Upgrade für trans Männer und Frauen bedeutet. Auf diesem Gebiet ist noch so viel unbekannt und untererforscht, dass meine Ausführungen mehr schaden als helfen könnten. Sofern jedoch etwas bekannt ist, wird es erwähnt. Das gilt ebenso für ethnische und kulturelle Unterschiede – was bekannt ist, greife ich auf. Dass das Gesundheitssystem von strukturellem Rassismus geprägt ist, ist eine Tatsache. Ich verspreche, dass ich tun werde, was ich kann, damit das Upgrade *allen* Frauen zugutekommt.

Uns alle eint der Wunsch, gesehen, gehört und wertgeschätzt zu werden, und genau das müssen wir einander und denen, die wir lieben, zukommen lassen. Ich habe aufgeschrieben, was ich weiß und was ich erlebt habe, die Hindernisse und die Triumphe des Upgrades. Da es bisher jedoch noch keine echten Meilensteine der weiblichen Entwicklung in der zweiten Lebenshälfte gibt, bedarf es einer kollektiven Anstrengung, sie festzulegen, damit wir alle unseren Weg leichter finden. Ich möchte auch von Ihren Kämpfen und Siegen hören. Vor allem aber möchte ich Sie wissen lassen, wie sehr ich Ihre Erfahrungen und Ihre Weisheit schätze.

Ich hoffe, dass einiges aus diesem Buch Ihnen Unterstützung, Wissen und den Mut vermitteln kann, die vielen Stolpersteine der zweiten Lebenshälfte zu bewältigen. Wir alle müssen da durch! Lassen Sie uns also das Gespräch über das Leben nach der fruchtbaren Phase führen, das uns offenbar niemand zugesteht.

Ein neuer Gesprächsansatz bedarf neuer Begrifflichkeiten

Ich schlage vor, die Bezeichnungen Menopause und Postmenopause durch neue Begriffe zu ersetzen, damit wir uns nicht mehr auf das M-Wort und das P-Wort stützen müssen, die sich buchstäblich auf das Ende der Fruchtbarkeit beziehen.

Der Einstieg in die Wechseljahre (Transition): die Entwicklungsphase im Leben einer Frau, in der Gehirn und Körper unbekanntes Terrain betreten, während die Regelkreise der reproduktiven Phase ihre Aufgaben einstellen. Klassisch wurde diese Phase als Perimenopause bezeichnet.

Wie in der Teenagerzeit geht es auch in den Wechseljahren um weit mehr als nur um Hormone. Die Hormonumstellung, die die Zeit der Fruchtbarkeit beendet, steht im Zentrum dieser Phase, umfasst aber nicht einmal annähernd die komplette Geschichte und repräsentiert nicht, wer wir sind. Im Rahmen der Wechseljahre laufen auch verschiedene psychologische Reifungsprozesse ab, in denen es unter anderem um Identität und zunehmende Authentizität geht. Dieser Übergang markiert eine Veränderung unserer Beziehungen und unserer gesellschaftlichen Rollen. In der Literatur zu den Phasen der menschlichen Entwicklung wird bisher nichts davon genauer behandelt.

Das Upgrade: die Weisheitsphase, in die wir eintreten, nachdem wir jahrzehntelang widerstreitenden Hormonen unterworfen waren. Der Übergang in die eindrücklichste Identitätsphase des Frauenlebens wurde bisher als Menopause und Postmenopause bezeichnet.

»Perimenopause« und »Menopause« sind begriffliche Fossilien, die von Männern in Pharmaunternehmen geprägt wurden. Solche Bezeichnungen entspringen nicht dem Interesse, Frauen zu helfen, die das Upgrade erreichen – bei dem es um explosionsartiges Wachstum und die Realisierung des eigenen Potenzials geht, das die gesamte Person umfasst. Stattdessen entstanden sie, als cisgender Männer sich damit befassten, wie jene Teile des weiblichen Körpers, mit denen sie gern interagieren (sprich: Brust und Vagina), prall und elastisch bleiben konnten. Da ich nicht der Ansicht bin, dass diese Begriffe das volle Ausmaß des Prozesses umfassen, lehne ich ihre Verwendung ab und werde sie abgesehen von dieser Erklärung in diesem Buch nicht nutzen. Sollten sie mir an irgendeiner Stelle dieses Buches dennoch durchgerutscht sein, machen Sie bitte ein Foto oder einen Screenshot von der entsprechenden Seite und kontaktieren Sie mich über Dr. Louann Brizendine (Facebook), @louannbrizendine auf Instagram oder @DrLouann auf Twitter, damit ich aktiv werden kann. Ich freue mich über jede Rückmeldung!

Hormontherapie (HT): Dieser Begriff ersetzt die ältere und weniger zutreffende Bezeichnung Hormonersatztherapie (HET). Wenn wir Hormone verwenden, ist dies kein Ersatz, sondern eine bewusste Ergänzung.

Die vier Phasen der beginnenden Wechseljahre (Transition)

Phase 1 (Prätransition): Diese Phase beginnt, wenn die Anzahl der reifungsfähigen Eier zurückgeht und weniger Follikel gebildet werden, was wiederum die Menge der jeden Monat erzeugten Sexualhormone beeinflusst. Vielleicht stellen Sie fest, dass Sie kurz vor der Periode etwas mehr Angst verspüren, dass das Abkühlen nach intensivem Training etwas länger dauert, dass Ihnen nachts wärmer wird oder Sie sogar schwitzen. Um die Periode herum können Schlafstörungen auftreten. Phase 1 beginnt im Durchschnitt Ende dreißig.

Phase 2 (frühe Transition): Die Schlafstörungen werden spürbarer. Mindestens einmal pro Woche wachen Sie nassgeschwitzt auf oder haben im Laufe der Nacht alle Decken weggeschubst. In Phase 2 bemerken Sie vielleicht gelegentlich irreguläre Blutungen – die Menstruation verläuft kürzer und schwächer oder aber einen bis zwei Tage lang etwas stärker. Es kann in der Zyklusmitte auch zu Durchbruch- oder Schmierblutungen kommen. Der Grund dafür sind zunehmend häufigere Zyklen ohne Eisprung, also ein ganz normaler Vorgang.

Phase 3 (mittlere Transition): Es kommt zu zwei bis drei verkürzten Zyklen pro Jahr, wodurch die durchschnittlich 28 Tage auf 27, 26 oder 25 Tage zurückgehen. In dieser Phase werden die Schlafstörungen häufiger (mehrmals pro Woche), und auch die Schweißausbrüche nehmen zu.

Phase 4 (späte Transition): Diese Phase ist durch Schlafstörungen, Hitzewallungen und drei bis zehn verkürzte Zyklen pro Jahr gekennzeichnet.

Die drei Stadien des Upgrades

Stadium 1 (frühes Upgrade): Zwölf Monate nach der letzten Periode beginnt das frühe Upgrade. Manche Frauen, die ihre Gebärmutter noch haben, entscheiden sich für eine Hormontherapie, die ihren natürlichen Zyklus nachahmt. In diesem Fall findet die Menstruation weiterhin statt. Viele andere empfinden eine Kombination aus Freude über das Entfallen der Periode und Schreck angesichts der körperlichen Veränderung.

Stadium 2 (mittleres Upgrade): In dieser Phase geht es darum, sich mit der neuen Realität anzufreunden, neue Lebenswege auszuloten, um den Drang nach einer Pause und um den verzweifelten Wunsch, dem unüberhörbaren Ruf nach mehr persönlicher Freiheit Folge zu leisten.

Stadium 3 (vollständiges Upgrade): In diesem Stadium verkörpern wir die Fülle des Lebens, umarmen das Auf und Ab, wenden uns erneut unserem Lebenssinn zu, sagen gekonnt und nachdrücklich die Wahrheit, engagieren uns als Mentorin und Sponsorin und sind von dem Wunsch erfüllt, die Menschheit besser zu hinterlassen, als wir sie vorgefunden haben.

Auf Altersangaben habe ich bewusst verzichtet, weil die Transitionsphasen zu verschiedenen Zeiten beginnen und enden können. Das ist individuell sehr unterschiedlich. Manche Frauen landen beim Upgrade unmittelbar in Stadium 3, andere verharren für den Rest ihres Lebens in Stadium 1. Wo Sie stehen, hängt von Ihrer Lebenseinstellung und Ihrem Handeln ab.

Hormone und Neurohormone, die Sie kennen sollten

Ovarielle Hormone:

- **Östrogen:** Östrogene werden vom Follikel erzeugt, in dem ein Ei heranwächst und reift. Sie fördern das Wachstum der Gebärmutterschleimhaut, aber auch der Synapsen im Gehirn, steuern Gehirnstoffwechsel und Entzündungsaktivität, heben die Stimmung, schärfen den Verstand, verbessern die Wortfindung und bestärken extravertiertes, flirtendes und liebevolles Verhalten.
- **Progesteron:** das Erhaltungshormon, das die Gebärmutterschleimhaut erhält, damit sie ein befruchtetes Ei aufnehmen kann. Zugleich schützt Progesteron vor einer übermäßigen Synapsenbildung im Gehirn. Es ist ein Wohlfühl- und Behaglichkeitshormon, das den Wunsch weckt, sich am Feuer einzukuscheln und Kekse zu futtern. Außerdem ist es zuständig für das leicht benebelte »Schwangerschaftsgehirn«. Diverse synthetische Progesterone werden als »Progestine« bezeichnet.
- **Testosteron:** Fördert die Libido und die Lebenslust und regt die Muskelbildung an. Ich erlebe die Wirkung von Testosteron vor allem als das »Wag es nicht, mich aufzuhalten!«-Gefühl, das mich erfüllt, wenn ich morgens in die Praxis flitzen will und mein Mann noch gern mit mir plaudern möchte. Vor Beginn der Wechseljahre stammen 90 Prozent des weiblichen Testoste-

rons aus den Eierstöcken; nach dem Upgrade kommen 90 Prozent aus den Nebennieren.

Nebennierenhormone:

- **Adrenalin** (auch als **Epinephrin** bezeichnet): Liefert den nötigen Energieschub für eine körperliche und mentale Reaktion bei akuter Gefahr. Erzeugt ein Gefühl der Bissigkeit.
- **Noradrenalin** (auch als **Norepinephrin** bezeichnet): der wichtigste Neurotransmitter aus den Nebennieren für das sympathische Nervensystem und das kardiovaskuläre System. Es lässt das Herz hämmern, damit Sie vor einer Gefahr davonlaufen können.
- **Kortisol:** das Stresshormon. Sein Einfluss auf das limbische (oder emotionale) Gehirn ist zehnmal höher als sein Einfluss auf andere Hirnareale. Es unterdrückt das Immunsystem und kann im Übermaß auch Depressionen, Reizbarkeit und kognitiven Abbau in Gang setzen.
- **Pregnenolon:** Ein Vorläuferhormon für die Erzeugung von Progesteron, DHEA, Testosteron, Östrogenen, Kortisol und anderen Hormonen. Es unterstützt den gesunden Schlaf, fördert den Sexualtrieb, hebt die Stimmung, stärkt Gedächtnis und Aufmerksamkeit und ist gut für Haut, Gelenke und Muskeln.
- **DHEA (Dehydroepiandrosteron):** Der hormonelle Vorläufer für Testosteron und Östrogen. Als Gegenspieler zu Kortisol wirkt es Depressionen entgegen und stärkt den Sexualtrieb, erzeugt aber auch Akne und verstärkt den Körpergeruch.

Chemikalien aus Gehirn und Nervensystem, die im ganzen Körper Verwendung finden:

- **Follikelstimulierendes Hormon (FSH):** Dieses Hormon wird von der Hypophyse ausgeschüttet, damit die Eierstöcke Follikel bilden, um die besten Eier ausreifen zu lassen. Bis zum Upgrade sind es die Follikel, in denen ein Großteil unserer Östrogene, Progesteron und Testosteron entstehen.
- **Luteinisierendes Hormon (LH):** Die Hypophyse produziert dieses Hormon, damit der beste Follikel sein Ei in den Eileiter freisetzt, wo es sich auf den Weg in die Gebärmutter macht. Löst den Eisprung aus.
- **Oxytocin:** Wird im Hypothalamus erzeugt und in der Hypophyse gespeichert. Wann immer Östrogen besonders aktiv wird, schickt der Hypothalamus eine kleine Portion dieses Bindungs- und Kuschelhormons, das die Zuneigung verstärkt.
- **GABA (Gamma-Aminobuttersäure):** das körpereigene Valium, für das 90 Prozent aller Gehirnzellen Rezeptoren besitzen. Wirkt wie ein warmes, inneres Schaumbad.
- **ALLO:** Allopregnanolon ist das Molekül, in das Progesteron sich verwandelt. Es interagiert mit dem beruhigenden GABA-System, das das Gehirn und das komplette Nervensystem durchzieht.
- **ACTH:** Das adrenocorticotrope Hormon wird von der Hypophyse erzeugt und ausgeschieden, um die Nebennieren zur Kortisolbildung zu animieren.
- **CRH:** Das Corticotropin-Releasing-Hormon wird vom Hypothalamus erzeugt. Wenn es von dort aus zur Hypophyse gesandt wird, löst es einen ACTH-Anstieg aus. So etwas geschieht, wenn die Amygdala eine Gefahr oder eine Bedrohung wahrnimmt.
- **Acetylcholin:** der wichtigste Neurotransmitter des parasympathischen Nervensystems (das ist der beruhigende Anteil des

Nervensystems, der den Herzschlag verlangsamt). Gegenspieler von Epinephrin. Acetylcholin ist maßgeblich an der Gedächtniskonsolidierung im Schlaf beteiligt. Ein niedriger Acetylcholinspiegel geht mit Lern- und Gedächtniseinschränkungen einher.

Zellen, die Sie kennen sollten

- **Neuronen:** die Standardzellen in Gehirn und Nerven, die im Biologieunterricht behandelt werden. Sie sind jedoch nicht die häufigsten Gehirnzellen, sondern haben einen Rivalen!
- **Astrozyten:** ebenso zahlreich wie die Neuronen. Ihre Aufgabe besteht darin, den Hirnzellen Nährstoffe zu liefern und schädliche Substanzen von ihnen fernzuhalten.
- **Mikroglia:** Diese Fresszellen überwachen die Verbindungen zwischen den Neuronen und schützen das Gehirn vor Infektionen. Im Tagesverlauf sprießen im Gehirn alle möglichen Verknüpfungen, bei deren Entstehung Energie und Abfallprodukte freigesetzt werden. Im Schlaf hingegen kommt das Gehirn zur Ruhe, und die Kanäle rund um die Nervenzellen können sich entspannen und öffnen. Dann strömen die Mikroglia herbei und stutzen übertriebenes Wachstum zurecht.

Konzepte, die Sie kennen sollten

- **»Sterile« Entzündung:** chronische Entzündungsprozesse ohne Infektion auf niedrigem Niveau, die auf Stressfaktoren wie Umweltbedingungen (UV-Strahlung), mechanische Traumata, Zelltod, Hormone und körperfremde Proteine in der Blutbahn,

Schlafmangel und verminderte Durchblutung zurückgehen. Aufgrund geschlechtsbedingter Unterschiede des Immunsystems tritt diese Form bei Männern mit zunehmendem Alter häufiger auf.

- **Doppel-X:** Frauen haben in der Regel zwei X-Chromosomen. Deshalb stehen uns auf dem zweiten X-Chromosom etliche Gene für das Gehirn und das Immunsystem zur Verfügung, die uns vor kognitivem Abbau bewahren können. Das könnte das Geheimnis der höheren Lebenserwartung von Frauen sein.

Hilfreiche Abbildungen

Das weibliche Gehirn

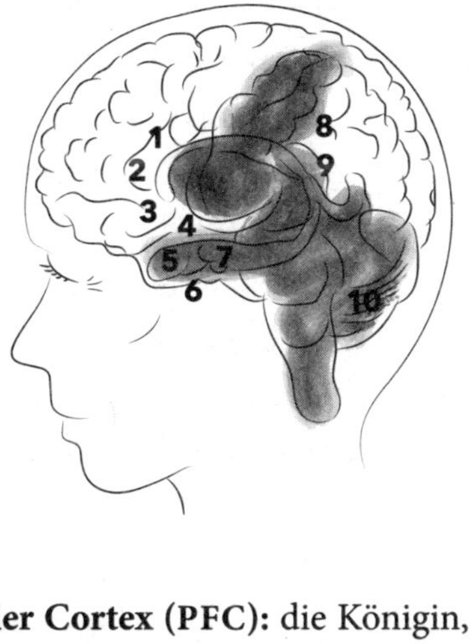

1. **Präfrontaler Cortex (PFC):** die Königin, die über unsere Emotionen herrscht und sie davon abhält, Amok zu laufen. Sie bremst die Amygdala aus.
2. **Nucleus accumbens:** die neuronale Schnittstelle zwischen Begehren und Handeln. Die Brücke zwischen dem Wunsch nach etwas und der Überlegung, wie es zu erlangen ist.

3. **Insula:** Richterin, Jury und Henkerin in Personalunion, insbesondere in Bezug auf das Selbstbild. Hier entspringt das »Bauchgefühl«.
4. **Hypothalamus:** Der Hypothalamus dirigiert die hormonelle Sinfonie, setzt die Keimdrüsen in Gang und kommt ins Schleudern, wenn sie ihre Arbeit einstellen.
5. **Amygdala:** Trifft abrupte Entscheidungen, wenn es um Leben oder Tod geht. Mitunter stuft sie die Frage, wo man vor dem Supermarkt parken sollte, als überlebenswichtig ein.
6. **Hypophyse:** Erzeugt Fruchtbarkeitshormone und erleidet heftige Entzugssymptome, wenn sie ausbleiben.
7. **Hippocampus:** Das bei Frauen ausgeprägtere und größere »Elefantengedächtnis«, das keinen Streit, keine romantische Begegnung und keinen zärtlichen Moment vergisst und diese immer wieder ins Bewusstsein spielt. Die Details verblassen allerdings im Zuge des Upgrades.

8./9. **TPJ** und **Precuneus:** Wenn diese beiden Regionen parallel aktiv werden, landen Sie im Hamsterrad der Sorgen und versinken in endlosen Grübeleien. Es ist schwer, sich daraus wieder zu befreien, aber mit ein paar Tricks gelingt es!

10. **Cerebellum:** Das Cerebellum (Kleinhirn) ist der Teil des Gehirns, der Bewegungen und Gleichgewicht so koordiniert, dass wir stehen und gehen können. Es unterstützt die Funktion nahezu aller anderen Hirnregionen, macht Bewegungen und Denken geschmeidiger und bremst impulsive Entscheidungen aus. Daneben trägt es zur Emotionsregulierung bei.

Default Mode Network (DMN): Dieses Netzwerk verbindet Areale im vorderen, mittleren und hinteren Bereich des Gehirns und wird aktiv, wenn die Gedanken umherschweifen. In der Standardeinstellung greift es dabei negative Gedankengänge aller Art auf. Meditation und Ketamin stellen dieses Netzwerk ab!

Stressreaktion: Das Kampf-oder-Flucht-System, das bei Gefahr bestimmte Verhaltensweisen aktiviert. Der beruhigende Reset kommt anschließend vom vagalen System.

HPA-Achse (Hypothalamus-Hypophysen-Nebennieren-Achse) bzw. Stressachse

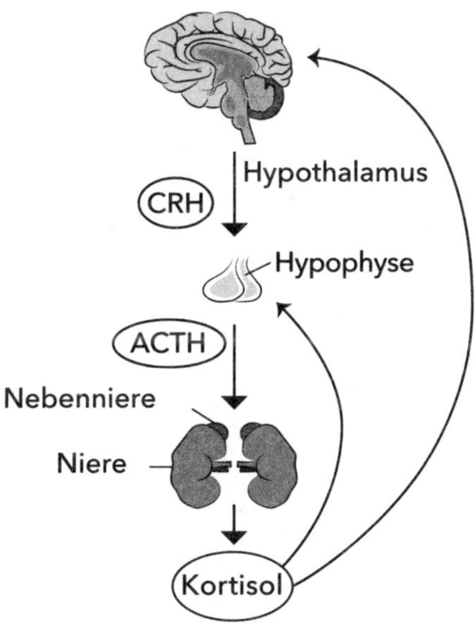

Die HPA-Achse steuert die Freisetzung von Kortisol (Stresshormon) und dem Androgen DHEA.

HPO-Achse (Hypothalamus-Hypophysen-Ovar-Achse) bzw. gonadotroper Regelkreis

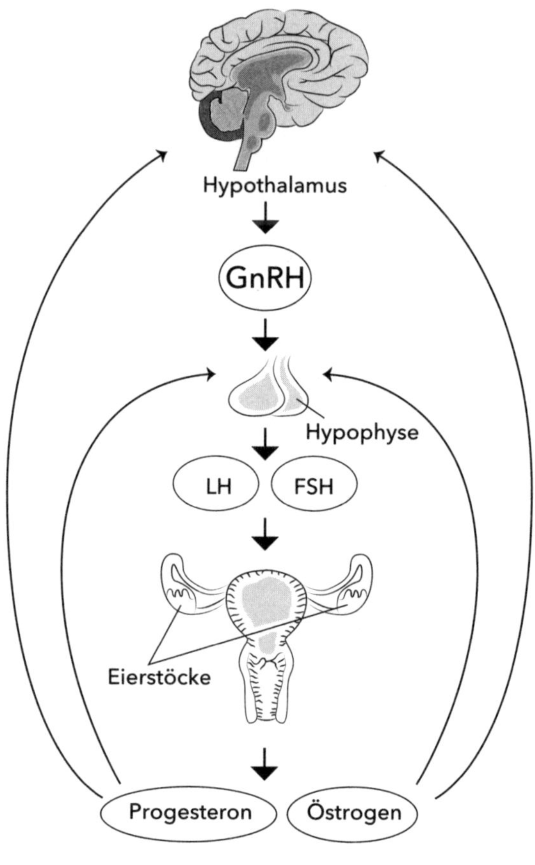

Die HPO-Achse steuert die Freisetzung von Östrogen, Progesteron und Testosteron.

KAPITEL 1

Den Diskurs verändern

Im Rahmen meines Medizinstudiums in Yale arbeitete ich 1980 an einer Studie mit und durchlief zudem eine Famulatur an einer Klinik in London. Aufgrund einer mysteriösen Erkrankung landete ich selbst als Patientin dort. Ich war schwach, hatte ständig Schmerzen und so wenig Energie, dass ich mich sterbenskrank fühlte. Trotz aller erdenklichen Untersuchungen konnte keine Diagnose gestellt werden: kein heimtückischer Tumor, keine seltene Infektionskrankheit, keine organische Fehlfunktion, keine Autoimmunkrankheit. Alle Werte waren normal. Irgendwann stellte ich fest, dass einige der diensthabenden Ärzte und Ärztinnen meinen Sinn für Humor testeten, um zu prüfen, ob ich womöglich auf eine psychiatrische Station gehörte. Das war nicht der Fall, wie sie feststellten.

Nach zehn Tagen wurde ich entlassen und kehrte für das vierte Jahr meines Studiums in die Vereinigten Staaten zurück. In New York wurde ich mit einem Rollstuhl aus dem Flugzeug abgeholt und musste den Privattransport nach New Haven zahlen. Ich bat den Dekan um eine Auszeit, aber ohne Diagnose wurde diese nicht gewährt, und ich hatte von Fakultät, Familie und Freunden wenig Mitleid zu erwarten. Die Unterstützung bröckelte rasch, weil man mir entweder nicht mehr glaubte oder mich als »schwierig« einstufte.

Also kämpfte ich mich auf eigene Faust durch. Ich mietete ein Apartment gegenüber der Klinik, um nach der ersten Visite um halb sechs noch einmal eine Runde schlafen zu können. Irgendwie kam ich auf diese Weise durch, schrieb meine Dissertation und schaffte meinen Abschluss.

Bei den Visiten in den Stationen für Chirurgie und Innere Medizin erlebte ich immer wieder Mediziner und Studierende, die um sechs Uhr früh durch die Räume schritten und mit ihren Untersuchungen begannen, ohne den Menschen in ihren Betten auch nur guten Morgen zu sagen. Sie nahmen nicht Kontakt auf, sie stellten keine Fragen, nicht einmal ein »Wie geht es Ihnen heute?«, und sie schienen außer anderen Ärzten niemanden zu hören. Und wenn solche Mediziner bei besonders Kranken nichts mehr tun konnten, dann verschwanden sie und überließen die Menschen, die doch ein Leben hatten, eigene Erfahrungen und Familien, sich selbst, ohne sich auch nur zu verabschieden. Das überließen sie den Pflegekräften.

Nach meinen einschneidenden Erfahrungen in London war mir bewusst, wie sich das als Patientin anfühlte. Deshalb entschied ich mich für das Fach Psychiatrie. Eine Spezialisierung, die mir keine Zeit zum Zuhören lassen würde, lehnte ich ab.

Das Gehirn – und letztlich das gesamte menschliche Nervensystem, von dem das Gehirn nur ein Teil ist – hungert nach Verbindung. Die Rückmeldungen, die wir aus Gesprächen und in Form von ernsthaften Fragen erhalten, vermitteln uns, dass wir akzeptiert werden und dazugehören. Wenn dieses essenzielle Sozialvitamin ausbleibt, rauben wir unseren Schaltkreisen notwendige Nährstoffe. Wir werden kränker. Unser Verstand urteilt weniger scharf. Depressionen pirschen sich an und setzen dem Körper zu.

Von der Ärzteschaft und dem sozialen Umfeld im Stich gelassen zu werden lehrt uns, uns selbst im Stich zu lassen.

Deshalb rief ich 1994 in San Francisco die Women's Mood and Hormone Clinic der UCSF ins Leben. Ich wollte Frauen das geben, was ich nicht bekommen hatte. Gleichzeitig erhoffte ich mir über die Arbeit mit Frauen, die aus der Reproduktionsphase in unbekanntes Territorium vorstießen, Antworten auf meine Fragen: »Wie fühlen Sie sich?«, »Wie sehen Ihre Tage und Nächte aus?«, »Was macht Ihnen Angst?«, »Was macht Sie jetzt glücklich?«, und vor allem: »Können Sie mir Ihre Geschichte erzählen? Ich möchte alles hören.«

Seit 30 Jahren höre ich aufmerksam zu, wenn Frauen in der Transition mir ihre Geschichten von Freude und Verlust, Entdeckung und Furcht, Freiheit und Orientierungslosigkeit erzählen. Und die meiste Zeit bewegte ich mich dabei an der Speerspitze der medizinischen Forschung an der UCSF, wo ich bahnbrechende, bedeutsame Arbeit leiste. Ich habe miterlebt, wie wir mit aktivem Handeln unser volles Potenzial erreichen und wie immer mehr Ärztinnen und Ärzte und Organisationen sich genau darauf konzentrieren. Ich wünschte, es ginge schneller. Doch je mehr wir wissen und je lauter wir werden, desto mehr wird die Medizin uns liefern, was wir brauchen.

Was willst du werden?

Kindern stellen wir die Frage, was sie sein wollen, wenn sie groß sind. Ihre Antworten stützen sich auf die Werte der Kultur, die wir verinnerlicht haben oder die uns eingeimpft wurde. Wir leben das Leben, das wir uns gewünscht haben, aber auch das Leben, das wir unserer Meinung nach führen sollten. Für viele beinhaltet das eine Ehe (oder mehrere), Kinder (oder keine), Beruf und Karriere oder aber häusliche Arbeit. So vieles davon hat uns einfach mitgerissen, so vieles davon konfrontiert uns immer noch mit konkreten Rollenerwartungen, besonders die Kinder und Enkelkinder. Aber jetzt ist der Zeitpunkt, an dem Sie sich fragen sollten: Was wollen Sie heute sein? Was wollen Sie während Ihrer Transition und danach werden? Nach der Reproduktionsphase des Lebens liegen noch Jahrzehnte vor Ihnen. Wer wollen Sie sein, wenn die Fülle Ihres neuen Lebensabschnitts vor Ihnen liegt? Sehen Sie sich als Anführerin, als Künstlerin, als Visionärin? Oder als Mentorin und Sponsorin? Soll Ihr Leben von Freiheit, Sinn und Fokus geprägt sein, unbelastet von früheren Verantwortungen? Das sind einige der Träume, die mir Frauen anvertrauen. Ich bin unglaublich gespannt auf die Antworten meiner Patientinnen und darauf, wie die Transition und die Freiheit vom Fruchtbarkeitszyklus uns dabei helfen, ein neues Selbstbild aufzubauen, unser wahres Selbst zu entdecken und neue Chancen zu ergreifen.

Als Wissenschaftlerin habe ich festgestellt, dass dieser Lebensabschnitt eine Chance bietet, in die Weisheit, Kraft und Resilienz hineinzuwachsen, die zeitlebens in uns angelegt waren. Von Geburt an ist das weibliche Gehirn auf Verbindung und Kommunikation angelegt, und das Upgrade gestattet diesen Schaltkreisen, neue Synapsen zu wählen, die mit den hormonellen Weichenstellungen, die während der Reproduktionsphase unsere Entscheidungen prägen, nichts mehr zu tun haben. Veränderungen der Schaltkreise können ein stärkeres, überzeugteres Selbstbild aufbauen, das die über unsere Lebenserfahrung erworbene Weisheit zur neurologischen Realität macht.

Die Phasen 1 bis 4 der Wechseljahre können zwei bis vierzehn Jahre dauern. Die Entfaltung des Upgrades kann ein ganzes Jahrzehnt in Anspruch nehmen und über den Verlauf von 40 bis 50 Jahren weitergehen. Das ist bei jeder Frau unterschiedlich.

Mein Leben, die Leben der Frauen, die mich aufsuchen, meine Freundinnen und meine Forschungsergebnisse haben mich gelehrt, dass die Freiheit nach der Reproduktionsphase ein erstaunlicher, außergewöhnlicher Zeitraum im Leben einer Frau ist, der heute länger währt denn je. In meinen Augen kann das Upgrade sogar neu definieren, was es heißt, eine Frau zu sein. Mit dem Upgrade wird Folgendes möglich:

Direktheit: Der massive Rückgang der Östrogenwellen verändert die Art und Weise, wie das Gehirn mit Ärger und Enttäuschung umgeht. Während das jüngere weibliche Gehirn den Impuls, für sich selbst und die eigenen Werte einzustehen, umlenkt und biologisch zum Schweigen tendiert, befreit die neue Hormonlage diese Schaltkreise. Der Impuls zum Aufbegehren kommt mit einer Wucht, als würden Sie zum ersten Mal einen Maserati fahren – es dauert ein wenig, bis man sich an diese Power gewöhnt hat. Wenn dies jedoch erst einmal gelungen ist und Sie sehen, dass die Welt dadurch nicht einstürzt, gibt es kein Zurück und auch nicht den Wunsch danach. Wir rütteln am Status quo, definieren Beziehungsregeln neu und treten für das ein, was richtig ist.

Fokus: Der angstprovozierende Stress des Multitasking ist vorüber. Multitasking und Angst gehen Hand in Hand. Wir wissen nicht, was zuerst kommt, aber wir wissen, dass sie einander verstärken. Ab dem Upgrade widmen wir uns gezielt nur einer Aufgabe. Das ist kein Rückschritt! Es bedeutet, dass wir gründlicher werden, uns stärker auf etwas einlassen und uns besser konzentrieren können. Wir können das gewünschte Ergebnis im Auge behalten und sind dadurch leistungsfähiger denn je. Zudem scheuen wir uns nicht mehr, Unterbrechungen abzulehnen, wenn uns jemand aus dem Flow holen will.

Wertschätzung von innen: Der große Vorteil der Unsichtbarkeit des Alters ist, dass wir ganz authentisch wir selbst sein können. Ohne die Fruchtbarkeitshormone, die nach Zustimmung von außen gieren, verhalten wir uns anders, und andere reagieren anders auf uns. Viele Frauen stellen fest, dass Männer uns nicht mehr aufgrund unseres Äußeren zuhören, sondern aufgrund unserer Weisheit und Erfahrung.

Die Rückkehr der Unerschrockenheit: Mit dem Upgrade entfällt für das weibliche Gehirn der Stressfaktor, dass sich die Verdrahtung jeden Monat durch hormonelle Einflüsse um 25 Prozent verändert. Die Freiheit, unsere Schaltkreise zu stabilisieren, ermöglicht einen besseren Zugang zu festen Überzeugungen als zu jedem anderen Zeitpunkt im Leben einer Frau. Weil Frauen jetzt weniger darauf bedacht sind, es anderen recht zu machen, können sie diesen Moment nutzen, um einen Standpunkt mit mehr Weitblick einzunehmen und sich mehr Gehör zu verschaffen.

Horizonterweiterung: Sobald der Hormonsturm der Wechseljahre vorbei ist, können die Schaltkreise im Gehirn zur Ruhe kommen. Der hormonelle Motor, der das Hamsterrad der Dauersorge angetrieben hat, wird abgestellt, oder wir sehen zumindest, wie wir es verlassen können. Wenn wir lernen, alles auszublenden, was die Ruhe stört – Urteile anderer, Selbstvorwürfe, Grübeleien über die Vergangenheit, die Gegenwart und die Zukunft –, tut sich eine ganz neue Welt voller Optionen auf. Die Schaltkreise, mit denen wir sowohl die eigenen Impulse wahrgenommen als auch die Gedanken und Gefühle anderer verstanden haben, werden frei für andere Aufgaben. Es bilden sich Schaltkreise der Dankbarkeit heraus, und das Wissen, wie wir diese optimieren können, entscheidet darüber, ob wir voller Vitalität und Neugier alt werden oder zu Depressionen neigen. Mitgefühl für uns selbst und andere aktiviert ungeahnte Schaltkreise der Freude, und solche positiven Stimmungslagen schaffen die Basis für ein robustes, gesundes Gehirn.

Freiheit: Das Drängen, die Besessenheiten und die Wahnvorstellungen, die unsere Fruchtbarkeitshormone rund um Beziehungen und Intimität erzeugt haben, lassen nach. Das postfertile Gehirn ist endlich frei und kann intellektuell und emotional Neues ausloten. Geist und Psyche haben mehr Raum für Kontemplation und Zweckdenken. Bei der Arbeit geht es um Berufung, bei Entscheidungen nimmt die Neugier eine große Rolle ein, und selbst in schwierigen Momenten herrscht eine neue Leichtigkeit vor. Das jüngere weibliche Gehirn mag die breiteren Hüften und die erschlaffte Haut der älteren Frau bemitleiden, aber wir wissen es besser und blicken voller Mitgefühl auf das gemarterte Gemüt unserer jüngeren Schwestern zurück. Und mit einem zutiefst ehrlichen *Gott sei Dank muss ich mich damit nicht mehr herumschlagen* bieten wir unsere Hilfe an.

In den Jahrzehnten, in denen ich in der Mood and Hormone Clinic mit Frauen gearbeitet habe, habe ich die Macht des optimierten Upgrades erlebt. Wenn wir dieses Alter erreichen, sind wir durchs Feuer gegangen. Wir haben Tragödien überlebt und gelernt, uns aus der Asche zu erheben. Wir sind heißes, geschmolzenes Metall – siedend, geformt und vom Leben versengt. Wir sind die unvorhersehbare Eruption eines Vulkans, die zugleich neue Landmassen erschafft. Nach dem Upgrade der Frau erstrahlt sowohl das scharfe Schwert der Weisheit, das auf eine ungerechte Kultur hinabsaust, als auch das Mitgefühl, das ihre Verantwortung für die Gestaltung einer Zukunft für nachfolgende Generationen prägt, eine Zukunft, die sie nicht mehr erleben wird.

Das Upgrade ist kühne Eigenständigkeit – wie bei der 15-Jährigen, die weiß, dass sie es draufhat und dass ihre Mutter keine Ahnung hat. (Was in ihrer Realität tatsächlich wahr ist!) Im Upgrade geht es um die feste Überzeugung, dass Frauen in der zweiten Lebenshälfte es tatsächlich draufhaben und dass eines Tages die jüngeren Frauen und buchstäblich alle Männer dies begreifen werden. Sie wissen es, sie sagen es, und sie widersetzen sich mit strengem Blick jeder Person, die das noch nicht mitbekommen hat. Das passiert, wenn das weibliche Gehirn von den quälenden Gezeiten erlöst ist, die es während der Reproduktionsphase täglich auf immer andere Weise überkommen.

Ja, Virginia, es ist anders!

Das Erscheinen meines Buchs *Das weibliche Gehirn* (deutsche Übersetzung erschienen bei Goldmann, 2008) löste hitzige Debatten aus. Was war daran so schockierend und anmaßend? Nun, ich erklärte, dass weibliche Hormone und das weibliche Gehirn sich von männlichen Hormonen und dem männlichen Gehirn unterscheiden. Diese Vorstellung empfanden viele (besonders andere Frauen meines Alters, die während der Frauenbewegung erwachsen geworden sind) als politisch nicht korrekt. Damals waren wir davon überzeugt, dass Frauen gesellschaftlich nur die volle Gleichstellung mit Männern erreichen würden, wenn wir geschlechtliche Unterschiede nicht betonten. Sonst würden die Frauen den Kürzeren ziehen. Der Feminismus wurzelt in einem tief empfundenen Unterlegenheitsgefühl, das uns über gesellschaftliche Signale vermittelt wird. Diese Signale teilen uns mit, wer die Macht hat und wer über uns steht. Damit wurde die Unisex-Parole »Gleiches Recht für alle« zur Pflicht. Offen gestanden glaubte ich damals ebenso fest daran wie alle anderen. Dann jedoch befasste ich mich intensiver mit der Biologie der Hormone und neuen Erkenntnissen dazu, bis ich klare Unterschiede zwischen dem männlichen und dem weiblichen Gehirn sah. Vermutlich werden künftige Studien zum Einfluss der Hormone auf das Gehirn von trans Männern und Frauen diese Erkenntnis erhärten.

Meine Vorgehensweise besteht darin, mich gründlich mit den Erkenntnissen auseinanderzusetzen, auch wenn ich damit auf Widerstand stoße. Als ich mich gründlicher mit der Unmenge neuer Informationen zu Frauen in der zweiten Lebenshälfte befasste, wurde mir bewusst, dass eine weitere Geschichte zum weiblichen Gehirn existierte, die ich erzählen wollte: die fesselnde, elektrisierende Geschichte, wie vieles besser wird, von Beziehungen, Selbstfürsorge, Zuversicht und innerer Stärke bis hin zu Handlungs- und Leistungsfähigkeit. Angesichts der Botschaften, die wir aus der vom Jugendwahn getriebenen Gesellschaft zu körperlichen Leistungsgipfeln in jungen Jahren erhalten, kam mir diese Geschichte kontraintuitiv vor. Wie die meisten hatte ich verinnerlicht, was unsere sozialen Strukturen uns durch die anhaltende Ungleichbezahlung und unsere weitgehende Unsichtbarkeit in den Führungsetagen, in der Politik und bei der Zuweisung von Forschungsgeldern suggerieren: dass Frauen über 50 irrelevant sind.

Über lange Phasen der Menschheitsgeschichte schien man nur voranzukommen, indem man denen, die die Macht hatten, zustimmte. Am einfachsten lief es, wenn man auf der gleichen Wellenlänge war wie die anderen. Das ist der Kompromiss, den Generationen von Frauen vor uns um des lieben Friedens willen eingegangen sind – um den Stress des Konflikts zu vermeiden. Wenn wir uns ein Leben lang als Beilage und »anderes« Geschlecht betrachten, wird dies im Nervensystem fest verdrahtet. Unbewusst definieren wir uns im Vergleich zu anderen und das Weibliche in seiner Relation zum Männlichen. Diese Scheuklappen abzunehmen und authentisch zu leben ist eine Herausforderung an uns selbst: Wir müssen erkennen, dass wir nicht »das andere Geschlecht« sind. Wir sind schlicht weiblich. Und wir feiern unsere besonderen Stärken.

An den Schalthebeln sitzen

Damit das Upgrade stattfinden kann, müssen Sie handlungsfähig sein. Ihnen muss bewusst sein, wie viel Macht Sie innehaben, die zweite Hälfte Ihres Lebens zu gestalten. Das ist der Zeitpunkt, für Frauen in der postfertilen, postreproduktiven Phase der menschlichen Entwicklung die neue Landkarte zu skizzieren. Die zweite Hälfte im Leben einer Frau ist eine Offenbarung.

Wenn wir das Upgrade nicht für möglich halten, können wir nicht einmal davon träumen. Wie sollen wir dann die mächtigen Imaginationskräfte und Planungszentren des Gehirns dazu bringen, unseren künftigen Weg zu entwerfen? Wir müssen uns frühzeitig inspirieren lassen, um eine Vorstellung davon zu entwickeln, was wir mit unserem Leben nach dem 45. Geburtstag anstellen wollen. Ohne Vorbilder oder Orientierungspunkte fällt das Träumen schwerer, aber wenn wir es gar nicht erst versuchen, gar nicht erst damit anfangen, verändert sich gewiss nichts.

Unsere Mütter und Großmütter hatten nur eine Handvoll Rollenmodelle, um sich vorzustellen, wie es ist, einfach aus sich heraus weiblich zu sein. Heute gibt es mehr Vorbilder, denen wir nacheifern können. Und wenn wir das Beste aus dieser Chance machen, können künftige Generationen sogar noch weiter kommen als wir. Wandel ist möglich. Halten Sie sich vor Augen, wie sehr sich die Welt zu unseren Lebzeiten für die LGBTQ+-Community verändert hat. 51 Prozent der Weltbevölkerung sind weiblich. Wir können ihnen das Upgrade zur Verfügung stellen.

Wie machen wir die Welt zu einem Ort, der Hoffnung für ältere Frauen birgt? Angesichts stagnierender Löhne für typische Frauenberufe in der Gastronomie, Kinderbetreuung, Reinigungsbranche und im Gesundheitswesen sowie in der häuslichen und professionellen Pflege werden viele am Ende ohne Ersparnisse oder Altersversorgung dastehen. Wie viele werden vorzeitig sterben, weil sie keinen Zugang zu medizinischer Versorgung haben? Frauen in der zweiten Lebenshälfte werden die ungleiche Verteilung von Vermögen mit großer Wucht spüren, ganz besonders Frauen aus marginalisierten Bevölkerungsgruppen. Und die Welt wird schweigend zusehen und sich stattdessen auf den Arbeitsplatzverlust weißer Männer konzentrieren.

Traditionell wird von den meisten Frauen erwartet, in der zweiten Lebenshälfte weiterhin für andere zu sorgen – für ältere Ehemänner, für die Enkelkinder, für hochbetagte Eltern und Schwiegereltern. Männer denken nicht daran, diese Verantwortung für Familienangehörige zu übernehmen, solange eine Frau dafür bereitsteht. Nachdem wir über Jahrzehnte Kinder großgezogen und den Löwenanteil der Hausarbeit übernommen haben, selbst wenn wir die Hauptverdienerin waren, verwandeln wir uns erneut in unbezahlte Sorgende. Das erschöpft unsere emotionalen und finanziellen Reserven und macht es uns unmöglich, zu arbeiten, produktiv zu sein und zu glänzen.

Doch allen, die glauben, Frauen im Upgrade seien in erster Linie Leistungsempfängerinnen, sei gesagt: Der Datenlage zufolge sind wir Macherinnen. Frauen über 50 gründen mehr Unternehmen als jede andere Gruppe. Sie eröffnen anderen neue Chancen und schultern wirtschaftlichen Erfolg und Sorgearbeit für alle. Um sichtbar zu werden, müssen Sie sich selbst sehen. Und in diesem Moment, nachdem wir privat und gesellschaftlich so viele Krisen überstanden haben, haben wir die Weisheit, die Stabilität, den Mut und die Selbsterkenntnis, darauf zu vertrauen, dass wir auch diese Herausforderung meistern werden. Wir müssen den kulturellen Diskurs verändern. Noch wichtiger ist jedoch, den Diskurs im eigenen Kopf zu verändern.

Die Welt befindet sich schon zu lange im Kriegsmodus, gefangen in der unablässigen Nullsummenschlacht, die sich aus testosteronlastiger Risikosucht speist, ob an der Börse oder auf der Weltbühne. Doch im Kriegsmodus, der von der Dominanz als spezifisch männliches Persönlichkeitsmerkmal angetrieben wird, schreitet die Gesellschaft nicht voran. Auch die Kultur überlebt nicht auf diese Weise. Es ist an der Zeit, die Menschheit über eine andere Denkweise auszubalancieren, deren zentrale Werte die Gemeinschaft und die Erhaltung des Lebens sind. Nach dem Upgrade hat das weibliche Gehirn die Fähigkeit, in der menschlichen Kultur für die nötige Balance zu sorgen.

Ich habe dieses Buch geschrieben, um Ihnen zu versichern, dass Sie jedes Recht haben auf gute Ideen, auf ein großartiges Leben, auf ein eigenständiges Leben nach Ihren Wünschen. Gleichzeitig möchte ich Sie ermutigen, einander (und auch sich selbst) als Frauen zu bestärken, und zwar tagtäglich durch jede Einzelne von uns.

Im Upgrade unterstützt uns die Neurobiologie dabei, die Hülle der alten Identität aus der Fruchtbarkeitsphase abzustreifen und uns bewusst auf eine neue, authentischere und einflussreichere Version unserer selbst einzulassen. Fragen Sie sich selbst an dieser Stelle: Was bedeutet »Freiheit« für Sie? Wenn Geld und körperliche Verwundbarkeit aus der Gleichung entfallen würden – was würden Sie dann tun? Wer würden Sie sein? Im Upgrade können wir anfangen, uns absolut alles zu erträumen. Und zu diesen Träumen möchte ich Ihnen verhelfen.

KAPITEL 2

Die Crux der Weiblichkeit

Biologische Systeme streben nach einem Gleichgewicht. Sie wünschen sich ein möglichst einfaches Zusammenspiel, in dem die Signale wie Rädchen eines Uhrwerks ineinandergreifen, und sorgen durch leises Erinnern dafür, dass alles reibungslos läuft. Sie ringen um Ausgewogenheit. Bei einem biologischen Organismus wird dieses Streben nach einem stabilen Status quo, den wir als gesund einstufen, als Homöostase bezeichnet. Wie eine gigantische, multidimensionale Rube-Goldberg-Maschine schaltet dieser Prozess Gene an und ab, um auf jede Störung, ob auf Molekularebene oder durch massive äußere Gewalt, mit winzigen, blitzschnellen Gegenmaßnahmen zu reagieren. Es werden Proteine und Moleküle erzeugt, die zur Wiederherstellung des Gleichgewichts beitragen oder uns zu einer Handlung wie Essen, Schlafen, Kuscheln oder Rennen veranlassen, die uns wieder auf Kurs bringt. All dies sorgt für ein ungestört funktionierendes System, das Gesundheit und Kraft erhält, doch das Pendel bleibt ständig am Schwingen, ohne je die perfekte Mitte zu erreichen. Dieser Kampf um Stabilität und Gleichförmigkeit ist ein Grundprinzip allen Lebens.

Und nun stellen Sie sich ein biologisches System vor, in dem das grundsätzliche Bestreben nach einem Gleichgewicht täglich einem ungezügelten, chemischen Sturm unterworfen ist, der das System durch Neurohormonwogen zu einer Handlung, einer Reaktion oder einer neuen Verhaltensweise veranlassen will. Da Östrogen, Progesteron, Testosteron, DHEA, Kortisol und viele andere Hormone stündlich, täglich, wöchentlich oder monatlich schwanken, ist es nicht nur die Menstruation, die davon betroffen ist und aus dem Gleichgewicht gerät. Das Gehirn und das gesamte Nervensystem werden abwechselnd provoziert und beruhigt. Jedes Hormonmolekül fordert eine Aktion, um das Überleben des Systems zu sichern. Das weibliche Gehirn wird von starken Hormonwellen dazu gedrängt, eine Partnerschaft einzugehen, zu flirten, sich am Feuer zusammenzurollen, Schokoladenkuchen zu essen, zu wüten, zu umarmen, mit Recht zu schimpfen oder die ungeschminkte Wahrheit auszusprechen, die niemand hören will.

Wellen zählen zu den mächtigsten und wirksamsten physikalischen Kräften, die es gibt. Ob sanfte Ringe in einem Teich oder eine zehn Meter hohe Monsterwelle – Wellen verändern das, was sie berühren, zerschlagen Felsen zu Kieselsteinen, zermahlen Muscheln zu Sand. Ihr Anbranden formt die Küsten und kann Glasscherben, Muscheln, Seetang, Schiffe, Lebewesen und ganze Landmassen verschieben. Ihr Sog beim Zurückfluten ist gleichermaßen stark, denn die Unterströmung kann alles mitreißen, was die Flut herangetragen hat, kann Küstenstreifen verschieben und in den blauen Tiefen des Ozeans steile Abhänge graben.

Die Keys sind eine Inselkette am Ende der Halbinsel Florida, die sich auf der Mischung aus Kalkstein, Sandboden und Korallenriffen, auf der ein Großteil dieses Staates ruht, nach Südwesten erstrecken. Auf der Westseite der Keys, zum Golf von Mexiko und der Florida Bay hin, ist das Wasser ruhig, blau und kristallklar. Meilenweit sind Sandbänke zu sehen, auf denen die Einheimischen den ganzen Tag barfuß durch das knietiefe, warme Meer waten. Der glatte, sandige Boden mit den weichen Wellenmustern ist deutlich zu sehen. Die Küstenlinie ist gleichmäßig und von Kleingetier bevölkert, das im flachen Salzwasser zu Hause ist. Der sanfte Wechsel der Gezeiten zwischen den weißen Korallenfelsen spült kaum Algen an und erodiert auch die Untiefen nicht merklich, solange kein ungewöhnlich heftiger Sturm naht.

Die Landmasse dieser Inselwelt ist schmal, mitunter keine drei Kilometer breit. In der Mitte dieser Kette können Sie in zehn Minuten zur Atlantikküste hinüberspazieren. Dort ist der Ozean rau und das Wasser düster. Das Gemisch aus Sand, Kalkstein und Korallen ist dasselbe, das Salzwasser genauso warm, und doch sieht die Welt hier ganz anders aus als an der Westküste. Der felsige Strand ist von einem dicken, zotteligen Algenteppich überzogen. Seeigel und Stachelrochen hausen ufernah in den Algenwäldern, und in den Gezeitentümpeln schlummern Steine, deren Bruchkanten selbst die schwieligsten Füße verletzen. Aufgrund der Erosion durch die ständige starke Unterströmung fällt die Küste schnell so weit ab, dass sich hier auch größere Meeresräuber ansiedeln können. An solchen Stränden findet man Glasscherben, deren Oberfläche durch die Reibung von Sand und Gezeiten milchig geworden und deren scharfe Ränder weich abgeschliffen sind.

Die Elemente sind identisch, aber die von den Wellen geformte Küste ist einer unbestreitbaren strukturellen Veränderung unterworfen. Ein Felsen auf der stilleren Golfseite hat eine andere Struktur als einer, der dem gnadenlosen Wellenspiel des offenen Atlantiks ausgesetzt ist. Mit einer Wagenladung Sand lässt sich an der

Westküste ein kleiner Strand aufschütten. Auf der Atlantikseite wäre dieselbe Menge binnen weniger Tage fortgeschwemmt.

Hormonwellen

Wir Menschen erleben Wellen in Form von Zyklen verhaltensmodifizierender Hormone. Das Nebennierenhormon Kortisol gleicht einer Welle, die uns während ihrer Flutphase weckt, das Gedächtnis schärft und uns aufmerksam und lernbereit macht. Auf dem morgendlichen Höhepunkt dieser Welle fühlen wir uns leistungsfähiger und freuen uns auf den Tag. Zwischen drei und vier Uhr nachmittags ebbt das Kortisol ab, und wir würden uns am liebsten hinlegen oder stöbern nach Schokolade oder einem koffeinhaltigen Getränk, um wieder so frisch zu sein wie am Morgen. Wenn wir mit der Kortisolwelle mitschwingen, kommen wir allmählich zur Ruhe und werden müde, und am Ende verhilft uns eine weitere Hormonwelle zu einem tiefen Nachtschlaf, in dem das Gehirn Gelegenheit bekommt, die tagsüber angefallenen Abbauprodukte abzutransportieren und eine übertriebene Synapsenbildung zurechtzustutzen. Wenn diese Welle unterbrochen wird, weil wir zu lange aufbleiben, Zeitzonen durchquert haben, einen heftigen Streit oder ein traumatisierendes Erlebnis hatten, werden Schaltkreise neu verdrahtet, weil die Kortisolwelle außerplanmäßig verläuft und damit andere Botenstoffe dazu bringt, sich ebenfalls außerplanmäßig zu verhalten. Womöglich liegen wir die halbe Nacht wach, weil wir in aufgekratzten Grübelschleifen festhängen. Wenn sich bei einem Trauma die Nebennieren nicht mehr abschalten, verändern sich die Schaltkreise im Gehirn so massiv, dass wir weder lernen noch entspannen können und die äußeren Umstände sowie andere Menschen vor allem als bedrohlich wahrnehmen.

Wellenverläufe beeinflussen jegliches Terrain, auch die neuronalen Schaltkreise, die Gedanken, Emotionen und Verhalten in Gang setzen. Die tägliche Kortisolwelle betrifft Frauen wie Männer. Solange wir einem halbwegs regelmäßigen Schlaf-wach-Rhythmus samt Essenszeiten und Bewegungsphasen folgen und keine biologische Beeinträchtigung eintritt, sind diese Wellen und ihre Auswirkungen wenig dramatisch.

Im Verlauf des Lebens sind das männliche Gehirn und Nervensystem diesen typischen Wellen unterworfen, einem täglichen Auf und Ab von Substanzen, die Aufwachen und Einschlafen, aber auch Durchblutung, Atmung, Hunger, Durst, Denken, Lernen, Sexualtrieb und Emotionen regulieren. In der Pubertät gibt die Hypophyse des männlichen Gehirns den Hoden das Signal, Testosteron zu erzeugen, womit der Sexualtrieb ernsthaft erwacht. Für Jungen ist das emotional dramatisch, weil der Drang nach körperlicher Intimität zum dominanten Trieb wird, die Testosteronwelle selbst ist jedoch keineswegs dramatisch. Das Testosteron steigt und fällt parallel zur Kortisolwelle, was die Erektionen morgens am stärksten macht. Insgesamt handelt es sich bei der lebenslangen Melodie im männlichen Gehirn jedoch um eine einzige, unkomplizierte Welle, die im frühen Erwachsenenalter besonders spürbar ist und im Alter allmählich zurückgeht. Die Testosteronwelle verläuft vorhersehbar oberhalb der zuverlässigen Kontrapunkte der täglichen Hormonwellen, die andere Grundtriebe steuern.

Im weiblichen Gehirn hingegen braut sich etwas anderes zusammen. Irgendwann zwischen dem siebten und dem vierzehnten Lebensjahr signalisiert der Hypothalamus des Mädchens der Hypophyse, dass sie verschiedene Hormonwellen in Gang setzen soll. Eine davon ist die Nebennierenwelle, die kleinere Kontrollzentren in den Nebennieren aufweckt und diese Drüsen am oberen Ende der Nieren um eine Welle des Androgens DHEA bittet. DHEA ist wie ein kleines Feuerwerk an Energie, Aufregung und Lebenslust, das gern als Mutterhormon bezeichnet wird, weil es sich sowohl in Östrogen als auch in Testosteron verwandeln kann. Bei Frauen wie Männern stärkt Testosteron das Interesse an Sex.

Deshalb reagieren Mädchen in der Vorpubertät reizbarer: »Fass meine Haare nicht an!«, »Guck nicht so!«, »Sag jetzt nichts!«, »Lass mich in Ruhe!« Die Nebennierenwelle regt aber auch über Kortisol, Adrenalin und DHEA das Nervensystem an. In den richtigen Mengen optimieren diese Hormone die Fähigkeit, Neues zu lernen und sich einzuprägen, und stärken die Wachsamkeit, damit das Mädchen Gefahren erkennen und erfolgreich darauf reagieren kann. Die Mischung aus Adrenalin und etwas Kortisol macht Mädchen hellwach, wenn sie spätabends noch allein unterwegs sind, oder schärft ihre Wahrnehmung, wenn sie irgendwann einmal unbegleitet durch ein großes, menschenleeres Parkhaus laufen.

Mit demselben Prozess stoßen Hypothalamus und Hypophyse eine weitere hormonelle Interaktion an, nämlich den einzigartigen und komplexen Verlauf der Wogen, die gegen die Küsten von Gehirn und Eierstöcken anbranden und dann zurückfluten. Das luteinisierende Hormon (LH) und das follikelstimulierende Hormon (FSH) sind zwei Substanzen aus der Hypophyse, die den Eierstöcken das Signal geben, Östrogen zu produzieren, das für das Heranreifen befruchtungsfähiger Eizellen und die Polsterung der Gebärmutter für deren Aufnahme benötigt wird. Bei den meisten Frauen steigt der Östrogenspiegel im Zyklusverlauf um das Achtfache an. Östrogen zieht eine kleine Wagenladung des Bindungshormons Oxytocin hinter sich her, was für Frauen ein starkes neurochemisches Duo ist – je mehr Östrogen, desto mehr Oxytocin. (Auch Männer haben Oxytocin, aber bei ihnen ist der Spiegel deutlich niedriger.) Wenn die Welle von Östrogen und Oxytocin anschwillt, sind Frauen zum Flirten aufgelegt und sehnen sich nach Zärtlichkeit.

Diese Wellen von LH, FSH, Östrogen, Oxytocin und Testosteron führen immer wieder zu einer vorübergehenden Neuorganisation der Netzwerke im Gehirn und fördern insbesondere um den Eisprung herum das Gedächtnis, sprachliche Fähigkeiten und die Zuneigung. Ein paar Tage nach dem Eisprung fällt der Östrogenspiegel rasant ab und lässt vor allem Progesteron und eine von Testosteron befeuerte Gereiztheit zurück. Die Hypophyse lässt die LH- und FSH-Welle auslaufen, während die Eierstöcke jene Unterströmung aus Progesteron erzeugen, die nach vier Tagen all das extravertierte, aufschäumende Entgegenkommen und damit auch die Schaltkreise mit dem vermehrten Interesse an sozialen Verbindungen und die ausgeprägte Kommunikationsfähigkeit mit sich reißt. Progesteron fördert nicht nur die weitere Ausbildung der Gebärmutterschleimhaut, sondern auch den Drang zur Innenschau und die Schmerzempfindlichkeit und setzt der Denkfähigkeit zu. Die meisten Frauen erleben in diesem Zeitraum einen um das Achtfache erhöhten Progesteronwert. Allopregnanolon (ALLO) schraubt als Abbauprodukt von Progesteron die GABA-Aktivität des Gehirns hoch. GABA ist das natürliche Valium und das zentrale Beruhigungssystem des Gehirns. Die körperweite GABA-Aktivität bremst das Wachstum, die Bindungsbereitschaft und die Stimulierung durch das Östrogen aus. Ohne diese Bremse hätten wir ständig Krampfanfälle oder wären zumindest reizbar und ängstlich. Das gesamte Nervensystem besitzt GABA-Rezeptoren, die von ALLO, dem Stoffwechselprodukt von Progesteron, beeinflusst werden. Es sendet ein beruhigendes, angstlösendes Signal und erschafft damit jene behagliche Zeit im Monat, in der eine Frau am liebsten zu Hause bleibt, Liebesfilme sieht und Süßes isst. ALLO ist auch die Substanz, die uns in der ersten Hälfte der Schwangerschaft so unglaublich müde macht. Doch wie Sie wissen, hat alles Gute einmal ein Ende: Mit dem dramatischen Abfall von Progesteron geht auch ALLO zurück, und wir sind mit PMS-Beschwerden, Blähungen, Unterleibskrämpfen und Blutung konfrontiert. In den letzten zwei Tagen des Zyklus, wenn das Progesteron den Tiefpunkt erreicht und damit die Ablösung der Gebärmutterschleimhaut einleitet, ist auch unsere Psyche auf dem Tiefpunkt. Der Anblick von Werbespots, in denen Erwachsene Babys oder Welpen knuddeln, rührt uns zu Tränen, und Ärger über eine Privatangelegenheit kann dem Gehirn wie der Beginn einer globalen Katastrophe vorkommen.

Negativ und positiv

Bekanntlich ist das menschliche Gehirn gegenüber Negativem voreingenommen. Es kann sich mit Leichtigkeit spontan auf das konzentrieren, was schiefgegangen ist, und dabei alles Positive ausblenden. In der Wildnis hat uns diese spezielle kognitive Voreingenommenheit (Bias) einst geholfen, uns das Wasserloch einzuprägen, an dem wir gesehen haben, wie der Löwe eine Antilope fraß, damit wir andere davor warnen konnten. Genau dieser Impuls lässt uns heute aufmerksam Warnmeldungen oder die neuesten Katastrophennachrichten mitverfolgen und erklärt umgekehrt, warum wir gute Nachrichten so schnell vergessen. In der Neurowissenschaft heißt es gern, das Gehirn hätte perfekte Antennen für Negatives und sei gegenüber Positivem perfekt abgeschirmt.

Der allmonatliche steile Progesteronabfall (auf etwa ein Achtel der vorherigen Menge) kann die Schaltkreise im weiblichen Gehirn in die Gewässer der Depression ziehen. Wenn das Progesteron in Form der Pille chemisch zugeführt oder bei einer Hormontherapie zu hoch dosiert wird, kann die Neigung zu Depressionen bei entsprechend disponierten Frauen dramatisch zunehmen und sich das Suizidrisiko verdoppeln.

Wenn die Wellen der Neurochemikalien im weiblichen Körper anbranden und wieder abebben, betätigen sie genetische Schalter und Rezeptoren, die alle 26 bis 35 Tage bis zu 25 Prozent der Verschaltungen im Gehirn verändern. Von Woche zu Woche erzeugen diese Wellen radikal andere Realitäten. Mal fühlen wir uns freundlich, klug und zuversichtlich, mal interpretiert ein mentaler Filter jeden Kommentar und jede Interaktion als Kritik oder gar Angriff. Das Kommen und Gehen dieser Wellen hat eine Hochfrequenzamplitude. Im Laufe des Frauenlebens wirkt es rund 500-mal auf das Terrain des weiblichen Gehirns ein.

Schwangerschaften, Geburten und Kindererziehung sorgen für starken, beständigen Wind, unveränderlich hohe Hormonstände, Klimaumschwünge und die Bildung neuer Landmassen, die das weibliche Gehirn dazu bringen, an die eigenen Kinder zu denken, in ihrem Sinne zu handeln und für sie zu leben. Der zähe Nebel der Schwangerschaft kündigt eine komplette Neuprogrammierung im Gehirn an, bei der die Festplatte des Selbst zugunsten des Nachwuchses quasi gelöscht wird. Der Verlust der mentalen Klarheit ist eine Nebenwirkung des massiven Umbaus im Gehirn, der im Rahmen der Pubertät, einer Schwangerschaft, nach einer Entbindung und während der Wechseljahre abläuft. Wir sagen das Falsche, verlegen die Schlüssel, vergessen, das gerade abgesprochene Meeting im Kalender einzutragen – all das zeugt davon, dass der frontale Cortex blockiert ist, weil das limbische (emotionale) Gehirn gerade eine Neuverdrahtung vornimmt, die die biologische Landschaft der Frau unbestreitbar und unwiderruflich verändert.

Doch für jede Aktion existiert eine gleichstarke Gegenreaktion. Der Prozess der Homöostase lässt das Pendel hart in die Gegenrichtung ausschlagen, aber diese Reaktion schießt prompt über das Ziel hinaus, ein präzises, statisches Gleichgewicht zu erzielen, das in einer sich ewig wandelnden Umgebung unerreichbar ist. Etwa 35 Jahre lang ist das weibliche Gehirn tagtäglich dem Dauerfeuer rascher Kurskorrekturen ausgesetzt.

Der Übergang ins Upgrade kann dieses ohnehin schon erbitterte Ringen um Homöostase noch dramatischer machen.

Irgendwann zwischen Ende dreißig und Anfang vierzig lässt die Produktion des Nebennierenhormons DHEA (der erwähnten Vorstufe von Östrogen und Testosteron) und des Östrogens aus den Eierstöcken etwas nach. Hypothalamus und Hypophyse, die seit der Pubertät nach Östrogen gieren, schicken einen kräftigen Schuss LH und FSH, um die Entzugssymptome zu lindern. Darauf reagieren die Eierstöcke mit einem Östrogen-Tsunami, der Gehirn und Körper noch mehr aus dem Gleichgewicht bringt. Östrogen hat einen starken Einfluss auf Kognition, Gedächtnis, den Verstand und die Psyche, weshalb ein rasanter Östrogenanstieg mit Zerstreutheit einhergehen und unglaublich reizbar machen kann. Dem Östrogengipfel folgt ein dramatischer Progesteronsog. Die von Östrogen und Oxytocin ausgelöste extravertierte Zuwendung wird von Reizbarkeit, Traurigkeit, Vergesslichkeit und Pessimismus abgelöst. Das gilt besonders, wenn das Progesteron nach einem massiven Anstieg schlagartig abfällt. Mit Beginn der Wechseljahre wird die Frau reizbar. Das Verhalten, das durch die erratischen Hormonwellen ausgelöst wird, kann von »Fass mich nicht an!« bis hin zu »Verschwinde aus meinem Leben!« reichen.

Der Zyklus wird unregelmäßig, wenn durch den ausbleibenden Eisprung kein Östrogen- oder Progesteronanstieg mehr stattfindet, denn es ist der Eisprung, der den weiteren Aufbau der Gebärmutterschleimhaut aufrechterhält. Normalerweise sorgt das Progesteron dafür, dass die dicke, weiche Schleimhaut erhalten bleibt, wenn das Östrogen zurückgeht. Ohne eine Schwangerschaft fällt der Progesteronspiegel jedoch abrupt ab, was das Signal für die Abstoßung der Schleimhaut ist. Ohne Progesteron bleibt auch das ALLO aus, das Gehirn und Nervensystem beruhigt. Und ohne den Progesteronabfall zerfällt die Gebärmutterschleimhaut erst, wenn sie zu schwer wird. An diesem Punkt kommt es zu massiven Blutungen.

Nicht jede Frau erlebt diese Umstellung auf diese Weise, aber bei den 30 Prozent, die eine dramatische Version der Wechseljahre durchlaufen, dauert das ungestüme Kommen und Gehen dieses neurochemischen Orkans zwischen zwei und vierzehn Jahren, und in dieser Zeit sorgt das Verlangen der Hypophyse nach Hormonen für extreme Stimmungs- und Verhaltensschwankungen. Die pulsierenden GnRH-Zellen im Hypothalamus, die den ganzen Prozess in der Pubertät einst angestoßen haben, geben immer schrillere Signale von sich, bis sie wie eine Sopranistin einen unglaublich langen, hohen Ton von sich geben, obwohl der Konzertsaal längst leer und dunkel ist.

Die Biologie des Körpers ist auf Überleben gepolt. Wann immer ein System seine Funktion einstellt, bricht im Organismus Panik aus. Diese über das Nervensystem vermittelte Panik wird unbewusst zum Antrieb für Gedanken, Emotionen und Verhalten. Aber gibt es dafür ein Ventil? Gibt es Linderung? Als einsichtsfähiger Anteil im menschlichen Gehirn kann der präfrontale Cortex die panische Amygdala beruhigen. Er kann die Situation analysieren und uns mitteilen, dass keine Lebensgefahr besteht. Wir können lernen, den Unterschied zwischen biologischer Panik und einer echten Bedrohung zu verstehen. Wir lernen, dass die Version von uns, die von den Neurohormonen projiziert wird, nicht unser wahres Selbst ist, auch wenn es sich im Chaos des Sturms anders anfühlt.

Bei Männern tritt kein derartiger Prozess auf. Obwohl das weibliche und das männliche Gehirn physisch aus demselben Ausgangsmaterial bestehen, erzeugen die Hormonwellen messbare strukturelle Unterschiede. Wie die zwei Küsten der Florida Keys oder die Karibikküste und die Pazifikküste von Costa Rica werden Umwelt, Struktur und Erfahrung durch die Wucht und die Häufigkeit der Wellen radikal anders beeinflusst.

Resilienz

Wellen sind die Crux der Weiblichkeit, doch sie bringen die ausgesprochen weibliche Kraft der Resilienz zum Vorschein. Resilienz ist die Fähigkeit, schnell wieder in eine Wohlfühlzone zurückzufinden, wenn das System oder die Person aus dem Gleichgewicht geraten ist. Resilienz ist der entscheidende Faktor, der nicht nur zum Überleben eines Systems beiträgt, sondern auch dessen Chance erhöht, sein volles Potenzial auszuschöpfen. Aber Resilienz lässt sich nur durch das Abpuffern destabilisierender Kräfte (wie jener Wellen, denen das weibliche Gehirn ausgesetzt ist) aufbauen und stärken.

In der weiblichen Psyche spiegelt sich die Fähigkeit, inmitten neurochemischer Stürme auf diesen Wellen zu surfen, als Kernelement unseres Mutes, unserer Kraft, unseres Willens, unserer Handlungsfähigkeit und unserer Energie. Die Wogen erzeugen gerade eben genug Leid, um uns dazu zu verhelfen, unsere besten Eigenschaften zu erkennen. Der Tanz der Jugend, jener Hormone, die uns in der Arena unablässiger Errungenschaften – Ehe, Kinder, Karriere, Geld – gefangen halten, endet, wenn die Eierstöcke nicht mehr auf die Forderungen des Gehirns nach Östrogen, Testosteron und Progesteron reagieren.

Das Anbranden dieser dramatischen Wellen löscht die Festplatte erneut, um sie für das Upgrade vorzubereiten, eine Phase, in der die erhöhte Wachsamkeit in Bezug auf Überleben, Kinder und Beziehungen zur Ruhe kommt und die Filter der Sorge, wie wir auf andere wirken könnten, fallen. Wer die Tür des Upgrades durchschreitet, hat wieder klare Sicht auf das positive, authentische Selbst. Um Ihre wahre Kraft zu entdecken, müssen Sie durchs Feuer gehen, doch nach dem Sturm wartet Weisheit. Jetzt wird Ihnen klar, dass das, was Sie für feminine Kräfte hielten – die zweitrangige Macht der weiblichen Sexualität –, lediglich Dekoration war.

Gemeinschaft

Bei Kriegsveteranen verändern sich durch ihre Erlebnisse Denkstrukturen und Nervensystem. Frauen ergeht es ebenso. Veteranen schließen sich zusammen, weil sie wissen, dass die anderen ähnlich empfinden. Frauen in den Wechseljahren wissen instinktiv, dass jemand, der nie an der Front dieser speziellen Hormonschlacht stand, sie niemals vollständig verstehen kann.

Im Upgrade kehren wir keineswegs zu einer alten Version unserer selbst zurück. Das Mädchen, das wir einst waren, bleibt Teil unserer Vergangenheit. Im Verlauf der Jahrzehnte, die wir in einer biologischen Kriegszone zugebracht haben, in der wir Woche für Woche durchgewirbelt wurden, weil Gene, die mit Krankheitsabwehr, Stress, Sexualtrieb und geistiger Frische zusammenhängen, in atemberaubendem Tempo an- und abgeschaltet wurden, haben wir uns dauerhaft verändert. Dieses Schlachtfeld hat uns zu dem gemacht, was wir sind: instinktive Wesen, die andere Menschen und die Realität mit allen Antennen wahrnehmen und begreifen.

Im Upgrade wird uns bewusst, dass unser Bauchgefühl uns stärker macht. Es ergänzt die Intuition, jenes Aufsaugen von Informationen, das so schnell abläuft, dass wir den Input kaum zerlegen können, und es schiebt die leichter verfügbaren Spiegelneuronen in den Vordergrund, die uns gestatten, das Nervensystem unseres Gegenübers wahrzunehmen und einander instinktiv zu verstehen. Ich will keineswegs behaupten, dass Männer kein derartiges Bauchgefühl hätten. Was sie jedoch nicht kennen, sind die Hormonwellen, die uns für die optimale Verfügbarkeit dieses Bauchgefühls sensibilisiert und aufgebrochen haben.

Wenn kein Y-Chromosom auftauchen würde, würde jeder Embryo weiblich bleiben. Ohne anhaltende Testosteronproduktion entwickeln sich automatisch Uterus, Ovarien und Klitoris. Das Grundgeschlecht des Menschen ist das weibliche. Wellen sind eine Urkraft der Natur. Das Männliche ist somit eine Rippe des Weiblichen und das andere Geschlecht, das von Wellen unberührt in einer schmaleren Wohlfühlzone existiert. Die weibliche Kraft tanzt außerhalb dieser Zone in dem Wissen, dass das Durchrütteln der Normalität nicht mit Zerstörung endet, sondern mit Transformation.

Aus den ungezähmten Anteilen unserer Biologie entspringt eine innere Wildheit, die uns als typisch weibliches Merkmal dazu drängt, darauf hinzuweisen, wenn etwas falschläuft, und Veränderung einzufordern, wenn das größere System in Gefahr gerät. Wir verlangen bessere Arbeitsbedingungen, wenn unsere Schwestern in einer Textilfabrik lebendig verbrennen, und trotzen den Versuchen, uns lächerlich zu machen, wenn wir darum kämpfen, unsere Erde vor der menschen- und männergemachten Klimakatastrophe zu retten. Das ist es, was uns ausmacht. Und es ist etwas Großartiges, das keineswegs unter den Teppich gekehrt, mundtot gemacht oder ignoriert werden sollte. Unsere biologischen Extreme können emotional und sozial etwas bewirken. Wir setzen Veränderungen in Gang. In uns ist unglaublich viel Raum für Energie und Potenzial.

Wenn die hormonellen Gezeiten, die uns unablässig verändern, zur Ruhe kommen, sind wir unglaublich resilient und für alltägliche Veränderungen gewappnet. Das ist eine Riesenchance für die Kreativität, die sich endlich Bahn brechen kann, weil Schaltkreise, die praktisch Tag und Nacht mit der Verarbeitung der Wellen beschäftigt waren, jetzt für neue Aufgaben frei werden. So können wir für die womöglich beste Zeit unseres Lebens eine neue Realität erschaffen. Biologie ist Schicksal, solange wir nicht verstehen, was mit uns passiert. Doch dann stellt sich die Frage: Welches Schicksal möchten Sie für sich?

KAPITEL 3

Unterwegs zum Upgrade

Meine Patientin Carole (47) arbeitet als angestellte Anwältin für eine Bank in Dallas und ist seit 22 Jahren mit Ron verheiratet. Die beiden haben eine Tochter, und es ist offensichtlich, dass Ron seine Frau und seine Tochter liebt. Dennoch scheint es neuerdings in der Beziehung zu knirschen. Carole fühlt sich ständig kritisiert, und deshalb gibt es viel Streit. Früher konnten Ron und Carole gut miteinander kommunizieren und Probleme lösen, aber das scheint vorbei zu sein. Ron weiß nicht, was er davon halten soll, wenn Carole seine Zuneigung abwehrt und sich gleich darauf für ihre Distanziertheit entschuldigt. »Ich will sie doch nur wieder glücklich machen können«, sagt er mir in der Sitzung. »Aber das scheint mir momentan nicht zu gelingen.«

Zum ersten Mal läuft es für Carole auch beruflich nicht rund. Sie hat eine steile Karriere hingelegt. Über Jahre schien sich alles, was sie in die Finger bekam, in Gold zu verwandeln. Neuerdings jedoch scheint ihre Glückssträhne abgerissen zu sein. Vieles läuft nicht nach Plan, und ihr Chef reagiert mit großer Ungeduld darauf. Sie missversteht manche Situationen und verschickt erboste E-Mails, für die sie sich später zerknirscht entschuldigt. Besonders entspannt war Carole nie, aber inzwischen geht sie bei jeder Kleinigkeit in die Luft und hat große Mühe, sich halbwegs zu beherrschen.

Und dann geschieht das Unvorstellbare: Im wöchentlichen Meeting teilt ihr Chef ihr mit, dass ihr Vertrag nicht mehr verlängert wird. Carole ist noch nie entlassen worden, doch jetzt hat sie 48 Stunden Zeit, eine erfolgreiche Karriere von 25 Jahren abzuschließen. Sie war immer energiegeladen, überschwänglich und hoffnungsfroh, doch plötzlich weint sie sich allabendlich in Rons Armen müde. Es ist, als wäre die Belastbarkeit, auf die sie sich in schwierigen Zeiten immer verlassen konnte, plötzlich verpufft, scheinbar ohne Vorwarnung. Doch abgesehen von der Altersdiskriminierung in Unternehmen, die sich schwer vorhersehen lässt, hat sich dieser Abgrund durch das Auf und Ab der Hormone, das durch die allmähliche Löschung der Grundprogrammierung entstanden ist, um für das Upgrade bereit zu sein, schon seit einigen Jahren angebahnt. Wegen Kleinigkeiten kam es zu Zerwürfnissen im Freundes- und Kollegenkreis. Als Carole schließlich bei mir aufkreuzt, liegt ihr Leben ziemlich in Trümmern.

Und trotz der komplizierten, etwas extrem wirkenden Situation gab es gewichtige biologische Gründe für das, was Carole zugestoßen ist. In dieser Lebensphase ist das weibliche Gehirn körperlich und in Bezug auf die Identität einem tiefgreifenden Wandel unterworfen. Das möchte ich an dieser Stelle ausdrücklich anerkennen. Eine Frau hat zu dieser Zeit vielleicht weniger denn je das Gefühl, sie selbst zu sein, denn die alten Methoden, zur Ruhe zu kommen, eine Nacht darüber zu schlafen oder Gewicht abzubauen, versagen. Das ist nicht nur Stress, und es ist auch keine Einbildung. Es ist real, es ist körperlich, und es geschieht in Ihrem Gehirn. Sie können es nicht einfach wegmeditieren und loslassen, wie Caroles Freundinnen es ihr nahelegten. Die Symptome werden dadurch nicht auf magische Weise verschwinden. Sie können Ihren Körper auch nicht wie bisher durch gesunde Ernährung, Bewegung und die richtigen Gewohnheiten dazu bringen, sich selbst zu regulieren, und so zur alten Normalität zurückkehren. Gute Gewohnheiten unterstützen uns, die Wechseljahre in ein Upgrade zu verwandeln, können die Symptome vielfach jedoch nicht verhindern.

Denn für den Körper ist dieser Neuzustand komplizierter. Jahrzehntelang war er vorhersehbaren Schwankungen ausgesetzt. Nun fühlt sich plötzlich alles falsch an. Die Zyklen können kürzer oder länger ausfallen. Die Blutung wird schwächer oder stärker. Dabei geht es nicht nur um Blutmenge oder Rhythmus, sondern um Hormonlagen, die unsere Einstellung zu uns selbst, zu unserem Leben, unseren Beziehungen und unserem Beruf massiv verändern können. Was wir gerade erleben oder schon hinter uns haben, kann bedeuten, dass wir uns daran gewöhnen müssen, eine neue, andere Person zu sein, die in einen neuen, anderen Körper hineinwächst und ein neues, anderes Selbstgefühl entwickelt. Carole und ich konnten einen für sie passenden Weg finden. Dieser Weg ist jedoch keine Patentlösung für alle. In ihrem Fall brachte eine Hormontherapie (HT) echte Erleichterung. »Ich war keineswegs dieselbe wie früher«, berichtete sie, als ich sie fragte, wie es ihr damit ergangen war. »Es hat mir eher geholfen, in die Person hineinzuwachsen, die ich gerade wurde, ohne das Gefühl zu haben, immer wieder vom Sog zurückgerissen und erneut an die Küste geschmettert zu werden. Der nächste Schritt ist ein neuer Job!«

Die Rezeptoren für Östrogen und Progesteron sitzen bei Frauen auf jedem einzelnen Organ, nicht nur im Gehirn. Deshalb ist es kein Wunder, dass sich ein abfallender Hormonspiegel so deutlich bemerkbar macht. Viele Frauen durchlaufen eine grundlegende

Transformation ihrer körperlichen und emotionalen Identität, die geradezu einer Reinkarnation innerhalb des eigenen Lebens gleichkommt. Seit ich die Wechseljahre durchlaufen habe und so vielen Frauen Raum gebe, sie bewusst zu bewältigen, habe ich großen Respekt vor diesem Prozess entwickelt.

Wenn Sie dieses Kapitel lesen, werden Sie irgendwann denken: »Louann Brizendine, Sie wollen mich wohl für dumm verkaufen. Dieses Buch sollte eher ›Das Downgrade‹ heißen.« Und ich verstehe das. Jede positive Veränderung im Leben bringt auch Nachteile mit sich. Während der Wechseljahre müssen wir körperlich und emotional etliche Klippen bewältigen, und Hilfe ist rar gesät. Das ist nicht Ihre Schuld. Die wichtigste Botschaft lautet: Lernen Sie, für sich selbst einzustehen! Ich statte Sie mit den entscheidenden Fragen und allen Informationen aus, um zu Ihrer Ärztin zu gehen und sie an Bord zu holen. Achten Sie darauf, sich auch Unterstützung und Wissen aus Freundes- und Familienkreis zu sichern. Wenn Sie die Wechseljahre noch nicht durchgestanden haben, nehmen Sie zu Arztterminen ruhig eine Freundin mit, die schon im Upgrade lebt. Sie könnte Fragen stellen, die Ihnen gar nicht in den Sinn kommen. Es ist eine verunsichernde Lebensphase. Darum sollten Sie auf Gemeinschaft setzen, um herauszufinden, wie Sie dieses Stadium möglichst produktiv und lohnend bewältigen können.

Selbst Daten sammeln!

Im 19. Jahrhundert konnte schon ein einziger Wutausbruch, eine ausbleibende Periode oder ungewöhnlich lange Trauer nach einem Todesfall in der Familie eine Frau in die Nervenheilanstalt befördern. Das ist noch gar nicht so lange her. Heute landen wir nicht gleich in der Psychiatrie, aber das Echo jener Zeit der Unterdrückung hallt darin nach, wie einsam und allein die meisten Frauen sich während einer der massivsten Verwandlungen fühlen, die ein Mensch durchlaufen kann. Wenn Sie bereits im Upgrade leben, hoffe ich, dass die hier skizzierte Karte Ihnen bewusst macht, was für ein Territorium hinter Ihnen liegt. Wenn nicht, dann erhalten Sie hier trotz aller individuellen Unterschiede einige Orientierungspunkte. Falls Sie noch Ihre Periode bekommen und bisher weder Menstruationskalender noch App verwenden, sollten Sie jetzt damit anfangen.

Wie in der Pubertät können die Hormone uns auch während der Wechseljahre emotional erheblich aus dem Gleichgewicht bringen. Schon dies kann dazu führen, dass wir uns isoliert fühlen. Wir fragen uns, ob das, was wir erleben, noch normal ist, ob sich je ein anderer Mensch so gefühlt hat oder ob wir gerade den Verstand verlieren. Wenn die Wechseljahre früh einsetzen, können Frauen mit Gleichaltrigen noch nicht darüber reden. Wenn sie später beginnen, haben Freundinnen, die bereits damit fertig sind, vielleicht auch nie darüber gesprochen. »Ich habe meine Freundin Ceci um Rat gefragt«, sagte Carole. »Sie ist zwanzig Jahre älter als ich. Aber sie hat nur gemeint, sie sei damals ihres Wissens sehr besorgt um ihre Gesundheit gewesen. Mehr nicht. Das Einzige, woran sie sich erinnert, ist, dass sie aus Wut über ihren Ex-Mann Schmuck in den Hudson River geworfen hat.« Carole lachte, als sie davon erzählte.

Beginnen wir mit einem Rückblick, damit Sie sich orientieren können. Sofern Sie vor den Wechseljahren nicht mit der Pille verhüten, reguliert die Hypophyse den Zyklus bis dahin gewissenhaft über zwei Hormone: luteinisierendes Hormon (LH) und follikelstimulierendes Hormon (FSH). Diese Signale (die von der Pille natürlich blockiert werden) verlangen dem Körper zwei Aufgaben ab, nämlich erstens die Reifung eines östrogenproduzierenden Follikels und zweitens den Eisprung selbst, bei dem der Follikel das Ei über den Eileiter in Richtung Gebärmutter schickt. Das vom Follikel gebildete Östrogen veranlasst die Gebärmutter zur Ausbildung weicher Schleimhaut für den Fall, dass ein befruchtetes Ei eintrifft, das sich einnisten möchte. Sobald mehr Östrogen gebildet wird, steigt auch das Oxytocin an, das uns liebevoll, kuschelfreudig, vertrauensvoll und bindungsbereit stimmt. Nach dem Eisprung verwandelt sich derselbe Follikel im Eierstock in ein vollkommen anderes endokrines Organ und erzeugt das gemütliche, ruhige Progesteron, das uns ermuntert, zu Hause auf uns aufzupassen, und das die verdickte Gebärmutterschleimhaut erhält. Wenn das Ei nicht befruchtet wird und sich nicht einnistet, fällt das Progesteron rasch ab und mit ihm die ALLO-Menge. Dieser massive Hormonumschwung, der zur Abstoßung der Schleimhaut und zur Blutung führt, kann uns sehr zu schaffen machen.

Bei der Geburt sind in einem Mädchen etwa eine Million Eizellen angelegt, die für das ganze Leben reichen müssen. Im Teenageralter verfügen die Eierstöcke noch über eine halbe Million Eizellen. Ab diesem Zeitpunkt schicken sich jeden Monat neun bis zehn Follikel zur Reifung an, von denen nur die erfolgversprechendsten zum Eisprung ausgewählt werden. Gegen Ende dreißig sind nur noch zehn- bis fünfzehntausend Eizellen übrig, und die Zahl geht exponentiell zurück. Wie bei allen Zellen nimmt die DNA in den Eiern im Laufe der Jahrzehnte Schaden, und die Anzahl der hochwertigen Eizellen sinkt. Genetische Mutationen im Ei bedeuten vielfach, dass es nicht mehr ausreift oder dass ein Embryo abstirbt. Meist stellt der Körper innerhalb der ersten zehn Wochen fest, dass ein Embryo nicht lebensfähig wäre, und leitet dann eine Fehlgeburt ein. Und wenn wir keine mutationsfreien Eizellen mehr haben, reifen keine mehr aus. Ohne die Eizellenreifung fehlt jedoch das Östrogen aus dem Follikel, womit auch deutlich weniger Oxytocin gebildet wird und das Progesteron ganz entfällt. Ohne diese starken Neurochemikalien, die dem Gehirn die gewohnten Signale vermitteln, fühlen wir uns etwas destabilisiert.

Sie sind hier ↓↓

Im Rückblick lassen sich vier Phasen der Wechseljahre erkennen. Die erste Phase – die Prätransition – beginnt im Durchschnitt mit etwa 37 Jahren, wenn die Anzahl der reifungsfähigen Eier zurückgeht und weniger Follikel gebildet werden, was wiederum die Menge der monatlich erzeugten Sexualhormone beeinflusst. Vielleicht stellen Sie fest, dass Sie kurz vor der Periode etwas mehr Angst verspüren oder dass die Abkühlungsphase nach intensivem Training etwas länger dauert oder dass Ihnen nachts wärmer wird oder Sie sogar schwitzen. Um die Periode herum könnten dadurch Schlafstörungen auftreten.

Etwa zwischen 40 und 45 Jahren folgt Phase 2, die frühe Transition, mit spürbaren Schlafstörungen. Mindestens einmal pro Woche wachen Sie nassgeschwitzt auf oder haben im Laufe der Nacht alle Decken weggestrampelt. In dieser Phase kommt es gelegentlich zu irregulären Blutungen – die Menstruation verläuft kürzer und schwächer oder aber einen bis zwei Tage lang etwas stärker. Sie kann ganz ausbleiben, oder es kommt zu Blutungen in der Zyklusmitte. Der Grund dafür sind zunehmend häufigere Zyklen ohne Eisprung, also ein ganz normaler Vorgang.

Während der fruchtbaren Jahre haben wir vielleicht einmal im Jahr einen Zyklus, in dem kein brauchbares Ei heranreift und deshalb auch kein Follikel gebildet wird. Denken Sie in diesem Zusammenhang daran, dass der Follikel zu einer eigenen Minidrüse wird, welche die Produktion und den Rückgang von Hormonen beeinflusst, die unsere kognitiven Fähigkeiten und die Psyche im Monatsverlauf schwanken lassen. Wenn das Upgrade naht, werden solche Zyklen häufiger. Ein Hinweis auf den ausbleibenden Eisprung ist ein kürzerer Zyklus (manchmal nur um einen bis drei Tage verkürzt). Wenn zwei bis drei verkürzte Zyklen pro Jahr auftreten, bei denen die durchschnittlich 28 Tage auf 27, 26 oder 25 Tage zurückgehen, kann das den Übergang in Phase 3, die mittlere Transition, anzeigen. Noch immer kann es Jahre dauern, bis die Periode einmal ganz ausbleibt!

Wir haben gelernt, dass Hitzewallungen und Stimmungsschwankungen zu den ersten Anzeichen der Transition gehören, aber vertrauen Sie mir: Die sind leicht zu übersehen. In den ersten Monaten oder gar Jahren dieser Phase schieben wir solche Symptome gern auf die Klimaanlage oder auf falsches Bettzeug, auf Stress oder auf eine emotional schwierige Situation. Dieser quantitative Anhaltspunkt hingegen, die kürzer werdenden Zyklen, ist zuverlässiger als die Ermittlung von Hormonspiegeln und weniger subjektiv als Schweißausbrüche und Reizbarkeit (wobei die Schlafstörungen in Phase 3 und 4 jede Nacht auftreten können). Wer jedoch nicht darauf achtet, übersieht diesen Hinweis so leicht, wie man mit 75 Meilen pro Stunde eine Staatengrenze überquert und die ausgebleichte Markierung gar nicht wahrnimmt. Wenn Sie nicht die Pille nehmen und Ihre Periode bisher noch nicht notieren, sollten Sie dringend damit anfangen. Der Kalender wird Ihnen alles verraten, was Sie in Bezug auf den weiteren Verlauf wissen müssen. Falls Sie mit der Pille verhüten, können Sie den Status Ihrer Zyklen nur ermitteln, indem Sie die Pille absetzen.

Bei drei bis zehn verkürzten Zyklen pro Jahr befinden Sie sich in Phase 4, dem Tor zum Upgrade. Das Durchschnittsalter am Ende dieser Phase beträgt 51 Jahre, ist jedoch individuell sehr variabel.

Der bessere Indikator ist ein nachweisbares biologisches Ereignis. Viele Frauen erleben zu dieser Zeit massive neurohormonelle Auswirkungen.

Ohne Eireifung gerät die präzise Choreografie der Hormone, an der Hypophyse, Eierstöcke und Gebärmutter über LH, Östrogen, FSH und Progesteron teilhaben, aus dem Takt – als würde das Schwanensee-Ensemble vom Spitzentanz zu modernem Improvisationstanz übergehen. Ohne einen heranreifenden Follikel bekommt das Gehirn nicht das gewohnte Östrogen. Mit seiner Forderung nach mehr Östrogen und einem entsprechend hohen FSH-Schub aus der Hypophyse erzwingt das Gehirn einen hohen follikulären Östrogengipfel und damit auch den Eisprung. Ohne Eisprung bleibt jedoch der Progesteronanstieg aus, und es fehlt der anschließende Abfall dieses Hormons, der die Blutung einleitet. Das bedeutet, dass sich die Schleimhaut weiterhin verdickt. Erst wenn ihr Gewicht und das Volumen von Blut und Gewebe zu hoch sind, erzwingt die Schwerkraft auch ohne das Signal des Progesterons den Abriss.

Die Blutmenge kann erschreckend sein, und viele Frauen befürchten, sie erlitten eine Fehlgeburt oder würden gar verbluten. Im Einzelfall landen golfballgroße Blutgerinnsel in der Toilette, und das Bett gleicht einem Schlachtfeld. Eine Freundin sagte, es hätte sich angehört, als würde sie Wasser lassen, als sie über der Toilette den Tampon entnahm. Wenn das Gehirn nicht mehr genug Östrogen registriert, kann es auch in der Zyklusmitte einen FSH-Gipfel auslösen, um einen neuen Satz Follikel reifen zu lassen, ehe der Körper Zeit hatte, sich mit den vorherigen zu befassen. Wenn die Gebärmutterschleimhaut nach dem Eisprung noch nicht bereit ist und es phasenwidrig zu einem zweiten Eisprung kommt, spricht die Medizin von LOOP-Zyklen (LOOP = Luteal Out-Of-Phase). Die Schleimhaut baut sich aufgrund unpassender Signale weiter auf. Der Zeitraum zwischen den Perioden wird immer kürzer, bis manche Frauen das Gefühl haben, ihr Zyklus hätte sich umgekehrt – sie würden 21 Tage lang bluten und an fünf Tagen nicht. In den Phasen 3 und 4 ist das nicht ungewöhnlich.

»Der beste Rat, den ich bekam, war, eine deutlich größere Handtasche dabeizuhaben«, sagte Carole, als sie ihre starken Blutungen beschrieb. »Ich musste ganze Schachteln mit Tampons und Binden mitnehmen, außerdem frische Unterwäsche und einen Plastikbeutel, falls mal etwas durchweicht war. Eine Freundin meinte, ich könnte meine weißen Hosen verschenken. Bis ich sie wieder unbesorgt tragen könnte, wären sie entweder zu klein oder aus der Mode. Am schlimmsten war es, wenn ich bei einer Dinnerparty das Gefühl hatte, es könnte jeden Moment losgehen. Diese Angst, du könntest den Freunden die Stuhlkissen ruinieren! Und dann die Panik, was geschehen könnte, wenn du am Ende aufstehst. Und der absolute GAU sind strahlend weiße Abfalleimer ohne Müllbeutel im Bad. Die waren mein Todfeind! Irgendwann hatte ich neben allem anderen auch immer noch eine Rolle undurchsichtiger Müllbeutel dabei.«

Etwa ein Viertel aller Frauen erlebt solche Menorrhagien, die im Englischen auch als »Flooding« bezeichnet werden. Ja, es bedeutet tatsächlich »Überflutung«. Und nein, übermäßige Blutungen liegen nicht am Stress, auch wenn Reisen über mehrere Zeitzonen das Auftreten begünstigen können. Wenn wir den circadianen Rhythmus des Körpers (zum Beispiel den Schlaf-wach-Rhythmus oder die Essenszeiten und die zugehörigen Hormone) auf den Kopf stellen, kann dies alle anderen hormonellen Signale beeinflussen, auch die für Eisprung und Menstruation. Liz (54) sagte mir: »Eine Weile habe ich natürlich verhütet, denn mein Zyklus war absolut regelmäßig, und ich konnte die fruchtbaren Tage ausgezeichnet abschätzen. Aber als Assistenzärztin hatte ich mit Ende zwanzig jede vierte Nacht Bereitschaftsdienst. In dieser Zeit konnte ich mich auf meine Methode beim besten Willen nicht mehr verlassen, wie mein Freund und ich mehrmals erschrocken feststellten.«

Und meine neue Patientin Patricia (49) sagte: »Als ich wegen meiner starken Blutungen besorgt bei meinem Gynäkologen vorsprach, fragte er mich, wie oft ich zwischen den Kontinenten unterwegs sei.« In den über 40 Jahren seiner Tätigkeit hatte er alles gesehen und bemerkt, dass Frauen zwischen 40 und 60, die viel reisten, häufig über starke Blutungen klagten. »In den drei Wochen um Weihnachten herum flog ich vom New Yorker Winter zur Sommersonnenwende nach Brasilien und anschließend in den tiefsten norwegischen Winter. In der dritten Januarwoche war ich zu nichts mehr in der Lage.« Als Schauspielerin in einer Truppe, die viel auf Tour war, sagte Patricia: »Irgendwann brauchte ich einen Extrakoffer und Plastiktüten für feuchte Kleidung, die ich zwar gewaschen hatte, aber nirgends trocknen konnte. Ohne Wasserstoffperoxid und Wattestäbchen wage ich mich nirgendwo mehr hin. Das ist das Beste, um Blut aus Kleidern, Stühlen, Sofas, Bettlaken oder was auch immer zu entfernen.«

Ich kann jeder Frau versichern, dass vieles davon zwar normal ist, aber der Umgang mit den Symptomen individuell sehr verschieden ausfällt. Manche Frauen lassen sich bewusst auf die Wellen ein und schwimmen mit. Sie vertrauen darauf, dass ihr Körper das Richtige tut, auch wenn es sich über Jahre hinzieht. Andere wollen ihren Körper unterwerfen. Die breite Masse jedoch greift auf eine Kombination verschiedener Maßnahmen zurück: Medikamente (mitunter auch eine Hormontherapie oder ein Antidepressivum) oder eventuell eine Kürettage zur Entfernung der übermäßigen Gebärmutterschleimhaut.

Achtung, schwere Blutungen können unter Umständen auch auf ein Gebärmutterkarzinom hinweisen. Da 91 Prozent aller Frauen mit einem Gebärmutterkarzinom starke Blutungen haben, sollten Sie bei entsprechender ärztlicher Empfehlung eine Biopsie machen lassen. Häufig bedeuten starke Blutungen allerdings nur, dass Sie in den frühen Phasen der Wechseljahre stecken. Lassen Sie bei starken oder anhaltenden Blutungen bitte auch den Hämoglobin- und Hämatokritspiegel bestimmen, um eine Anämie auszuschließen. Möglicherweise brauchen Sie in diesem Zeitraum ein Eisenpräparat. Bei Anämie wegen starker Blutungen empfiehlt sich zudem nach Abschluss von Phase 4 ein RDW-Test zur Ermittlung der Erythrozytenverteilungsbreite (Anzahl der roten Blutkörperchen pro Mikroliter Blut). So erfahren Sie, ob Ihr Knochenmark, das die roten Blutkörperchen produziert, wieder korrekt arbeitet. Manche Frauen brauchen auch nach Phase 4 noch Eisengaben, bis ihr Upgrade abgeschlossen ist.

»Das Schwierigste für mich war, dass meine bisherigen Strategien, mit meinem Zyklus umzugehen, irgendwann den gegenteiligen Effekt hatten«, erzählte Patricia. »Früher habe ich bei Krämpfen und Stimmungstiefs Sport getrieben. Samstag früh nahm ich gern im Fitnessstudio hintereinander Zumba- und Kardiokurse wahr, ehe ich mich mit meinen Freunden traf. Mit Beginn der Wechseljahre setzten mich solche Workouts für mehrere Stunden schachmatt. Und die Krämpfe waren unfassbar schlimm.«

Körperliche Anstrengung kann die Krämpfe während der Wechseljahre mitunter verschlimmern. Das gilt besonders bei Myomen. Die Gebärmutter besteht aus glatter Muskulatur (über die wir keine bewusste Kontrolle haben) und wird von kleinen spiralförmigen Arterien mit Blut versorgt. Wenn diese Muskeln und Arterien sich während der Menstruation nicht zusammenziehen würden, müssten wir verbluten. Dieses krampfhafte Zusammenziehen ist schmerzhaft und wird bei Sport intensiver. Wenn Sie glauben, Sie wüssten, wie sich Unterleibskrämpfe anfühlen, muss ich Sie leider enttäuschen: In den Wechseljahren kann sich eine ganz neue Dimension auftun.

»Ich weiß noch, wie ich einmal morgens eine Trainerstunde hatte«, sagte Patricia. »Abends lag ich zusammengerollt auf der Couch und weinte vor Schmerzen. Ibuprofen half ein wenig, aber nicht viel. Mein Leben lang war ich sportlich und aktiv gewesen, und nun rieten mir die Ärzte zu viel Schlaf, Pausen, Schonung und Entspannung. Es fiel mir sehr schwer, diesen Rat anzunehmen, aber es half tatsächlich.«

Die Botenstoffe des Prostaglandin-Systems können Gewebe im ganzen Körper dazu bringen, sich zu entspannen oder sich zusammenzuziehen. Das Prostaglandin-System löst Kontraktionen der glatten Muskulatur und der spiralförmigen Arterien aus und kappt damit die Durchblutung der Gebärmutterschleimhaut. Wenn kurz vor der Monatsblutung das Progesteron abfällt, wird das Prostaglandin-System extrem reaktionsfreudig, was die schmerzhaften Krämpfe verstärkt. Krämpfe sind evolutionär betrachtet nicht sonderlich adaptiv – in der Wildnis war es keine gute Idee, zeitweise hilflos zu sein. Aber Mutter Natur hat offenbar entschieden, dass Krämpfe besser sind, als zu verbluten. Wenn die Hormone in den beginnenden Wechseljahren aus dem Takt geraten, erhöht sich auch die Schmerzempfindlichkeit.

Dagegen hilft nur Vorbeugen. Wenn die Krämpfe erst einmal voll zuschlagen, ist es für Schmerzmittel, die auf das Prostaglandin-System einwirken könnten, zu spät. Das bedeutet, dass wir die Vorboten erkennen und rechtzeitig das richtige Schmerzmittel nehmen müssen, um die schmerzhaften Muskelkrämpfe zu hemmen (kein Aspirin, denn das verstärkt die Blutung). »Das war eine der wichtigsten Informationen, die Sie mir gegeben haben«, sagte Patricia während einer Sitzung. »Ich wusste jetzt, dass ich bei der Menstruation vor dem Sport Ibuprofen einnehmen musste, um die

Krämpfe im Zaum zu halten. So konnte ich wieder aktiver werden.«

Et tu, Östrogen?

Östrogen war lange Jahre Ihr bester Freund. Es hat Ihre sprachlichen Fähigkeiten verstärkt, soziale Beziehungen erleichtert und war Antrieb für Sex und Zuneigung. Im weiblichen Gehirn erhält Östrogen das Gedächtnis und stabilisiert Psyche und kognitive Funktion. Manche Ärzte betrachten es als natürliches Antidepressivum. Während der Wechseljahre kann uns zu viel des Guten jedoch körperlich wie auch emotional in die Bredouille bringen.

Es baut nämlich nicht nur die Gebärmutterschleimhaut auf, sondern lässt auch Myome wild wuchern. Bei den meisten Frauen über 30 wachsen irgendwann kleine Myome, aber in den Wechseljahren können diese grapefruitgroß oder noch größer werden. Bei Schwarzen Frauen ist das Risiko besonders hoch. Mit 53 hatte ich riesige Myome, die so stark auf meine Blase drückten, dass ich ständig zur Toilette rannte, fast wie im letzten Schwangerschaftsdrittel. An Sex war überhaupt nicht zu denken. Meistens schien an meinem Becken das Schild »Komm mir bloß nicht zu nahe!« zu hängen. Angesichts der Krämpfe, stärkeren Blutungen und des lästigen Drucks der Myome auf andere Organe blieb der Laden geschlossen.

So viel zur körperlichen Seite. Kommen wir nun zu den Emotionen.

Östrogen stimuliert das Wachstum der Synapsen, stärkt deren Verbindungen und reorganisiert ganze Netzwerke im Gehirn. Deshalb sind Frauen in den ersten Tagen eines normalen Zyklus gesprächiger, kontaktfreudiger und energiegeladen. Wachstum ist großartig, solange das Hormonsystem wie eine sorgsame Gärtnerin den Ruf des Progesterons vernimmt und regelmäßig vorbeikommt, um Unkraut zu jäten, die Hecken zu schneiden, Bäume zu erziehen und den Abfall wegzuharken. Bei einem Progesterondefizit, das viele Frauen in diesem Zeitraum erleben, bleibt sowohl im Gehirn als auch in der Gebärmutter die Gärtnerin aus. An beiden Stellen kann das Wachstum überhandnehmen. Im Gehirn ist Schlaf die beste Option, um Neuronen zurechtzustutzen und den Müll abzutransportieren. Während der Wechseljahre wird es mit dem Schlafen allerdings schwieriger, und ohne ausreichend Schlaf können Konzentration und emotionale Stabilität erheblich leiden.

In Phase 4 kann der stotternde Hormonmotor Stimmungstiefs und Traurigkeit erzeugen, während das Gehirn versucht, sich an die veränderte neurochemische Realität anzupassen. Das ist der Moment, in dem manche Frauen Unterstützung brauchen, um ihre Furcht oder Traurigkeit zu bewältigen, vor allem, wenn die Phasen 1 bis 4 der Wechseljahre länger als fünf Jahre andauern oder wichtige äußere Umbrüche hinzukommen.

Während die Zyklen immer kürzer werden, verändert das erratische Ausbleiben von Östrogen und Progesteron aus den Eierstöcken neuronale Schaltkreise. Im Gehirn schrillen die Alarmglocken. Ärztlicherseits wird gern eine Überprüfung des FSH-Spiegels empfohlen, um festzustellen, ob die Wechseljahre schon eingesetzt haben. Meiner Erfahrung nach sind diese Tests unzuverlässig, sofern die Phasen 1 bis 4 nicht bereits abgeschlossen sind, denn in dieser Zeit kann der FSH-Spiegel stark schwanken. Je nachdem, ob gerade ein Östrogenschwall aus einem Follikel vorliegt, der sich gezwungen sieht, mehr Hormone auszuspucken, kann sich dieser Spiegel stündlich ändern, denn mehr Östrogen lässt das FSH sinken. Falls die Blutprobe zufällig zu einem solchen Zeitpunkt genommen wird, erscheint das FSH normal oder niedrig, und man teilt Ihnen mit, dass die Wechseljahre noch nicht begonnen haben, obwohl dies längst der Fall sein könnte.

Wie würde sich ein derartiges Ergebnis auf Ihr Realitätsgefühl auswirken, wenn Sie sich bereits mit heftigen Stimmungsschwankungen, unregelmäßigen Zyklen und Hitzewallungen herumschlagen und das Gefühl haben, nicht mehr Sie selbst zu sein? Sie kommen in die Praxis und erhoffen sich Antworten. Laut FSH-Test sieht alles normal aus. Stellen Sie sich die kognitive Dissonanz vor, wenn Sie entscheiden müssen, was nun zählt: Ihre persönliche Erfahrung oder die Laborergebnisse. Eine App, ein Kalender oder eine Tabelle für Ihren Zyklus liefern Daten, die zuverlässiger sind als das Laborergebnis. Die Häufigkeit verkürzter Zyklen verrät mehr als ein Test.

Sowohl Carole als auch Patricia haben nach unserem Einstiegsgespräch ihren Zyklus notiert und konnten so die aktuelle Phase ermitteln. »Unabhängig davon, was meine Praxis mir über das Altwerden oder mögliche Hormontests erzählte, wusste ich, dass ich in den Wechseljahren bin«, sagte Carole zu mir. »Mit diesem Wissen blieb ich offener für Optionen, mir für die verschiedenen Baustellen in meinem Leben Hilfe zu holen.« Und beide entschieden sich für eine Hormontherapie, die ihnen bei einem Hauptproblem der Wechseljahre half, den Hitzewallungen.

Temperaturveränderung und biologischer Stress

Der Hypothalamus ist nicht nur das Kontrollzentrum für den weiblichen Zyklus, sondern auch der Gehirnteil, der bei Veränderungen der Umgebung die Systeme reguliert. Auch bei Hitze und Kälte. Die übliche Toleranzgrenze für die Zimmertemperatur beträgt etwa plus/minus drei Grad Celsius. Bei größeren Abweichungen erfolgt eine Alarmmeldung des biologischen Stresssystems, die uns über Frösteln oder Schwitzen dazu veranlasst, eine Jacke überzuziehen oder etwas abzulegen. Temperaturschwankungen sind ein derart zuverlässiger biologischer Stressauslöser, dass sie in Studien seit Jahrzehnten genutzt werden, um die Stressreaktion zu messen. Die Testpersonen müssen eine Hand in eiskaltes Wasser tauchen, oder man vermittelt über eine Sonde an der empfindlichen Haut an der Innenseite des Handgelenks sengende Hitze. In beiden Fällen löst die plötzliche Abweichung vom Normalbereich eine biologische Stressreaktion auf eine Gefahr aus.

Während der beginnenden Wechseljahre und mitunter auch noch deutlich ins Upgrade hinein geht die Toleranzschwelle des Hypothalamus für Schwankungen in der Umgebungstemperatur deutlich zurück, wobei der Mechanismus dahinter bisher unverstanden ist. Bezeichnet wird dieses Phänomen als schmalere thermoneutrale Zone, das heißt, der Behaglichkeitsbereich wird enger. Ob der Hypothalamus aufgrund der reduzierten Menge an Östrogen und Progesteron überempfindlich auf die Temperatur reagiert, ist bisher unklar. In der Praxis wirkt es sich folgendermaßen aus: Sie sitzen frühmorgens gemütlich mit Ihrer Tasse Kaffee oder Tee am Fenster – seit Jahrzehnten Ihr Morgenritual. Die Sonne geht auf. Licht strömt herein. Lächelnd freuen Sie sich auf angenehme Wärme. Dann jedoch reagieren Sie irritiert und schließlich genervt. Aus den Tiefen Ihres Oberkörpers steigt Hitze in Ihnen auf, die sich über Hals und Gesicht ausbreitet, bis in die Finger und Zehen hinein. Obwohl Sie rot anlaufen oder gar schwitzen, würde ein Fieberthermometer kein Fieber messen können. Fazit: Während es allen anderen bestens geht, würden Sie am liebsten hemmungslos fluchen.

Über 80 Prozent der Frauen erleben Hitzewallungen, die eine Minute, fünf Minuten oder gar eine halbe Stunde anhalten können. Ihnen wird heiß, Sie schwitzen, Sie werden rot, Sie zittern, das Herz hämmert, und Sie sind gleichzeitig verärgert und verängstigt. Auch trans Männer, die die weibliche Pubertät mit Hormonblockern aufhalten, kennen dieses Phänomen, denn die Hormonblocker imitieren Phase 4 der Wechseljahre. Diese Phase kann vier bis fünf Jahre andauern.

»Meine Erzfeinde waren der Haartrockner und die Feuchtigkeit nach dem Duschen«, sagt Carole. »Zum Frisieren und Schminken stand ich nackt und barfuß auf dem kalten Boden. Manchmal brauchte ich Kühlkissen unter den Füßen. Selbst wenn die Feuchtigkeit im Bad sich verzogen hatte, glänzte mein Gesicht vor Schweiß, und ich konnte unmöglich Make-up auftragen.« Ich weiß, was sie meint. Bis auf etwas Lippenstift und Rouge habe ich alles aufgegeben. Patricia trägt im Winter mittlerweile weder Schal noch Socken. »Ohne kalte Füße und einen freien Hals fange ich augenblicklich an zu schwitzen, wenn ich von der Straße komme und ein beheiztes Gebäude betrete.«

Oberflächlich betrachtet sprechen wir über Hitzewallungen in unterschiedlichen Ausprägungen. Was die Wissenschaft dabei bisher nicht beachtet, ist der biologische Stress, der dahintersteckt. Was bedeutet es, wenn der Hypothalamus Temperaturschwankungen, die zu den stärksten natürlichen Stressauslösern für den Körper zählen, nicht mehr toleriert? Ohne eigenes Zutun unterliegt eine Frau in den Wechseljahren bei normalen, geringen Schwankungen der Zimmertemperatur unablässig biologischem Stress.

Im Schlaf könnte der Körper sich neu regulieren und erholen, aber Hitzeintoleranz bedeutet, dass der Schlaf während der Wechseljahre durch Hitzewallungen unterbrochen wird. Frauen nehmen diesen Umstand ausgesprochen stoisch hin. Wenn man jedoch jede Nacht zweimal (oder häufiger) aufwacht, fehlt bald der

REM-Schlaf, und der Organismus kommt nicht ausreichend zur Ruhe.

Schlafmangel kann Stimmungslage, Konzentration, Stoffwechsel und Herzgesundheit massiv beeinträchtigen. Bei über 50 Prozent der Frauen dauert dieser ungesunde Stress nach der letzten Periode noch vier bis sieben Jahre an. Ceci erlebte bis Ende siebzig noch gelegentlich Hitzewallungen, die ihr jedoch wenig ausmachten. Bei mir verschwanden sie ab dem Zeitpunkt, als ich ein Östrogenpflaster trug. Das ergeht vielen Frauen bei einer Hormontherapie so.

Östrogen stimuliert im Gehirn die Produktion von Serotonin, Dopamin und Endorphinen, den wichtigsten Substanzen, die uns Wohlbefinden und Freude vermitteln. Wenn ihr Spiegel absinkt, fällt auch der Norepinephrinspiegel, was wiederum die Hitzetoleranzfähigkeit des Hypothalamus einschränkt. Jahrzehntelang glaubte man, eine Östrogentherapie sei ausreichend, um der Senkung des Norepinephrinspiegels entgegenzuwirken. Neuere Studien deuten darauf hin, dass auch Progesteron die Östrogenentzugserscheinungen im Gehirn abmildern und zur Neukalibrierung der Temperaturtoleranzmarge des Hypothalamus beitragen kann. Dann könnten Sie vielleicht auch wieder in der sonnigen Küche Ihren Kaffee trinken.

Alarm!

Im Gehirn gibt es einen kleinen Teil, die Insula, der nur eine Aufgabe hat. Er stellt den diversen Körpersystemen die Frage: »Alles in Ordnung?« Vor den Wechseljahren lautet die Antwort in der Regel »Ja!« (sofern Sie nicht gerade gestresst oder krank sind). Bei der kleinsten Abweichung in einem Körpersystem kann die Antwort auf dieses leise Signal jedoch »Ich bin mir nicht sicher« lauten und das biologische Stresssystem aktivieren. Die Nebennieren werden aktiv und liefern Adrenalin und Kortisol, damit wir den Stressauslöser leichter ermitteln können. Manchmal schlägt biologischer Stress in unbewusste Angst um. Das biologische Stresssystem von Gehirn und Nebennieren reagiert darauf, dass die Insula nicht die erwartete Antwort erhält, und sorgt für eine destabilisierende Mischung aus Kortisol, Adrenalin und wild fluktuierenden Signalen, die nach follikulärem Östrogen und Progesteron verlangen. Caroles Unausgeglichenheit und das Fehlen ihrer früheren Resilienz waren eine Folge dieses neurochemischen Cocktails.

Wenn Sie in dieser Lebensphase zusätzliche Sorgen haben – Beziehungsprobleme, gesundheitliche Beeinträchtigungen in der Familie, finanzielle Engpässe oder Angst um ein Kind –, ist das, als würde ein Geysir aus Benzin auf ein brennendes Feuer treffen. Die biologische Stressreaktion bleibt ständig in Alarmbereitschaft. Kein Wunder, dass jeder schiefe Blick vom Partner, vom Teenager oder von guten Freunden als Feueralarm wahrgenommen wird. Ein normaler Kortisolspiegel kann die Lernfähigkeit verbessern und den Tag etwas aufregender gestalten. Doch schon vor den Wechseljahren kann zu viel Kortisol Konzentration und kognitive Fähigkeiten beeinträchtigen. Während der Wechseljahre sorgt der ständige Zufluss für Konfusion. Eine Patientin beschrieb ihre chaotischen Umschwünge als »Matschbirne«. Sie hatte Schwierigkeiten, klar zu denken, und fühlte sich dabei unwohl, launisch und übertrieben wachsam. »Ich hatte so viel Energie«, sagte sie mir, »aber ich konnte sie nicht lenken. Ich konnte mich nicht konzentrieren. Ich war wie ein Rennpferd in der Startbox, bereit loszugaloppieren, aber unsicher, in welche Richtung es gehen sollte.«

Die Neurohormone aus den Eierstöcken und den Nebennieren haben enormen Einfluss auf die weibliche Gehirnfunktion. Ein Tropfen kann heftige Emotionen auslösen, übertriebenen

Ärger, Reizbarkeit und tiefe Traurigkeit. Übererregung und Unruhe können auf einen Anstieg von Östrogen oder Progesteron zurückgehen, nachdem die Hypophyse mehr davon verlangt hat. In ihrer Kolumne im *New Statesman* schrieb Suzanne Moore zu ihren Wechseljahrserfahrungen: »Die Stimmungsschwankungen, von denen manche reden, habe ich eigentlich nicht. Ich fühle nur noch eines: Wut.«

Die Choreografie zwischen dem Gehirn und ovariellen Hormonen (Östrogen, Progesteron, Testosteron) sowie dem Gehirn und Nebennierenhormonen (Kortisol, Adrenalin und DHEA als Vorstufe zu Östrogen und Testosteron) wird medizinisch als jeweils separates System behandelt. Aber beides spielt sich im selben Körper ab und hat erkennbaren Einfluss aufeinander. Wenn Kortisol- und Adrenalinlevel aufgrund von Stress ansteigen – und Stress gehört zum Leben jedes Menschen – und gleichzeitig während der Phasen 1 bis 4 Östrogen und Progesteron Störimpulse senden, kann eine Frau dadurch emotional die Fassung verlieren oder stärkere Hitzewallungen erleben oder beides. Die Kombination eines Östrogenabfalls mit üblichem Stress kann zu Verwirrung, psychischer Instabilität, Schlafstörungen und Gedächtnisproblemen führen.

Das muss nicht sein! Es gibt jede Menge Hilfe, und wir müssen häufiger und offener über diese Themen sprechen. Ich konnte Carole und Patricia und zahllosen anderen helfen, sich zu stabilisieren und dem Sturm zu trotzen.

Die drei Stadien des Upgrades

Bisher haben wir uns auf die vier Phasen der beginnenden Wechseljahre konzentriert, denn um zu verstehen, was für Hilfe Sie jeweils brauchen, sollten Sie erkennen können, in welcher Phase Sie sich gerade bewegen. Wenn sich das Fenster zu diesem Tumult jedoch schließt – ob auf natürliche oder auf chirurgische Weise –, geht es mit dem Upgrade weiter.

Frühes Upgrade: Zwölf Monate nach der letzten Periode beginnt das frühe Upgrade. Frauen, die ihre Gebärmutter noch haben, wählen oft eine Hormontherapie, die den natürlichen Zyklus nachahmt. In diesem Fall findet die Menstruation weiterhin statt. Viele andere freuen sich einerseits über das Entfallen der Periode, erschrecken aber andererseits über die körperliche Veränderung. In dieser Phase wehren sich viele gegen die neue Realität.

Mittleres Upgrade: Jetzt geht es darum, sich mit der neuen Realität anzufreunden, neue Lebenswege auszuloten, den Drang nach einer Pause und den verzweifelten Wunsch, dem unüberhörbaren Ruf nach mehr persönlicher Freiheit Folge zu leisten.

Vollständiges Upgrade: In diesem Stadium verkörpern wir die Fülle des Lebens, umarmen das Auf und Ab, wenden uns erneut unserem Lebenssinn zu, sagen gekonnt und nachdrücklich die Wahrheit, fördern Jüngere und sind von dem Wunsch beseelt, die Menschheit besser zu hinterlassen, als wir sie vorgefunden haben.

Ich mache hier keine Altersangaben, denn manche Frauen treten sofort ins vollständige Upgrade über, andere verharren dauerhaft im frühen Upgrade, je nach Einstellung und Aktivität.

Während der Wechseljahre suchen fast 90 Prozent aller Frauen medizinischen Rat, denn sie müssen viel bewältigen. Ich möchte Sie dazu befähigen, Symptome anzugehen, damit Sie denken, arbeiten, schlafen, funktionieren und gesunde Beziehungen erhalten können. Mit den nötigen Informationen zu Medizin, Lebensweise, den Vorzügen von körperlicher Aktivität, gesunder Ernährung und endlich ausreichend Schlaf können wir unseren Ärzten zeigen, wie sie uns helfen können. Nachdem Sie nun einen besseren Überblick haben, an welchem Punkt der Wechseljahre Sie sich befinden, erfahren Sie im nächsten Kapitel, mit welchen Maßnahmen Sie die aktuelle Phase optimal gestalten können. Wissen ist Macht, und die Fähigkeit, es umzusetzen, bedeutet, dass das Beste erst noch kommt!

KAPITEL 4

Durch unbekanntes Terrain

»Momentan brumme ich wie eine gut geölte Maschine«, sagte mir Patricia (54) in einer Sitzung. Ich war überglücklich über diese Worte, denn die letzten fünf Jahre hatte sie es schwer gehabt. Stürme, Windhosen, Felsküsten, überspielte Traurigkeit, nassgeschwitzte Laken und schlaflose Nächte. Es war ein wildes Konglomerat an Wechseljahreserfahrungen. Ich wusste, dass sich das irgendwann stabilisieren würde, aber jede Frau muss ihren eigenen Weg finden, und ich wollte wissen, wie ihr das gelungen war. »Das freut mich unglaublich, Patricia. Erzählen Sie mir, wie es sich jetzt anfühlt.«

Lächelnd richtete sie sich auf. »Ich kann mich zum ersten Mal im Leben auf meine Grundstimmung verlassen. Meine Energie ist ziemlich konstant. Ich schlafe tief und fest, und ich genieße es, nicht mehr den Zyklus notieren oder die Folgen nach einer Hormonexplosion beseitigen zu müssen.«

Patricia war stabiler und geerdeter, als ich sie je gesehen hatte. Fünf Jahre zuvor hatte sie mich zum ersten Mal aufgesucht. Damals war es ihr ganz anders ergangen. Sie war oft erschöpft und den Tränen nahe, schwitzte und blutete stark und hatte deutliche Anämie, sodass ich mir echte Sorgen um sie machte. Sie war erst kürzlich umgezogen und fand keinen Arzt, bei dem sie nicht mindestens vier Monate auf einen Ersttermin warten musste.

»Ich hatte siebzehn Praxen kontaktiert«, erinnerte sie sich. »Ich hatte riesige Myome, war körperlich schwach und hatte jahrelang stark geblutet. Die Anämie war so schlimm, dass ich das Blut in meinen Ohren pochen hörte. Ich konnte nicht mehr Auto fahren, und ein befreundeter Arzt war angesichts meiner Laborwerte fassungslos, dass meine Gynäkologin trotz der geringen Anzahl roter Blutkörperchen tatenlos blieb. Sie wollte nur weiter Ausschabungen machen, um die Blutungen zu kontrollieren.« Für Patricia bedeutete das, dass sie zu ihrer Ärztin fahren musste, wo man unter Narkose ihre Gebärmutterschleimhaut abtrug und verödete. Ich weiß noch, wie sie mir erzählte, dass das wohl mehrmals im Jahr stattfinden müsse. Und sie wollte nicht mehr so weitermachen. Sie wollte die ständige Schwäche loswerden. Sie hatte es satt, sich mehrmals am Tag umziehen zu müssen, und sie wollte mit ihren starken Blutungen keine Bettlaken und Matratzen mehr ruinieren. Von der hormonellen Achterbahn der Wechseljahre hatte Patricia die Nase voll. Sie wusste nicht, wie viele Jahre dieser Zustand noch andauern würde, aber sie wollte es endlich hinter sich bringen. Deshalb entschied sie sich für eine vollständige Hysterektomie.

Wenn die Eierstöcke ihre Arbeit einstellen – ob aufgrund eines chirurgischen Eingriffs oder natürlich – und die Gebärmutter damit funktionslos wird, hat dies unmittelbaren Einfluss auf das Gehirn. Nicht immer müssen diese Organe entfernt werden. Die Entscheidung, einen Körperteil zu behalten oder zu verlieren, ist etwas sehr Persönliches, und es gibt dabei kein Richtig oder Falsch. Manche Frauen fühlen sich dadurch ihrer Ganzheit beraubt. Bei Patricia ging es außer um den ausgesprochen holprigen Wechseljahresverlauf auch um Lebensqualität und medizinische Gründe. »Meine Mutter bekam mit 54 Eierstockkrebs«, erzählte sie mir, »und ich wollte endlich die vierteljährlichen Ultraschalluntersuchungen meiner Eierstöcke los sein, die meine Gynäkologin für erforderlich hielt, seit ich die dreißig überschritten hatte. Außerdem konnte ich mich mit den ständigen Abrasionen und Embolisierungen gegen die Myome und die dadurch verursachten Blutungen nicht mehr abfinden.« Als sie die Geschichte erneut erzählte, war sie den Tränen nahe, denn das Trauma war noch frisch.

Sowohl der Übergang vom Kind zur Frau als auch Jahre später der Übergang ins Upgrade erschüttern das Grundgefühl einer Frau bis ins Mark. Sie fragt sich, ob sie die Einzige ist, die so etwas fühlt und erlebt. Keine Frau postet auf Facebook oder Instagram, wie schlecht es ihr geht, erzählt von golfballgroßen Blutgerinnseln, die in die Toilette plumpsen, oder von der Angst, die Couch der Freundin zu ruinieren, wenn die gewohnten Tampons und Binden versagen. Frauen, die ungewöhnlich früh oder spät in die Wechseljahre kommen, fühlen sich ebenso außen vor wie junge Mädchen, deren Periode früher oder später einsetzt als bei ihren Altersgenossinnen. Sie haben niemanden zum Reden und niemanden, der ihre Erfahrungen bestätigt. Das Geständnis, depressiv und ständig erschöpft zu sein und heftige Stimmungsumschwünge zu erleben, fühlt sich an, als würde man damit Beziehungen, Freundschaften oder die Karriere aufs Spiel setzen. Doch das Gegenteil ist der Fall. Das Beste, was wir tun können, ist, miteinander zu sprechen und die passenden Hilfsangebote zu finden. Denn die existieren!

Patricia wagte sich aus der Isolation und bat um Hilfe. Schließlich stimmte ihre Gynäkologin einer Hysterektomie zu und überwies sie außerdem an eine Kollegin, die auf funktionelle Medizin spezialisiert war. Nach einigen Jahren hatten sie den richtigen Hormoncocktail für Patricia gefunden. Sie bekam eine Kombination aus Östrogen, DHEA und Progesteron. Östrogen und DHEA trug sie morgens als Salbe auf, um ausreichend Energie zu haben, und das beruhigende Progesteron kam ein paarmal pro Woche abends hinzu, damit sie besser schlafen konnte. Das Ergebnis war das breite, warme Lächeln auf ihrem Gesicht, das mich nun anstrahlte.

Ich möchte betonen, dass die Wechseljahre fast ausschließlich im Gehirn ablaufen, doch was sich in Eierstöcken und Gebärmutter abspielt, hat natürlich direkten Einfluss auf die neuronalen Schaltkreise. Die Eierstöcke erzeugen Hormone oder stoßen deren Produktion an, und das Schwanken dieser Hormone beeinflusst unsere Realität und unsere Stimmung. Als wir in den 1980ern lernten, dass der Mangel an ovariellem Östrogen die Stimmung trübt, das Gedächtnis beeinträchtigt und das Gehirn vernebelt, stammten diese Beobachtungen von Frauen, die nach einer totalen Hysterektomie keine Hormontherapie erhielten. An ihnen ließen sich die Auswirkungen am leichtesten studieren, weil die komplizierten Hormonspitzen aus den Eierstöcken entfielen. Zur Optimierung des Upgrades brauchen oder wollen manche Frauen eine Totaloperation, gegen die es kulturell jedoch starke Vorbehalte geben kann.

Meine Wechseljahre waren von heftigen Blutungen und massiven Stimmungsschwankungen geprägt. 2005 gab ich dem Manuskript von *Das weibliche Gehirn* den letzten Schliff und bildete an der Women's Mood and Hormone Clinic der UCSF eine neue Generation Ärzte und Ärztinnen aus, die bis heute großes Interesse an den Hormonlagen in der Schwangerschaft und der postpartalen Periode haben. Ich hatte mehrere Kürettagen hinter mir, um mit stark blutenden Myomen fertigzuwerden. Gegen die Hormonschwankungen in Phase 4 nahm ich die Pille. Ich war müde und gereizt und mit 53 mehr als bereit für das Upgrade. Aufbauend auf meinem Wissen über diese Phase hielt ich eine Totaloperation mit Entfernung von Gebärmutter und Eierstöcken samt anschließendem Östrogenpflaster ohne Progesteron für die optimale Entscheidung.

Nach längerem Suchen fand ich schließlich eine Klinik, die diese Operation vaginal durchführte. Vor der Operation füllte ich die nötigen Papiere aus und kreuzte an, dass ich eine vollständige Entfernung wünschte, einschließlich der Eierstöcke, damit auch dieses Krebsrisiko entfiele. Außerdem wusste ich, dass die Zervix ohnehin keine strukturelle Stütze darstellte und ich ansonsten weiterhin einen jährlichen PAP-Abstrich benötigen würde. Auf wiederholte Rückfragen bestätigte ich also immer wieder: »Ja, nehmen Sie alles raus.« Mein zweiter Wunsch war, bereits im Aufwachraum ein Östrogenpflaster zu bekommen. Heute ist dieses Verfahren Standard, aber damals war es noch nicht so. Aus der Fachliteratur und von vielen meiner Patientinnen wusste ich, dass die chirurgische Entnahme der Eierstöcke meinen Körper abrupt vom Östrogen abschneiden würde. Ich würde gegen eine Wand aus Konzentrationsproblemen, Hitzewallungen, Schlafstörungen und Erschöpfung prallen, die ich mir nicht leisten konnte. Wenige Monate später sollte ich mit meinem Buch auf Lesereise gehen, und ich wollte im Upgrade funktionieren, nicht ins Downgrade rutschen.

Mit Hormonersatz war man damals sehr vorsichtig, weil erst drei Jahre zuvor, im Frühling 2002, ein auf fehlerhaften Daten beruhender Bericht veröffentlicht worden war, der laut Kollegen von den National Institutes of Health (NIH) die Gesundheitsfürsorge für Frauen um mindestens 20 Jahre zurückgeworfen hatte. Aufgrund dieses fehlerhaften Berichts war es für mich – eine Ärztin, die sich auf weibliche Hormone spezialisiert hatte – schier unmöglich, die gewünschte Hormontherapie zu erhalten.

Eine Geschichte von zwei Hormonen

Jedes Organ im weiblichen Körper besitzt Östrogenrezeptoren. Deshalb hat dieses Hormon so enormen Einfluss. In den 1990ern fand man heraus, dass Östrogen die Gesundheit von Herz und Gehirn, aber auch die Knochendichte und das emotionale Gleichgewicht schützt. Studien aus dieser Zeit lieferten eindeutige Hinweise, dass therapeutische Östrogengaben bei Frauen das Risiko für Demenz, Herzerkrankungen, Diabetes und Osteoporose senken. Daher durften in den 1990ern immer mehr Frauen von diesen Vorteilen profitieren. Ob in gynäkologischen, internistischen, kardiologischen, hausärztlichen oder funktionsmedizinischen Praxen (einer Disziplin, die damals gerade neu zugelassen war) – Hormone wurden damals nicht erst im Upgrade, sondern bereits in den beginnenden Wechseljahren verordnet.

Die Publikation der verwirrenden, fehlerhaften Ergebnisse einer Studie der Women's Health Initiative (WHI) zu den Risiken von Hormongaben in den Wechseljahren wirkte 2002 wie ein Paukenschlag. Wie ein Lauffeuer gingen die Warnungen vor frühzeitigem Tod, Herzinfarkt, Schlaganfall und Krebs um die Welt, als die Medien diese Meldung aufgriffen. Die WHI-Studie wurde abgebrochen, und Ärzteschaft wie Patientinnen ergriff die Angst vor dem vorzeitigen Tod. Die Anwendung von Hormontherapien kam zum Erliegen.

2008, also sechs Jahre nach jener Veröffentlichung, nahmen nur noch fünf Prozent der Frauen in den beginnenden Wechseljahren Hormone. Doch bei all dieser Konzentration auf das Risiko ignorierte der WHI-Bericht die schützende Wirkung des Östrogens auf Gehirn, Knochen, Stoffwechsel, Vagina, kardiovaskuläre und emotionale Gesundheit. Diese positiven Wirkungen sind real und waren bereits vor dem WHI-Bericht bekannt.

Zwanzig Jahre später schält sich nun – 2021 und 2022 – heraus, dass ein Teil der damaligen Daten schlicht falsch war. So ließ die Studie beispielsweise einen entscheidenden Teil der Informationen über Teilnehmerinnen unter den Tisch fallen, die Hormone einnahmen und einen Herzinfarkt oder Schlaganfall erlitten. Diese Frauen hatten nämlich schon bei Beginn der Studie ein erhöhtes kardiovaskuläres Risiko. Ernährung, Rauchen, Alkoholkonsum und Lebensstil wurden nicht in die Auswertung einbezogen. Zudem lag die letzte Periode bei den im Durchschnitt 64-Jährigen zu Beginn der Hormontherapie bereits 14 Jahre zurück. Damals wie heute galt und gilt, dass eine Hormontherapie, die innerhalb der ersten fünf Jahre des Upgrades einsetzt, gesundheitlich vorteilhaft ist. Ebenso galt und gilt, dass die Therapie schädlich sein kann, wenn eine Frau erst nach zehn oder mehr Jahren damit beginnt.

Auch der Hinweis im WHI-Bericht auf eine höhere Brustkrebsinzidenz bei Frauen im Rahmen der Hormontherapie beruhte auf fehlerhaften Daten. Es gab Studienteilnehmerinnen, die bereits vor der Hormontherapie unerkannt an Brustkrebs erkrankt waren. Andere waren Trägerinnen des BRCA-Gens und hatten damit ein um 70 Prozent höheres Brustkrebsrisiko. Diese Frauen hätten bei der Auswertung nicht berücksichtigt werden dürfen. Insgesamt war bei einer Neuanalyse der Studiendaten das absolute Brustkrebsrisiko nach 5,6 Jahren kombinierter Östrogen- und Progestintherapie um nicht einmal 0,1 Prozent gestiegen. Die Auswirkungen des Berichts jedoch waren sehr real. Frauen nahmen kein Östrogen mehr und bekamen auch keine ärztlichen Verordnungen mehr dafür.

Wenn Hormongaben für Frauen im Upgrade wirklich so schädlich wären, wäre in den zwei Jahrzehnten nach dem WHI-Bericht, als erheblich weniger Frauen Hormone bekamen, eine deutliche Verbesserung des weiblichen Gesundheitszustands zu erwarten gewesen. Bei einem durch eine Hormontherapie real erhöhten Schlaganfallrisiko hätte die prozentuale Anzahl der Schlaganfälle 2021 deutlich niedriger sein müssen als 2002, weil nur noch so wenige Frauen Hormone nahmen. Aber der Anteil hat sich nicht verändert. Nicht im Geringsten. Das wirft ein Schlaglicht auf die Frage, ob Hormone überhaupt zum Schlaganfallrisiko bei Frauen beitragen. Und in der Zwischenzeit haben sich Frauen 20 Jahre lang mit Schlafstörungen, Traurigkeit, Verwirrung und Brain Fog herumgeplagt, Symptomen, die eine Hormontherapie hätte lindern können.

Ärztlicherseits wird die Problematik des damaligen Berichts zunehmend gesehen. Das lange verschüttete Wissen über Hormontherapien wird wieder ausgegraben, und viele sind still und leise dazu übergegangen, sich mit Hormonen zu befassen und sie zu verordnen. Dennoch herrscht noch keine Einigkeit. Während die North American Menopause Society (NAMS) und das American College of Obstetricians and Gynecologists (ACOG) nicht mehr von der Verordnung abraten, spricht die Ärztevereinigung des American College of Physicians (ACP) in Stellungnahmen noch immer von einem zu hohen Risiko für Krebs und andere Erkrankungen. Dank neuer Studien, die in raschem Takt erscheinen, schälte sich 2021 ein neuer Konsens heraus: Wenn Frauen in Phase 4 und im frühen Upgrade mit einer Hormontherapie beginnen, ist das kardiovaskuläre Risiko nicht nur sehr gering, sondern es sind (besonders durch das Östrogen) im Gegenteil Vorteile für Herzgefäße und Knochen zu erwarten. Auch kognitiv scheint Östrogen vorteilhaft zu sein. Es könnte sogar zur Demenzprävention bei Frauen beitragen.

Mich irritiert an dem WHI-Bericht schon lange, wie nonchalant die Frage der weiblichen *Lebensqualität* vom Tisch gewischt wurde. Als ob ausreichend Schlaf und Maßnahmen zur psychischen Stabilisierung kein Beitrag zur Gesamtgesundheit wären! Patricia betrachtete sich als den lebenden Beweis, dass die Hormone ihre Psyche und ihre Erwerbsfähigkeit gerettet hatten. Ohne eine zumindest kleine Hormongabe sind viele Frauen tieftraurig, und ihnen fehlt jegliche Energie. Fast 90 Prozent aller Frauen finden ihre Erfahrungen während der Wechseljahre so belastend, dass sie um ärztliche Hilfe bitten. Im Einzelfall können Antriebslosigkeit und Traurigkeit die Gesundheit weitaus stärker belasten als die Hormongaben.

Wenn die Stimmung am Tiefpunkt ist, ob aufgrund eines Schicksalsschlags oder wegen zu wenig Östrogen, steht Selbstfürsorge – meiner persönlichen und beruflichen Erfahrung nach und auch gemäß Forschungsarbeiten – nicht ganz oben auf der Liste der Prioritäten. Wenn ich todunglücklich bin, verspüre ich nie den Wunsch nach mehr Bewegung, obwohl ich natürlich weiß, dass moderates Ausdauertraining viermal pro Woche mindestens so gut hilft wie Antidepressiva vom SSRI-Typ – wenn nicht besser. Wenn ich depressiv bin, hole ich mir außerdem weniger sozialen Rückhalt, der nachweislich nicht nur gegen Traurigkeit hilft, sondern auch Kognition und Lebensspanne erhöht.

Medizin im Umbruch

Bei der Entscheidung für eine Hormontherapie wenden Frauen sich in der Regel an ihre Gynäkologin. Nicht nur haben Sie dabei den Vorteil einer langjährigen Patientenbeziehung, Sie können auch davon ausgehen, dass Sie hier gut erforschte, zugelassene und überwachte Medikamente erhalten und über die gesundheitlichen Auswirkungen gründlich aufgeklärt werden. Um Ihnen in diesem Bereich zu helfen, braucht Ihre Ärztin aber neben ihrer fachärztlichen Ausbildung spezifische Fortbildungen, etwa von Fachgesellschaften wie der Deutschen Menopause Gesellschaft (DMG). Die Spezialisierung auf Gynäkologie und Geburtshilfe umfasst eine umfangreiche Ausbildung, die unter anderem Schwangerschaft, Entbindung, Krebsvorsorge und chirurgische Verfahren beinhaltet und insbesondere Kenntnisse und Eingriffe rund um den Hohlmuskel der Gebärmutter sowie die Eierstöcke erfordert. Doch die zentrale Bühne während der Wechseljahre ist das Gehirn. Das Gehirn ist der Schlüssel! Für alle, die immer noch das zustimmende Gebrummel eines Mannes brauchen, um das zu glauben, verweise ich auf den Gynäkologen James Wood von der School of Medicine der University of Rochester. Er zählt zu den wenigen Gynäkologen alter Schule, die sich auf die Wechseljahre spezialisierten, weil er erkannte, dass er mehr Wissen brauchte als das, was in der Facharztausbildung vermittelt wurde. Mit seinen Worten: »Die [M-Wort für Upgrade] unterscheidet sich von Geburtshilfe so sehr wie Chirurgie von Kinderheilkunde.« Und aufgrund seines Einsatzes können wir ihm die Verwendung des M-Worts vielleicht verzeihen.

Der Nachhall des WHI-Berichts führte bei der Hormontherapie zu einer Art Wildweststimmung. Frauen versuchten, Östrogen über Phytoöstrogene, zum Beispiel aus Soja, zu sich zu nehmen, was neue Probleme hervorrief. Frauen mit bestimmten Krebsrisiken sollten die Finger davon lassen, und dank des hohen Fettgehalts drohen zusätzliche Pfunde. Phytoöstrogene helfen nicht gegen Hitzewallungen, Scheidentrockenheit, Gelenkschmerzen oder Brain Fog, denn sie wirken anders als synthetische oder bioidentische Östrogene. Kräuterheilmittel wie Dong Quai sind weitgehend unreguliert und die Einnahme ebenfalls mit Risiken verbunden. Bei manchen Frauen kann Dong Quai Angst hervorrufen. Traubensilberkerze (Black Cohosh) hat sich als wirkungslos erwiesen.

Zu Hormonersatz in Form von Nahrungsergänzungsmitteln kann ich somit nicht raten. Am besten lassen Sie sich zugelassene bioidentische Hormone wie Östradiol, Progesteron, DHEA und andere, deren Menge im Blut oder Urin nachweisbar ist, zur Einnahme oder äußerlichen Anwendung verordnen. Bioidentische Hormone werden so produziert, dass ihre Struktur der unserer natürlichen Hormone entspricht. Das bedeutet jedoch nicht, dass sie besser sind als andere verordnungsfähige Darreichungsformen. Ihr Arzt oder Ihre Ärztin kann den Hormonspiegel ermitteln und passende Hormone verschreiben. Manche Frauen profitieren von Produkten, deren Dosis und Quelle sich individuell anpassen lassen. Einfacher und vielleicht auch sicherer ist ein Einstieg auf die erprobte Weise. Ich persönlich verwende zweimal in der Woche ein zugelassenes Östrogenpflaster, aber wir sind alle unterschiedlich. Am besten beobachten Sie sich selbst und dokumentieren täglich Ihre Dosis und wie es Ihnen damit geht.

Das neue Gleichgewicht finden

Nicht jede Frau braucht Hormone. Wenn Sie jedoch im Alltag nicht mehr klarkommen, unter starken Stimmungsschwankungen leiden oder wie betäubt sind, ohne dass eine klinische Depression vorliegt, könnten Hormone ein guter Weg sein. Nachdem wir heute wissen, dass sie relativ sicher sind und bei geringem Risiko eine schützende Wirkung auf Gehirn, Herz, Vagina und Knochen entfalten, können Sie unter ärztlicher Aufsicht getrost eine Hormontherapie durchführen.

Und was ist mit dem Brustkrebsrisiko? Wenn eine Frau länger als fünf bis zehn Jahre ein Östrogen-Progesteron-Präparat nimmt, kann das Brustkrebsrisiko geringfügig ansteigen. Besprechen Sie

Ihr individuelles und auch genetisches Risiko mit Ihrem Arzt. Momentan empfehle ich bei einer Hormontherapie auch eine jährliche Mammografie. Außerdem sollten Sie auf Normalgewicht und Bewegung Wert legen, nicht rauchen und keinen Alkohol trinken, denn Alkohol – auch Wein! – verdoppelt das Brustkrebsrisiko. Ich wünschte, ich könnte Ihnen zumindest für mäßigen Alkoholkonsum die Erlaubnis erteilen, aber das gibt die Studienlage derzeit nicht her. Diese Variable liegt bei alles oder nichts.

Bedenken Sie dabei, dass auch dieser Rat nicht das Nonplusultra zur Hormontherapie ist. Nach all dem Schaden, den der WHI-Bericht angerichtet hat, und angesichts der vielen neuen Studien ist das letzte Wort noch nicht gesprochen. Die Datenlage erweitert sich minütlich. Was ich Ihnen nach diesem kurzen Überblick über Einstellungen zur Hormontherapie vermitteln möchte, ist eine Momentaufnahme zum Stand des Wissens.

Studien zufolge kommt es beim Beginn einer Hormontherapie auf den Zeitpunkt an. Frauen, die in Phase 4 damit beginnen und nach dem Übergang ins Upgrade noch drei bis fünf Jahre Hormone nutzen, profitieren gesundheitlich bis ins hohe Alter, auch wenn sie die Hormone längst abgesetzt haben. Wenn Sie hingegen zu lange warten, kann die Anwendung schädlich sein. Auf gesunde Hirnzellen (Neuronen) hat Östrogen einen positiven Einfluss. Wenn diese Neuronen jedoch zu lange kein Östrogen mehr bekommen haben und zu stark gealtert sind, kann Östrogen die Alterung beschleunigen. Dasselbe gilt für Gefäß- und Herzzellen. Zu diesem Ergebnis kam eine Studie mit Frauen, die erst mit 65 oder später erstmals Östrogene einnahmen. Das sollte Sie jedoch nicht abschrecken. Falls dieses Zeitfenster schon verstrichen ist, können Sie dennoch ungeheuer viel unternehmen und Herz und Gehirn über Ernährung, Lebensstil und Sport schützen (siehe Kapitel 6 und 11).

In den Wechseljahren können Sie davon ausgehen, dass sichere Hormonpräparate verfügbar sind. Besprechen Sie alle Symptome mit Ihrer Ärztin und teilen Sie ihr mit, dass Sie es mit Östrogengaben versuchen wollen. In Phase 1 oder 2 könnte sich die Antibabypille anbieten, in den Phasen 3 und 4 sowie im ersten Stadium des Upgrades eher eine Hormontherapie. Und wenn Sie von Perioden und Blutungen die Nase voll haben, sagen Sie dies ganz offen, damit Ihre Ärztin die passende Rezeptur und Dosierung finden kann.

In Phase 1 (Prätransition) geht es eher um erste Änderungen der Temperaturregulierung, zum Beispiel langsameres Abkühlen nach dem Workout, aber der Zyklus ist noch regelmäßig. Für eine reine Östrogensupplementierung ist es noch zu früh, denn das könnte zu einer übermäßigen Verdickung der Gebärmutterschleimhaut führen. Wenn der monatliche Progesteronabfall nicht steil genug ist, baut sich die Schleimhaut weiter auf, und es kommt zu starken Blutungen oder aber Durchbruchblutungen. Dann muss mit hoch dosiertem Progesteron gegengesteuert werden, oder es wird eine Kürettage erforderlich. In dieser Phase sind Östrogengaben einfach unnötig.

Progesteron, das Sie brauchen, wenn Sie Ihre Gebärmutter noch haben, kann beruhigen oder depressiv stimmen, was viele Frauen von PMS-Symptomen kennen. Sie wissen, wie sich Ihre Hormone im Zyklusverlauf anfühlen, und Sie wissen auch, dass Sie für ein paar Tage mit allem klarkommen. Wenn Sie jedoch Progesteron erhalten, um übermäßige Blutungen zu kontrollieren, und dabei feststellen, dass die typischen unglücklichen, streitlustigen oder benebelten PMS-Zustände überhandnehmen, könnte das am Progesteron liegen. Lassen Sie abklären, ob eine andere Darreichungsform, eine geringere Dosis oder progesteronfreie Alternativen in Frage kommen. Frauen, die ihre Gebärmutter noch haben, brauchen vielleicht eine regelmäßige Messung der Schleimhautdicke per Ultraschall und unter Umständen eine vierteljährliche Progesterongabe, um sie abzustoßen.

Auch Hitzewallungen und Schlafstörungen (mehr dazu in Kapitel 6) müssen Sie keineswegs einfach aushalten. Bei 80 Prozent aller Probandinnen verschwinden Hitzewallungen mit kleineren Dosen Östrogen (= 17-Beta-Östradiol 1 mg/Tag [oral] oder 0,05 mg/Tag [transdermal] oder aber konjugiertes Östrogen 0,624 mg/Tag) vollständig, bei den restlichen 20 Prozent gehen sie immerhin zurück.

Testosteron, oder bei manchen Frauen DHEA, unterstützt die Libido und erhöht die Energie. Falls Ihr Mann ein Testosterongel verwendet, brauchen Sie deutlich weniger als er. Greifen Sie also *nicht* auf sein Mittel zurück!

Während der Hormontherapie ist es wichtiger denn je, gut auf sich zu achten, denn ob Sie davon profitieren, hängt auch von Fitness, Körperfettanteil, Ernährung und Lebensstil ab. Deshalb befassen sich zwei gesonderte Kapitel nur mit diesen Themen. Ich lege Wert darauf, dass Ihnen der neurowissenschaftliche Aspekt von Gesundheit und Wohlbefinden absolut klar wird. Und selbst wenn Adipositas, Rauchen und Alkohol die Vorzüge einer Hormontherapie jeweils aufheben, sollten Sie bedenken, dass schon drei bis fünf Jahre Hormontherapie innerhalb des sinnvollen Zeitfensters Knochen und Kognition lebenslang positiv beeinflussen.

Die Pille oder Hormontherapie?

»Ich habe wirklich erschreckend darauf reagiert«, erzählte Patricia von ihrem Kampf mit der Pille. »Ich hatte starke Blähungen, war unglaublich zickig, und als das Bluten nicht aufhören wollte, wurde die Dosis erhöht. Als das nicht half, bekam ich reines Progesteron. Auch das half nicht gegen die Blutungen, dafür lag ich nur noch heulend auf der Couch und war wie gelähmt. Depressionen kannte ich bis dahin nicht, aber diese Präparate raubten mir jeglichen Antrieb. Ich konnte nicht denken. Ich war arbeitsunfähig, obwohl ich mich gerade in New York um einen beruflichen Neustart bemühte, nachdem es mit meinem Job vorbei war. Ich hatte keine Energie, keine Lebensfreude, und mein Leben stand kopf. Zum Glück konnte ich diese Zeit mit meinen Ersparnissen durchstehen.«

Wenn in den Phasen 3 und 4 unregelmäßige Zyklen und schwere Blutungen einsetzen, schlägt Ihre Gynäkologin vielleicht die Pille vor. Das ist in jeder weiblichen Lebensphase von der Pubertät bis in die Wechseljahre die einfachste Lösung für eine Stabilisierung des Zyklus, Kontrolle der Blutung und Empfängnisverhütung. Die Hormone in der Pille schalten das Signalsystem von Eierstöcken/Follikeln, Hypophyse und Hypothalamus ab. Sobald das Gehirn ausreichend Progesteron und einen gewissen Grundpegel an Östrogen wahrnimmt, schüttet es kein FSH oder LH mehr aus, um den Eisprung in Gang zu setzen oder die Gebärmutterschleimhaut aufzubauen. Angesichts des beständigen Signals der Pille kommen Hypophyse und Hypothalamus zur Ruhe, der Zyklus wird regelmäßig, und die Blutung normalisiert sich. Andererseits liefern die irregulären Zyklen ohne die Pille wichtige Anhaltspunkte. Sie bewusst wahrzunehmen zählt zu den wichtigsten Selbstfürsorgelektionen des Upgrades, weil wir dadurch lernen, auf das zu hören, was der Körper braucht, anstatt das Flehen um eine Pause zu überspielen. Solche Bedürfnisse *wahrzunehmen* spielt für ein optimales Upgrade eine entscheidende Rolle.

Einerseits ist es unpraktisch, nicht zu wissen, wann Sie bluten, andererseits sind die unregelmäßigen Zyklen in Phase 3 und 4 der Wechseljahre gesundheitlich normalerweise kein größeres Problem. Häufig liegen andere Ursachen vor, zum Beispiel biologischer Stress aufgrund von Alltagsstress. Jede Form von Stress wird bei

Schlafstörungen oder unregelmäßigem oder exzessivem Körpertraining schlimmer. In diesem Stadium hilft viel nicht viel, und übermäßiges Training kann die Stresshormone explodieren lassen. Das Motto lautet: Trainieren aus Begeisterung, aber nicht bis zur Erschöpfung. Trotz unterschiedlicher Lebensbedingungen kann es vielen Frauen helfen, den Körper mit guten Gewohnheiten zu unterstützen und ihm Zeit zu geben, ein neues Gleichgewicht zu finden. Bei anhaltenden starken Blutungen, die den Körper schwächen, sieht die Sache anders aus.

Es gibt über 50 Varianten der Pille mit jeweils unterschiedlich kombinierten Hormonmengen. In aller Regel wird Ihre Ärztin das optimale Präparat für Sie nach bestem Wissen empfehlen und dann bei Bedarf auf ein anderes Präparat umschwenken. Wenn Ihnen eine stärkere Pille zur Regulierung der Blutung empfohlen wird, bedeutet das meist einen höheren Progesteronanteil. Manche Frauen vertragen das, aber viele bekommen davon unglaublich schlechte Laune, können nicht mehr klar denken und sich schlecht konzentrieren, weinen viel oder drohen in eine klinische Depression abzurutschen. Das sind häufige Gründe, die Pille abzusetzen. Für Frauen wie Patricia ist ein hoher Progesteronanteil in der Pille aus psychiatrischer Sicht reines Gift.

Über 100 Millionen Frauen auf der ganzen Welt verhüten mit der Antibabypille. Dennoch weiß man schockierend wenig über ihre kurz- und langfristigen Wirkungen. Progesteron kann beruhigend wirken, aber die falsche Zusammensetzung oder ein Quäntchen zu viel kann die belebende, übersprudelnde Konnektivität im Gehirn unterdrücken. Inzwischen weiß man, dass Progesteron aus der Pille offenbar mit der Verdreifachung der Suizidrate bei Frauen zusammenhängt. Die höchsten Zahlen sind bei Mädchen im Teenageralter zu beobachten, die zuvor weder mit Depressionen noch mit Angst zu kämpfen hatten.

Angesichts des dramatischen Anstiegs der Suizidrate unter jungen Mädchen, die die Pille nehmen (die weitgehend auf Progesteron basiert), ist es aus meiner Sicht sinnvoll, auch bei Frauen in den Phasen 1 bis 4 der Wechseljahre mit Progesterongaben äußerst vorsichtig zu sein. Aus Sorge um diese Folgen fragte ich unter führenden amerikanischen Experten und Expertinnen nach, ob jemand sich mit besseren Hormontherapien für diejenigen Frauen befasste, die auf die Pille oder eigene Hormonschwankungen mit unangenehmen Begleiterscheinungen wie den Stimmungsschwankungen bei PMS reagierten. Gute Frage, hieß es, doch leider gab es keine Studien mit zuverlässigen Datensätzen. Parallel dazu stieg die Suizidrate zwischen 1999 und 2010 rasant an – nicht etwa bei weißen Männern, sondern bei Frauen um die sechzig jeglichen ethnischen Hintergrunds. Dieses Phänomen wurde weder in offiziellen Meldungen aufgegriffen noch genauer untersucht.

Wie Östrogen kann auch Progesteron unsere Stimmungslage oder die Wahrnehmung der Realität verändern. Wenn man Ihnen also eine starke Dosis Progesteron anbietet, ob in Form der Antibabypille, als Implantat, als äußerlich eingesetztes oder oral verabreichtes Monopräparat oder als progesteronhaltige Hormonspirale (Intrauterinpessar, IUP), sollten Sie zunächst überprüfen, ob Sie dieses Hormon vertragen. Ehe Sie sich ein Implantat oder eine Hormonspirale einsetzen lassen, können Sie eine entsprechende Dosis über orale Einnahme oder als Creme testen. Beobachten Sie die Wirkung auf Ihre Psyche und führen Sie dazu am besten Tagebuch. Die Entscheidung für eine Hormonspirale oder ein Implantat sollte erst nach einer Testphase von mindestens drei Wochen erfolgen. Lassen Sie sich in diesem Zeitraum vom Partner oder einer guten Freundin aus dem nahen Umfeld Rückmeldung zu Ihrer Stimmungslage geben. Beachten Sie bitte auch, dass Progesteron den Sexualtrieb einschränken kann.

Frauen, die mit einer Pille mit hohem Progesteronanteil Schwierigkeiten hatten, könnten mit der deutlich geringeren Dosierung im Rahmen einer Hormontherapie (gegebenenfalls in Kombination mit Östrogen) ausgezeichnet klarkommen. Das können Sie nur ausprobieren und dabei Ihre Psyche im Blick behalten. Führen Sie Tagebuch zu Ihrer Stimmungslage (siehe Anhang, Seite 389) und notieren Sie drei Wochen lang, wie pessimistisch oder fröhlich Sie gerade sind. Wenn Sie den Eindruck haben, Ihr Leben sei zu anstrengend und alles einfach furchtbar, überprüfen Sie mit Ihrer Ärztin die Hormonmengen.

Vielleicht bekommen Sie zu hören, dass die Hormontherapie so etwas nicht auslösen kann. Warum sollte es Ihnen mit derselben Medikation oder Prozedur anders ergehen als einer Schwester oder einer Freundin? Aber Frauen reagieren unterschiedlich, und für mich hat die Patientin immer recht. Unsere Aufgabe als Ärzte besteht darin, gut zuzuhören und zu überlegen, ob wir das Erleben der Patientin in medizinische Begrifflichkeiten übersetzen können, die uns einen Anhaltspunkt geben, welchen Schritt wir ihr als Nächstes empfehlen sollten. Wir müssen lernen, das Chaos individueller Unterschiede zu schätzen. Wenn Ihnen bei Ihren Aufzeichnungen etwas auffällt, das offensichtlich mit der Verwendung eines neuen Präparats zu tun hat, und es Ihnen damit nicht gut geht, sprechen Sie es an und sorgen Sie dafür, dass man Sie ernst nimmt. Sie wissen am besten, wie es Ihnen geht!

Von der Pille zur Hormontherapie

Mit 51 setzte Susan die Pille ab, die sie ab Ende dreißig genommen hatte, weil ihr Arzt ihr empfahl, keine Hormone mehr einzunehmen. »Es ging mir scheußlich. Ich bettelte darum, sie weiter nehmen zu dürfen.« Ich empfahl Susan eine Ärztin, die bestimmten Patientinnen trotz des WHI-Berichts und späterer ähnlich fehlerhafter Meldungen in aller Stille weiter eine Hormontherapie verordnete. Unter vier Augen hatte diese Ärztin zu mir gesagt: »Tatsache ist, dass es vielen Frauen mit Östrogen besser geht. Und dass andere Frauen es nicht brauchen. Für die meisten meiner Patientinnen sind das natürliche Östrogen, 17-Beta-Östradiol und Progesteron eine gute Lösung.« Diese Ärztin war 56 Jahre alt und verwendete diese Hormone auch selbst. Und sie war nicht die einzige Gynäkologin aus meinem Umfeld, die dies tat. Eine Studie kam zu dem Ergebnis, dass die Mehrheit der Gynäkologinnen in den Wechseljahren oder im Upgrade selbst Hormone verwenden, selbst wenn sie dies ihren Patientinnen nicht nahelegen.

Und wie finden Sie heraus, ob es für Sie problematisch ist, die Pille abzusetzen? Indem Sie die Pille absetzen. 20 Prozent der vorherigen Anwenderinnen haben damit kein größeres Problem. Die breite Mehrheit jedoch, die diesen Schritt im Verlauf der vier Phasen der Wechseljahre oder danach unternimmt, büßt dafür mit emotionalem und körperlichem Chaos und starken Entzugssymptomen, weil Hypophyse, Hypothalamus und Eierstöcke alles daransetzen, wieder in Gang zu kommen. Frauen zwischen 48 und 54, die sich in den Phasen 2, 3 und 4 ihrer Wechseljahre befinden, sollten damit rechnen, dass der Neustart holprig verläuft. Ohne die bisherigen Hormongaben bemüht sich das Gehirn, ein ruckelndes System neu zu starten, in dem einzelne Komponenten bereits den Dienst versagen. Dieser stotternde Neustart kann sich anfühlen, als würden Sie den Verstand verlieren, wie ein »*What the f*ck*-Moment«. Warnen Sie Ihren Partner vor!

Immerhin ist Östrogen für viele Frauen ein essenzielles Glücksvitamin – genau wie Testosteron für Männer. Wenn der Östrogenspiegel einbricht, kann dies das Gefühl vermitteln, alle Farbe, alle

Leichtigkeit und selbst der Impuls zum Lächeln hätten sich plötzlich in Luft aufgelöst. Ohne erkennbaren Grund fühlen Sie sich wie bestohlen. Die Pille ist vier- bis achtmal stärker als eine Hormontherapie, sodass eine abrupte Umstellung so ist, als würden Sie Ihr Smartphone gegen ein altes Tastenhandy eintauschen.

»Als meine neue Ärztin mir eine Hormontherapie anstelle der Pille vorschlug, fühlte ich mich wie vor den Kopf gestoßen«, so Susan. »Ich dachte, das sei etwas für alte Damen. Sie verschrieb mir ein sehr niedrig dosiertes Rezept, doch damit ging es mir kaum besser.« Im Team mit ihrer neuen Gynäkologin suchten Susan und ich nach der passenden Dosierung. Eine einfache Umstellung auf eine Hormontherapie reicht häufig nicht aus, doch durch eine Erhöhung der Dosis konnten wir Susan in diesem Zeitraum unterstützen.

Wenn eine Frau in Phase 3 bis 4 der Wechseljahre von hormoneller Verhütung auf eine Hormontherapie umsteigen will, sollte sie die Dosierung der Pille allmählich absenken, weil der Übergang sonst zu abrupt geschieht. Der Lehrmeinung zufolge sollte die Hormontherapie in diesem Fall mit der etwas höheren Hormondosis von ein bis zwei Milligramm Östradiol beginnen. Das ist immer noch nur die Hälfte bis ein Fünftel der Hormone in manchen Antibabypillen. Wenn aus ärztlicher Sicht nach einer begonnenen Hormontherapie zugunsten von Stimmungslage, Libido und Knochen eine höhere Östrogendosis sinnvoll erscheint, sollte auch diese Erhöhung schrittweise erfolgen. Es gibt Daten, die nahelegen, dass äußerlich angewandte Cremes oder Pflaster sicherer sind als orale Präparate und sich zudem etwas flexibler dosieren lassen. Falls Sie sich für bioidentische Cremes entscheiden, sollten Sie diese auf eine Region auftragen, die beide Substanzen gut resorbieren kann und in deutlichem Abstand von den Brüsten liegt – auf den Oberarmen oder Oberschenkeln, drei Fingerbreit unterhalb des Bauchnabels oder in manchen Fällen intravaginal appliziert.

Ich kann diesbezüglich nur weitergeben, was die Datenlage besagt, was ich selbst oder meine Patientinnen erlebt haben und was meine Freundinnen mir erzählen. Hormone helfen Tausenden von Frauen. Wenn Sie skeptisch sind, habe ich vollstes Verständnis. Mein Vorteil als Ärztin ist mein Wissen über die Vorzüge und Risiken gemäß der bisherigen Studien. Aufgrund des Wissens, zu dem ich Zugang habe, konnte ich meine Entscheidung schon Jahrzehnte vor anderen treffen.

Am wichtigsten ist, dass Sie erkennen, welche Wirkung Ihre Lösung auf Sie hat, und dass Sie offen darüber sprechen. Sie und die Menschen in Ihrem Umfeld werden erkennen, was funktioniert und was nicht, was Sie vertragen und was zu viel oder zu wenig ist. Bitte lassen Sie nicht locker, sondern drängen Sie auf eine passende Alternative, wenn Sie auf bestimmte Substanzen empfindlich reagieren. Bei schmerzenden Brüsten oder wenn Sie jenseits der Phasen 1 bis 4 der Wechseljahre ohne eine zyklische Hormontherapie Durchbruchblutungen haben, sollten Sie unverzüglich einen Termin bei Ihrer Gynäkologin vereinbaren, die Ihre Dosierung anpassen und die Gebärmutterschleimhaut überprüfen wird. Wenn Sie ungewöhnlich reizbar sind, könnte das Östrogen zu hoch dosiert sein. Und achten Sie bei einer Hormonbehandlung unbedingt darauf, die Risikofaktoren für andere Erkrankungen möglichst niedrig zu halten.

SSRI und andere nicht hormonelle Ansätze

Wenn Sie unter Hitzewallungen leiden und keine Hormone nehmen können, könnten SSRI (Antidepressiva aus der Gruppe der selektiven Serotonin-Wiederaufnahmehemmer) eine Alternative sein. Sie wurden anfangs bei Männern eingesetzt, die sich einer

Hormonblockade wegen Prostatakrebs unterziehen mussten. Dabei stellte sich heraus, dass der Wirkstoff Paroxetin aus der Gruppe der SSRI, den die Betroffenen während ihrer Behandlung mit Leuprorelin (zur Hormonblockade) gegen ihre Traurigkeit erhielten, auch die auftretenden Hitzewallungen linderte. Infolgedessen entschied man sich, diesen Ansatz auch bei Frauen mit Hitzewallungen aufgrund der Wechseljahre zu testen. In einer Dosis von 7,5 Milligramm wirkte Paroxetin auch bei manchen Frauen. Daraufhin wurde es in den USA unter neuem Namen für diese neue Zielgruppe auf den Markt gebracht und 2013 von der Behörde FDA für die Behandlung von Hitzewallungen bei Frauen zugelassen.

Für Sarah, eine Managerin aus der Filmbranche, die gegenüber Hormonen begründete Vorbehalte hatte, waren Antidepressiva die perfekte Lösung. »Als ich die Wechseljahre durchlief, ging mein Chef und Mentor, der mich mein Leben lang gefördert hatte, in den Ruhestand. Die Frau, die ihn ersetzte, war ein Pulverfass, und um das ohne Karriereknick durchzustehen, brauchte ich ein gutes inneres Gleichgewicht. Mit Hormonen tat ich mich schwer, und als mein Arzt gegen die Schlafstörungen und zur psychischen Stabilisierung ein Venlafaxin-Präparat erwähnte, sagte ich: ›Her damit!‹« Venlafaxin ist ein Antidepressivum aus der Gruppe der SNRI, die ähnlich wirken wie SSRI. Bei Sarah wirkte dieses Mittel hervorragend.

Etwa ein Viertel aller Frauen über 50 nehmen Antidepressiva. Manche kommen mit SSRI gut zurecht, aber auch sie sind nicht für jede Frau das Richtige. Tanya ist eine Möbelproduzentin aus Detroit, die mit unerklärlicher Melancholie zu kämpfen hatte. Das Progesteron, das sie während der Transition erhielt, vertrug sie nicht. Sie sagte, es mache sie noch unglücklicher. Deshalb verschrieb ihr Psychiater ihr Paroxetin gegen ihre Hitzewallungen und ihre Depressionen. »Ich kam mir vor, als wäre mein Gehirn kaputt«, erzählte Tanya mir. »Während einer Geschäftsreise nach Europa dachte ich zum ersten Mal in meinem Leben an Suizid. Ich zwang mich, jeden Morgen joggen zu gehen, um mich abzulenken. Anschließend konnte ich das Mittel unter ärztlicher Begleitung absetzen, aber ich brauchte Jahre, bis ich dieses Gefühl überwunden hatte und wieder ganz ich selbst war. Zu diesem Zeitpunkt waren die Phasen 1 bis 4 meiner Wechseljahre abgeschlossen, und ich war ein ganz anderer Mensch. Ich habe lange gebraucht, um mich und mein Gleichgewicht neu zu finden.«

Paroxetin kann wirksam sein, hat aber auch ein breites Spektrum an Nebenwirkungen, die im Einzelfall schlimmer sein können als die Beschwerden, die es lindern soll, darunter laut Herstellerinformationen: »Anorgasmie, Kopfschmerzen, Fatigue, allgemeines Unwohlsein (Malaise), Lethargie, Übelkeit, Erbrechen, intensiveres Träumen/Albträume, Muskelkrämpfe/Konvulsionen/Muskelzucken, Nervosität, Angst, unruhige Beine oder Schlafstörungen (Insomnia).« Neuere Studien wecken die Befürchtung, dass unter Paroxetin das Demenzrisiko ansteigt – genau das, wovor Östrogen schützen könnte. Die Datenlage ist uneindeutig, aber es ist genug Rauch, um die Sorge zu schüren, dass dahinter Feuer stecken könnte.

Ich höre oft die Frage, was bei einer klinischen Depression im Gehirn abläuft. Wir wissen eine ganze Menge über gewisse Veränderungen bei der neurochemischen Verarbeitung, die die Fähigkeit des Körpers, natürliche Wohlfühlhormone zu erzeugen oder zu nutzen, stören. Entscheidend ist jedoch das Wissen, wie sich diese Veränderungen bei den Botenstoffen auf die Realität eines Menschen auswirken. Wer in einer Depression festhängt, kann sich mitunter kaum noch erinnern, dass es je andere Gefühle gab, selbst wenn man weiß, dass es so war. Die Schaltkreise der Betroffenen haben auf diese frühere Realität keinen Zugriff mehr. Die Außenwelt weicht zurück, und die Traurigkeit macht die Betroffenen immer empfänglicher für den Sirenenruf der Suizidgedanken. Es ist, als würde das Nervensystem süchtig danach. Auch wenn der Todeswunsch nach der Genesung zurückgeht, bleibt vielfach ein beständiges Flüstern. Falls es Ihnen so ergeht und dieser Zustand länger als vier Wochen anhält, sollten Sie unverzüglich ärztliche Hilfe in Anspruch nehmen. Denn die gibt es! Und dank neuer Studien zur Wirksamkeit kognitiver Therapie und Medikation können Menschen, die aus dieser unerklärlichen Schwermut wieder auftauchen, sich mit ihren Gedanken neu auseinandersetzen, um sich gefahrlos der Realität stellen zu können.

SSRI helfen bei knapp 60 Prozent der Frauen sowohl gegen Depressionen als auch gegen Hitzewallungen. Wenn Sie also eine klinische Depression haben und Ihr Arzt oder Ihre Ärztin eine Therapie und Antidepressiva empfiehlt, sollten Sie zugreifen. Östrogen kann zwar häufig Optimismus und Lebenslust steigern, hilft aber nicht gegen eine echte Depression. Umgekehrt ist die Traurigkeit, die während der Wechseljahre auftreten kann, nicht immer identisch mit diesem intensiveren Zustand der Anhedonie, der Freudlosigkeit der klinischen Depression. Häufig geht es um eine vorübergehende Begleiterscheinung der wechselhaften Hormonlage und der sich verändernden Identität, der scheinbaren Unsichtbarkeit gegenüber Männern und jüngeren Frauen, ob bei der Arbeit oder in der Kultur. Die Traurigkeit kann eine normale Trauerreaktion sein, und vielleicht müssen wir Wege finden, mit dieser Trauer besser umzugehen.

Die bittere Wahrheit ist, dass Frauen in den Wechseljahren ein höheres Depressionsrisiko haben. In den Wechseljahren und im Upgrade klagen 45 bis 68 Prozent aller Frauen über vermehrte depressive Symptome. In den Jahren davor sind es nur 30 Prozent. Und wenn Sie schon vor den Wechseljahren mit Depressionen zu kämpfen hatten, besteht ein zwei- bis dreifach erhöhtes Risiko, während oder nach dieser Zeit eine weitere Episode zu erleben. Deshalb ist es so wichtig, auf die psychische Verfassung zu achten. Dass Östrogen Gehirn, Kognition und Psyche schützt, ist klar belegt. Meinen Patientinnen in Phase 1 und 2 der Wechseljahre verordne ich bei Depressionen häufig eine Kombination aus Hormontherapie, Gesprächstherapie und SSRI, und wir beobachten gemeinsam sehr genau, wie es ihnen damit ergeht. Und obwohl Östrogen kein Mittel gegen Depressionen ist, gibt es Anlass zu der Vermutung, dass es bei rechtzeitiger Einnahme in den Wechseljahren manche Frauen vor dem langsamen Abgleiten in die klinische Depression bewahren kann.

Traurigkeit oder Antriebsschwäche durch Anämie oder Schilddrüsenprobleme

Frauen, die während der Wechseljahre starke Blutungen haben, entwickeln häufig eine Anämie. So erging es Patricia, und ich weiß noch, wie sie bei einem Termin sagte, es ginge ihr »gut, solange ich nicht von der Couch aufstehen muss!«. Das ist kein Leben, und wenn es lange genug dauert, kann Anämie auch die kognitiven Fähigkeiten beeinträchtigen, weil das Gehirn zu wenig Sauerstoff bekommt. Achten Sie also darauf, dass Ihre Praxis den Hämoglobin- und Hämatokritwert ermittelt. Und selbst nach Ende der Blutungen sollten Sie die Erythrozytenverteilungsbreite bestimmen lassen, um festzustellen, ob Ihr Knochenmark mit der Zellproduktion wieder hinterherkommt. Wenn ja, brauchen Sie das Eisenpräparat nicht mehr.

Die Schilddrüse ist eine kleine Drüse am Halsansatz, deren Hormone (T_3 und T_4) unmittelbar auf den Erhalt der kognitiven Fähigkeiten, den Stoffwechsel und unsere Antriebskraft wirken. Das System der Neurohormone hat im Körper vielfältige Wechselwirkungen, und bei manchen Frauen kommt die Schilddrüse durch die hormonellen Veränderung der Wechseljahre aus dem Takt. Bei trockener Haut und trockenem Haar, ständiger Müdigkeit und gedanklicher Trägheit sollten Sie daher Ihre Schilddrüse überprüfen lassen, denn Schilddrüsenerkrankungen sind bei Frauen zehnmal häufiger als bei Männern.

Zyklus und Stimmungslage aufzeichnen

»Mein Mann ist Ingenieur«, sagte Patricia, »und er liebt Tabellen. Als ich in die Wechseljahre kam, legte er in seinem Kalender eine Zyklustabelle für mich an. Natürlich führte ich auch selbst einen Zykluskalender, um zu wissen, wann ich Hygieneartikel dabeihaben sollte. Aber er? Anfangs fand ich das äußerst irritierend. Im Grunde war ich empört. Ich fühlte mich verurteilt, weil er damit meine Stimmungslage im Blick behalten wollte. Aber das hat mich etliche Male gerettet, als ich fest davon überzeugt war, dass eine Freundin wütend auf mich wäre oder eine Kollegin mich beleidigt hätte. Ich war schon drauf und dran, einen Streit vom Zaun zu brechen, und plötzlich sagte er: ›Schatz, ehe du alles abfackelst, könntest du bitte einen Blick in deinen Kalender werfen?‹ Die ersten paar Mal bin ich wütend auf ihn losgegangen, weil ich das Gefühl hatte, nicht ernst genommen zu werden. Dann aber sah ich, dass er recht hatte. Ich lernte abzuwarten. Und jetzt, wo ich neben meinen Hormonen auch DHEA nehme, weiß er, wann ich mein DHEA vergessen habe, denn dann will ich da unten nicht berührt werden.«

An diesem Punkt im Leben wissen Sie bestimmt schon eine ganze Menge darüber, wie Ihre Laune mit den Hormonen fällt und steigt. Hormongaben (oder das Absetzen von Hormonen) können ähnliche Wirkungen entfalten. Wann immer Sie Hormone medikamentös einsetzen oder die Gaben verändern, sollten Sie eine eng verbundene Person einweihen. Bitten Sie diese Person, Ihnen Bescheid zu geben, falls sich Ihr Verhalten oder Ihre Grundstimmung verändert. Die Stimmungsveränderungen können so stark sein, dass Sie selbst es vielleicht gar nicht bemerken. Es fühlt sich einfach an wie Ihre Realität. Das Erschreckende an Hormonen (und letztlich allen Chemikalien, die wir zu uns nehmen) ist, dass wir die von ihnen ausgelösten Gefühle vielfach nicht von dem unterscheiden können, was in unserem Leben vor sich geht.

Sie brauchen dafür keine Tabelle wie Patricias Ehemann, sollten aber doch in Betracht ziehen, bei neuer Medikation oder neuen Hormonen ein Tagebuch zu führen. Ich bestärke meine Patientinnen darin, so lange tägliche Eintragungen zu machen, bis wir das richtige Gleichgewicht gefunden haben. (Genaue Anweisungen finden Sie im Anhang, siehe Seite 389.) Sobald Sie auf sechs bis acht Wochen Aufzeichnungen zurückblicken, können Sie daraus ersehen, was los ist, und haben Daten, auf deren Basis die Dosis angepasst werden kann. Bei der Mehrzahl meiner Patientinnen ist nach drei bis sechs Monaten das neue Optimum erreicht. Mit soliden Informationen haben Sie eine bessere Chance, früher dort zu landen.

Niemand ist unablässig glücklich und konzentriert, aber auch während der Wechseljahre und im Upgrade haben Sie mehr gute als schlechte Tage verdient. Ihre Hormone können dazu beitragen, wenn das Gleichgewicht stimmt. Bei manchen Frauen tragen Hormone sehr prompt zu besserer Laune und Merkfähigkeit und weniger Reizbarkeit bei. Andere brauchen mehrere Anläufe, bis die Zusammenstellung stimmt. Die entscheidende Frage ist stets, wie es Ihnen persönlich mit den Hormongaben geht.

Gleichgewicht

Die Homöostase als Ringen des Körpers um sein Gleichgewicht wird gern als umgekehrte U-Kurve dargestellt – wie die Brüste aus unseren jungen Jahren, die sogar im Liegen keck aufgerichtet blieben. Sagen wir also, die Homöostase befände sich im Bereich der Brustwarzen, und Sie hätten sich viele Jahre dort bewegt. Sie wussten, wie es sich in Ihrem Körper anfühlte, wie Geist und Psyche tickten und wie lebendig Sie sich fühlten. Mit dem hormonellen Umbruch der beginnenden Wechseljahre, der auch andere Neurochemikalien beeinflusst, die den Schlaf-wach-Rhythmus, die biologische Stressreaktion und die Temperaturabweichungstoleranz regulieren, werden Sie aus der Homöostase herausgerissen. Plötzlich bewegen Sie sich nicht mehr auf dem Höhepunkt der Kurve, sondern es geht rasant bergab. Sie fühlen sich »verkehrt«, nicht wie Sie selbst, denn so haben Sie sich schließlich bisher nicht gefühlt. Es entspricht nicht der bisherigen Erfahrung, wer Sie sind.

Und obendrein spielen auch Ihre Laborwerte verrückt. Jahrzehntelang waren Cholesterin, Entzündungsmarker, Vitamine und Mineralstoffe gut ausgewogen, doch plötzlich ist alles durcheinander. Der Cholesterinwert, der ewig bei 156 lag, beträgt auf einmal 210. Der Blutzucker war immer normal, auf einmal bewegt er sich im Bereich von Prädiabetes. Und Ihr eher niedriger Blutdruck von 110/70 ist auf 132/85 gestiegen. Der Vitamin-B-Spiegel ist ebenso stark gesunken wie der Vitamin-D-Spiegel. Wechseljahre und Alter scheinen sich verschworen zu haben, damit Sie endlich begreifen, dass Sie nicht mehr 25 sind. Das ist harter Tobak.

Ich möchte Ihnen versichern, dass Ihre Blutwerte sich beruhigen werden, auch wenn das ein paar Jahre dauert. Das neurohormonelle Chaos der Wechseljahre ruft ungesunde Entzündungen in Körper und Gehirn hervor, die mit der Zeit und vielleicht dank

Hormonen sowie einer Umstellung von Ernährung und Lebensstil zurückgehen. Sie werden wieder ein Gleichgewicht erreichen, wenn auch nicht dasselbe wie bisher. Die Homöostase wird sich dauerhaft verändert haben. Wenn Sie sich mit diesem neuen Normalzustand anfreunden können, stellen Sie vielleicht sogar fest, dass er besser ist. Das erfordert mehr Geduld, als Sie je von sich erwartet hätten, aber ich verspreche Ihnen, dass Sie diese Geduld über Selbstfürsorge finden werden. Und sie wird sich auszahlen.

Ich kann nicht bestreiten, dass die Wechseljahre schwierig und risikoreich sind. Treffen Sie mittendrin möglichst keine großen Lebensentscheidungen, sondern teilen Sie Ihre Lebensplanung in Portionen auf. Wenn Sie in einer Phase der beginnenden Wechseljahre das Gefühl haben, eine dramatische Veränderung vornehmen zu müssen, warten Sie einen Monat, dann drei Monate, sechs Monate oder auch 18 Monate, bis Sie stabiler sind und klarer sehen. Denn das werden Sie. Es wird eine neue Homöostase geben, ob auf natürliche Weise oder mit ärztlicher Hilfe. Wie ein sich drehender Kreisel, der auf eine Delle im Boden trifft, kommen Sie möglicherweise eine Weile heftig ins Trudeln. Aber danach drehen Sie sich mühelos in neuem, stabilem Rhythmus weiter.

KAPITEL 5

Das Gehirn auf der Suche nach der neuen Realität

»Ach, weißt du, ich würde nie wieder heiß darin aussehen, selbst wenn ich mein altes Gewicht wieder hätte«, sagte Ceci (66) zu Caroles Tochter Dawn (22). Sie zog ein sexy Kleid aus ihrem Schrank und reichte es der jungen Frau mit den Worten: »Aber Vorsicht, das ist riskant. Ich weiß noch, wie ich darin mal zur Tür hereinkam, und alle Männer starrten mich an. Obwohl ich mich bei meinem ersten Mann eingehakt hatte, kamen zwei Typen angeschlendert und versuchten, mich abzuschleppen.« Ceci lachte. In ihrer Stimme schwang kein Bedauern mit.

Ceci und Carole (47) kannten sich seit 15 Jahren. Damals hatte Carole die ältere Frau um Rat gebeten und sie bald als Mentorin gewonnen. Daraus entwickelte sich schnell eine enge Freundschaft. Dawn hatte gerade das College abgeschlossen und sollte ihre erste Stelle antreten. Ich war bei Ceci zu Besuch, als Dawn und ihre Mutter auftauchten, um dieses Ereignis zu feiern und in Cecis Kleiderschrank auf Schatzsuche zu gehen.

Carole wusste, wie viel Wert Ceci auf ihr Aussehen gelegt hatte, und fragte, warum sie nicht trauriger wirkte, obwohl ihr Körper und ihr Leben sich so sehr verändert hatten. Carole selbst war mit diesen Aussichten noch nicht im Reinen und leugnete vorerst erfolgreich, dass auch sie eines Tages vielleicht nicht mehr schlank sein könnte. »Du glaubst, deine Oberarme würden nie erschlaffen und deine Brüste nie wie Wassermelonen aussehen«, sagte Ceci zu Carole. »Aber freunde dich lieber mit dieser Vorstellung an. Es hilft alles nichts. Am Ende freust du dich, innerlich gesund zu sein. Und vor allem: nie mehr deine Tage!«

Carole beäugte begierig Cecis Sammlung von Anti-Aging-Produkten, die auf dem Bett lagen, hochwertige Hautpflege und Make-up, das in den Jahren ihrer Tätigkeit in der Modebranche im Gehalt inbegriffen gewesen war. Ceci bemerkte ihre Blicke. »Das kannst du alles haben, Carole. Ich benutze es doch nicht mehr. Ich will kein einziges Produkt im Haus, das behauptet, ich solle nicht altern. Der Anblick regt mich nur auf. Es hat eine Weile gedauert, bis mir wieder eingefallen ist, was ich über die Kosmetikbranche weiß: Anti-Aging-Produkte sind die Marketing-Antwort auf die Furcht der jungen Frauen vor dem Alter. Es sind Dawn und ihre Freundinnen, die sich vor Falten fürchten. Sie lassen sich die Gesichter liften oder Botox spritzen. Nicht ich!«

Obwohl es kontraintuitiv erscheint, dass die breite Masse der Frauen, die sich kosmetischen Eingriffen unterziehen, deutlich unter 50 sind, hat Ceci recht. »Ich hatte lange Panik davor, nicht mehr blendend auszusehen«, setzte Ceci ihre Tirade fort. »Und ich weiß noch, wie mühsam es war zu verbergen, dass ich älter wurde. Ich hatte vergessen, wem ich erzählt hatte, in welchem Jahr ich zur Welt gekommen war oder wann ich meinen College-Abschluss gemacht hatte, und ich hatte ständig Angst aufzufliegen. Ich dachte, es wäre wichtig, dass die Kollegen mich für zehn Jahre jünger hielten, als ich war. Aber dann wurde mir plötzlich klar: Wenn du gegen die Realität ankämpfst – wer ist am Ende der Sieger? Ich hatte mich an eine bestimmte Vorstellung davon geklammert, wer ich war und wie mein Aussehen und mein Beruf mich definierten. Wir können uns als Frauen für noch so emanzipiert halten, solche Vorstellungen sind tief in unserem Nervensystem verankert. Es war ein unglaublicher Kampf! Lass dir bloß nicht das Gegenteil weismachen! Aber als ich mir zugestand, um mein altes Leben und mein altes Ich zu trauern, wurde es viel einfacher. Heute bin ich stolz auf jede Falte und jedes Jahr auf dieser Welt. Und ich mache mir keinen Kopf mehr, was ich sagen soll, wenn jemand nach meinem Alter fragt. Ich sage einfach die Wahrheit.«

Ceci hielt inne und rief sich das hormonelle Auf und Ab der Wechseljahre ins Gedächtnis. Als Carole sie danach gefragt hatte, hatte sie zurückhaltend reagiert. Aber ich habe Erfahrung darin, Frauen ihre Geschichte zu entlocken. Erst zögerte Ceci, aber dann erzählte sie uns, wie es sich für sie angefühlt hatte: als würden sich ein paar Irre mit ihrem Gehirn und ihrer Laune ein wildes Tennismatch liefern. Das Hormonchaos bringt unsere Insula in Bedrängnis, jenen Teil des Gehirns, der alle Körpersysteme scannt, um Gesundheit und Selbstbild zu prüfen. Ab der Pubertät vergleicht die Insula bei Mädchen und Frauen unablässig, wie wir im Vergleich zu anderen aussehen. Das wiederum hat Einfluss darauf, was wir in Bezug auf andere von uns denken. *Sehe ich genauso gut aus? Kann ich auch so aussehen? Würde ich lieber so aussehen wie jemand anders? Was ist mein Stil?* In diesem Hirnareal spüren wir das Missfallen über die Kluft zwischen Erwartung und Realität.

Viele Frauen sind aufgrund der Gefühls- und Denkmuster, die die Insula in Beschlag nehmen, ihr Leben lang von Gewicht und Aussehen besessen. Doch abgesehen davon, dass sie für ihr Gehirn gesunde Fette zu sich nahm und bei Kohlenhydraten aufpasste, entschied sich Ceci dafür, das Murren der Insula zu ignorieren und nach den Wechseljahren auf Diäten zu verzichten. Wie so viele Frauen in diesem Lebensabschnitt musste sie feststellen, dass sich mit dem Östrogenabfall der Stoffwechsel umstellt. Kohlenhydrate stacheln das Gehirn nur an, mehr davon zu fordern, und ringen der Bauchspeicheldrüse mehr Insulin ab. Sie schicken den Blutzucker auf Berg-und-Tal-Fahrt. Wenn wir der Gier des Gehirns nach Kohlenhydraten nachgeben, kommt es leichter zu Typ-2-Diabetes. Die daraus resultierenden Entzündungen können den Gelenken, den Blutgefäßen und der Kognition schaden. Für eine stabile Energieversorgung passte Ceci sich an die neuen Stoffwechselanforderungen ihres Gehirns an, indem sie mehr magere Proteine und gesunde Fette aß. Wie viele Frauen musste auch Ceci ein wenig herumprobieren, bis sie das richtige Maß gefunden hatte.

»Seit es nicht mehr jeden Monat so große Schwankungen gibt, läuft alles viel ruhiger. Ich habe mich noch nie so wohl gefühlt in meiner Haut. Ich bin so selbstbewusst, so fest in mir verwurzelt, dass ich den Zustand von damals weder für einen flachen Bauch noch für ein faltenfreies Gesicht auf mich nehmen würde. Noch nicht einmal, um die Gelenkprobleme loszuwerden. Mein Körper ist, wie er ist. Ich freue mich, wenn deine Tochter glücklich ein paar todschicke Klamotten mitnehmen kann.« Dabei lächelte Ceci. »Und wenn ich mit Männern über Geschäftliches rede, ist es fantastisch, dass sie nicht darüber nachdenken, wie sie mich ins Bett bekommen. Endlich hören sie mir ernsthaft zu! Früher haben sie mich nie so ernst genommen.«

Ceci hatte im Rahmen ihrer Karriere in der Modebranche wie auch im Privatleben enorme Umbrüche hinter sich. Ihre drei Kinder waren alle erwachsen, wobei die mittlere Tochter, Stephanie, anfangs Schwierigkeiten mit einem eigenständigen Leben gehabt hatte. Nachdem sie das College abgebrochen hatte, hatte sie keinen festen Job behalten können. Ceci hatte sich lange große Sorgen gemacht, ob Stephanie ihren Weg finden und selbst für sich sorgen würde.

Ein zweiter dauerhafter Stressfaktor war Cecis Job als Designerin in einem der prestigeträchtigsten Modehäuser der Welt. Sosehr sie auch daran hing, verspürte sie, seit sie auf die vierzig zuging, ständig Angst. »Ich konnte nicht mehr schlafen. Irgendetwas verunsicherte mich zutiefst. Es hat lange gedauert, bis ich begriff, worum es ging, doch eines Tages dämmerte es mir. Alle etwas älteren Frauen, die ich kannte, wurden entlassen, irgendwann ab vierzig, und zwar unabhängig von der Branche, ob Verlagswesen, Mode, Finanzen, Fernsehen, Immobiliensektor oder PR, und auch nahezu unabhängig von ihrem Erfolg. Manche hielten noch bis Mitte fünfzig durch, aber die meisten Frauen, die ich kannte und die bisher angestellt gewesen waren, verloren ihre Posten. Auf einmal begriff ich, dass ich ein Haltbarkeitsdatum hatte.«

Dass Ceci nicht auf Anhieb erkannte, woher ihre Angst rührte, ist kein Wunder. Nicht nur betreffen Angststörungen in den Vereinigten Staaten knapp ein Fünftel der Bevölkerung, wir versuchen auch, uns mit allen Mitteln von diesem Gefühl abzulenken. Also greifen wir nach dem Smartphone oder sehen fern, gönnen uns ein Glas Wein und einen Snack – Hauptsache, das Gehirn muss sich nicht ängstigen. In gefährlichen Zeiten badet der Körper in Stresshormonen, die uns Schauer über den Rücken jagen, und das Herz scheint uns aus der Brust springen zu wollen. Wir sind aufmerksamer als sonst. Hände und Füße können taub werden, weil das Blut in Muskeln und Gehirn rauscht. Wenn dieses Gefühl zum ständigen Begleiter wird, wird nicht nur die Angst krankhaft, sondern auch das Risiko für Herzerkrankungen, Diabetes, Krebs, Depression, Demenz und anderes steigt an.

Andererseits ist Angst nicht grundsätzlich schlecht. Studien unterstützen die Mahnung von C. G. Jung, die für jedes negative Gefühl gilt: »Wogegen du dich wehrst, das bleibt bestehen.« Wenn wir die Angst als Botschaft zulassen, kann sie uns vor realen Gefahren warnen, zum Beispiel wenn uns abends nach dem Einkaufen auf dem dunklen Parkplatz jemand mit bösen Absichten folgt. Das ist ein starkes Signal, und die berechtigte Furcht ist Teil der Reaktionskette, die uns in solchen Momenten das Leben retten kann – zum Beispiel indem wir ins Geschäft zurückkehren und um Begleitung bitten oder um Hilfe rufen. Signale dienen dazu, die Problemlösungsfähigkeit des präfrontalen Cortex zu aktivieren. Wenn wir versuchen, wegen eines unangenehmen Gefühls etwas auszublenden, um das wir uns kümmern sollten, ignorieren wir damit womöglich wichtige Informationen aus der Tiefe des Gehirns.

Dawn und Carole sammelten ihre Beute zusammen, einen Teil von Cecis früherem Selbst, das sie bewusst abgelegt hatte, und zogen damit ab. Danach gingen Ceci und ich einen Kaffee trinken. Wir waren noch nicht lange befreundet. Sie hatte sich erst vor Kurzem der Meditationsgruppe angeschlossen, der ich seit 25 Jahren angehörte. Ich war neugierig auf sie und wollte mehr darüber erfahren, warum sie sich selbstständig gemacht hatte, ein Schritt, den im Upgrade viele Frauen wagen. »Zwischen zwanzig und vierzig«, begann sie, als wir im Café Roma saßen und von Bridgeway in Sausalito aus auf die San Francisco Bay hinaussahen, »sah ich oft, wie ältere Frauen ihren Kram packten, weil sie gehen mussten. Bewusst habe ich keinen zweiten Gedanken daran verschwendet. Ich hatte nur das vage Gefühl, sie hätten ihren Zenit überschritten. Deshalb sei es Zeit zu gehen. Im Rückblick betrachtet schlief ich aber schlechter, nachdem ich gesehen hatte, wie alle paar Monate eine ging, vier oder fünf nacheinander.«

Ceci stockte bei der Erinnerung daran, wie schwer es ihr gefallen war, bei der Arbeit wach zu bleiben und alles zu geben, obwohl sie nachts höchstens drei Stunden Schlaf fand, und wie aufgewühlt sie gewesen war. »Jeden Morgen erwachte ich voller Panik, dass dies mein letzter Arbeitstag sein könnte«, fuhr sie fort. »Ich hatte keine Ahnung, was ich ohne meinen Job tun könnte. Wer ich dann sein würde.«

Im Nachhinein gestand sie sich ein, dass diese ständige (eingebildete) Gefahr eine zweite Realität erschuf, die zu der ohnehin hohen häuslichen Spannung im Verhältnis zu ihrer Tochter beitrug. Eine empfundene Bedrohung durch mangelndes Vertrauen zum Arbeitgeber erschwert es uns auch in anderen Lebensbereichen, echte Beziehungen aufzubauen. Sie und ihr Mann hatten es mehrere Jahre lang nicht leicht. Unser Gehirn ist in einer solchen Situation ständig alarmiert und nicht ruhig genug, um Freundschaften zu pflegen oder neue aufzubauen. »Ich kam mir vor wie im Dschungelcamp«, sagte Ceci. »Man konnte vorübergehende Allianzen schmieden, solange wir einander von Nutzen waren. Aber je näher wir alle dem Ziel kamen, desto schmaler wurde der Weg. Du weißt nie, wer dich aussticht, um dir eine Nase voraus zu sein.« In einer Bedrohungslage werden Hormone wie Adrenalin und Kortisol freigesetzt, die kurzfristig die Konzentration erhöhen und uns zu großartigen Ideen inspirieren. Mit der Zeit aber zehren sie an uns und erzeugen den gegenteiligen Effekt. »Unter diesen ganzen Dramen bei der Arbeit litt meine Kreativität«, fuhr Ceci fort. »Meine Ideen waren nicht mehr so gut wie früher. Ich fuhr mein Tempo etwas zurück. Erst dachte ich, das wäre eben das Alter. Es erginge mir genauso wie anderen Frauen vor mir. Ich verlor meinen Biss.«

»Bist du je auf den Gedanken gekommen, dass dieser mangelnde Biss nicht unbedingt altersbedingt sein müsste?«, fragte ich.

»Anfangs nicht«, antwortete sie. »Erst später, als ich ausruhen und heilen konnte und wieder richtig zu mir kam. Nachdem ich diesem gefährlichen Umfeld entronnen war, konnte mein Gehirn wieder kreativ sein.«

Biologisch hat das seinen Sinn. Je nach Dauer und Menge kann das Hormon Kortisol, das wir unter Druck freisetzen, Freund oder Feind sein. Frauen im Upgrade haben eine stärkere Kortisolreaktion als vor den Wechseljahren. In der richtigen Menge verbessert Kortisol Gedächtnis und Lernbereitschaft. Wenn wir jedoch zu lange zu viel davon erzeugen, lässt es Gedächtniszellen absterben.

»Und was hast du dann gemacht?«, wollte ich wissen. Die vertraute Geschichte zog mich in den Bann, obwohl oder gerade weil ich sie von meinen Patientinnen und Freundinnen kannte. Erst behindert die gläserne Decke unseren Aufstieg, dann stürzen wir von der gläsernen Klippe. Wir leben in einer Gesellschaft voller Altersdiskriminierung, mit der alle älteren Angestellten konfrontiert sind. Statistisch gesehen werden Frauen jedoch – je nach Branche – zehn bis zwanzig Jahre früher entlassen als Männer.

»Ich habe die erste Klasse gegen einen Mittelsitz eingetauscht«, sagte Ceci und zitierte damit Janet Gurwitch, die Mitgründerin von Laura Mercier, die mit diesen Worten beschrieben hatte, wie sie eine begehrte Stelle bei Neiman Marcus aufgab, um mit ungeheurem Erfolg eine eigene Kosmetiklinie herauszubringen.

Auch Ceci hatte eine Idee für eine eigene Firma. Ihr schwebte schmeichelhafte, aber stylische Sportkleidung vor. In ihrem Alter war ein Neustart jedoch gar nicht so einfach. Solange sie einem internationalen Großunternehmen angehörte, hatten ihr alle Türen offen gestanden. Jetzt war es deutlich schwieriger. Ohne großzügige Spesenregeln musste sie aufs Budget achten, während sie mit ihrer neuen Kollektion zu potenziellen Kunden reiste, und sie musste die Rücklagen anzapfen, die eigentlich für ihren Ruhestand gedacht waren. »Als ich deswegen Angst bekam«, erzählte sie, »musste ich mich rational daran erinnern, dass ich gerade investierte. Allerdings in mich selbst. Ohne den emotionalen Rückhalt durch meine Freundinnen hätte ich nie durchstarten können. Ein Dutzend Mal hätte ich beinahe aufgegeben.«

Cecis Weg zur Unternehmerin ist unter Frauen im Upgrade, von der Restaurantangestellten bis zur Topmanagerin, inzwischen sehr verbreitet. Wenn sich die Türen zu gut bezahlten Stellen schließen, gründen diejenigen, die es sich zutrauen, kurzerhand eigene Unternehmen. »Für mich kam der Weckruf von einer völlig unverblümten Beraterin für Führungskräfte«, erzählte mir die Steuerberaterin Marta (54) bei ihrem Termin. »Sie sagte mir rundheraus, dass mich auf der gewohnten Gehaltsstufe niemand einstellen würde. Je eher ich meine eigene Kanzlei gründete, desto besser. Es war nicht leicht, mir einen Kundenstamm aufzubauen. Anfangs verdiente ich einen Bruchteil meines früheren Gehalts, und immer wieder fürchtete ich, ich würde am Ende auf der Straße sitzen. Aber schließlich klappte es doch. Es gibt ein spezielles Reservoir an Frauen, die aus Altersgründen oder wegen ihrer Kinder gefeuert wurden, und die konnte ich bei Auftragsspitzen unter Vertrag nehmen. Es ist unglaublich, wer bei Projekten alles mit mir zusammenarbeitet und wie viel ich von denen, die ich einstelle, lernen kann!« Inzwischen läuft ihr Gehirn wieder auf Hochtouren.

Marta und Ceci sind Teil eines signifikanten ökonomischen Phänomens. In der wirtschaftlichen Wachstumsphase der 2010er Jahre wurden die meisten neuen Jobs von Frauen geschaffen. Seit 2015/16 haben wir doppelt so viele Gründerinnen wie Gründer. 2017 waren Unternehmen, die von Frauen gegründet und geleitet wurden, doppelt so erfolgreich wie neu gegründete Unternehmen von Männern und schufen Jobs im zweistelligen Millionenbereich. Die Mehrzahl dieser Gründerinnen war älter als 45. Im

Mai 2019 sprach Kevin O'Leary von *Shark Tank* in einem Artikel für *Forbes* über seine Vorliebe für von Frauen geführte Unternehmen. Männergeführte Unternehmen würden ihre Ziele in 65 Prozent der Fälle erreichen. Bei Frauen sei die Quote besser: Sie erreichten ihre Finanzziele in 95 Prozent der Fälle. Derselbe Artikel zitiert Studien, denen zufolge frauengeführte Unternehmen besser für das Wohlergehen der Belegschaft seien, vor allem im sensiblen Bereich des beruflichen Engagements, an dem es laut Gallup-Umfragen rund 70 Prozent der Angestellten mangelt. Langjährige Erfahrung vermittelt das nötige Wissen, wie man erfolgreich wird. Und nach all den Jahren, in denen uns das Leben immer wieder in die Knie gezwungen hat, können Frauen im optimierten Upgrade auf eine Weise mit Ungewissheit umgehen, die jüngeren noch fehlt. Wir haben ein Gehirn aufgebaut, das auch unter Beschuss widerstandsfähiger ist.

In der Frühphase ihres neuen Geschäfts musste Ceci einmal Außenstände von einer großen Einzelhandelskette einklagen. »Wenn sie nicht gezahlt hätten, wäre ich pleite gewesen«, sagte sie. »So etwas kommt in der Modebranche gar nicht so selten vor. Die meiste Zeit treibst du Schulden ein. Aber diesmal ging es um eine Summe, die ich nicht hätte abfedern können. Ich brauchte dieses Geld oder zumindest einen erheblichen Anteil davon. Als die Gegenseite meine Anwälte derart mit Gegenanträgen eindeckte, dass wir erste Fristen versäumten, sah es kurzfristig nicht gut aus. Ich hatte richtig Angst, und zum ersten Mal war ich nicht sicher, ob dieses Gefühl der Machtlosigkeit mich nicht doch umbringen könnte. Wenn ich in diesem Zustand verblieb, würde meine Gesundheit zumindest ernsthaften Schaden nehmen. Da beschloss ich, nicht mehr dagegen anzukämpfen und mich dem Gefühl zu ergeben. Ich bin nicht religiös, aber damals betete ich zu allen Mächten im Universum und flehte um Hilfe. Es ging mir nicht um magische Rettung aus meinem Schlamassel. So etwas liegt mir fern. Nein, mir ging es um die Fähigkeit, mich mit jedwedem Ausgang zu arrangieren. Darum, dass ich, selbst wenn ich alles verlöre und auf der Straße säße, auch damit irgendwie klarkäme.« Zum Glück ging die Sache für Ceci gut aus. Einige Tage später konnten ihre Anwälte die Situation klären, doch dieser emotionale Durchbruch bedeutete, dass derartige Probleme Ceci nie wieder derart erschüttern konnten. Der Moment im Leben, der uns in die Knie zwingt und den wir mit einem neuen Gleichgewicht hinter uns lassen, ist ein Zeichen für das Upgrade, denn die Schaltkreise in unserem Gehirn sind auf Resilienz gepolt.

In einer neuen Realität zu Hause zu sein, sich wohlzufühlen und ein neues inneres Zentrum zu haben, ist ein Geschenk des Upgrades. Viele Frauen machen zum ersten Mal seit ihrer Kindheit die Erfahrung, von widerstreitenden Impulsen – der tiefen Sehnsucht ihres wahren Selbst einerseits, der zyklischen Realität mit ihren hormongetriebenen Verhaltensweisen andererseits – erlöst zu sein. Hormone sollen Prioritäten setzen und uns zu bestimmten Handlungen bewegen. Sie sorgen dafür, dass wir uns unseren Partnern und Kindern eng verbunden fühlen, mitunter fast gegen unseren Willen. Die starken Östrogenspitzen der Wechseljahre können sich zur Besessenheit auswachsen und bringen viele Frauen dazu, Gewohnheiten ihrer Teenagerzeit wieder aufzunehmen, etwa den falschen Typen nachzulaufen. Wenn das Östrogen danach wieder abstürzt, mangelt es uns derart an Verbundenheit, Anziehung und Interesse an Sex, dass wir uns im Bett verkriechen und das Telefon stummschalten.

Ich will dabei keineswegs ausblenden, dass die Angst vor Altersarmut, die ältere Frauen umtreibt, sehr real ist und auf stichhaltigen Zahlen fußt. Frauen leisten 78 Prozent der unbezahlten Care-Arbeit und verdienen im Laufe ihres Berufslebens nur 60 bis

70 Prozent von dem, was Männer bekommen. Zur Altersarmut trägt nicht nur die ungleiche Bezahlung bei. Hinzu kommen Jahre unbezahlter Care-Arbeit, in denen Frauen kaum eine Chance haben, außerhalb des Hauses zu arbeiten. Und deshalb genießen wir später weniger finanzielle Freiheit. Weil wir nicht so viele Jahre berufstätig sind wie Männer, sind unsere Beiträge zum Rentensystem und die persönlichen Rücklagen geringer, was die Kluft nahezu unüberbrückbar macht. Seit 1990 hat sich die Scheidungsrate bei Paaren über 50 verdoppelt. Wenn wir also in der zweiten Lebenshälfte allein dastehen und einen Großteil unseres Lebens nicht in der Lage waren, berufstätig zu sein, rutschen nicht wenige in die Sozialhilfe ab. Frauen wie Ceci und Marta haben es geschafft. Sie hatten Ersparnisse und konnten im Laufe ihres Berufslebens viel in die Sicherungssysteme einzahlen. Die meisten Frauen nach den Wechseljahren sind finanziell nicht annähernd so unabhängig. Diese finanzielle Realität erklärt, warum so viele Frauen in schwierigen Ehen ausharren und die Einstellungen ihrer Männer übernehmen, selbst wenn diese eindeutig frauenfeindlich sind. Sich dagegen aufzulehnen kann bedeuten, im Alter von Nahrung, Kleidung und Obdach abgeschnitten zu sein.

Ceci hatte finanzielle Rücklagen, Unabhängigkeit und eine Wahl. Ihre neue Firma legte nicht nur einen guten Start hin, sondern hatte fulminanten Erfolg. Irgendwann verkaufte sie das Unternehmen und nutzte den Erlös für ihren persönlichen Risikokapitalfonds. Sie konzentriert sich auf Finanzierung, Förderung und Mentoring von jungen Frauen, um ihnen dazu zu verhelfen, ihr finanzielles Schicksal selbst in die Hand zu nehmen, indem sie für den Tag planen, an dem sie auf eigenen Füßen stehen müssen. Sich darauf zu verlassen, bis zum Ruhestand bei einer Firma angestellt zu bleiben, ist einfach keine vernünftige Option mehr.

Wir sind so viel mehr, als man uns weisgemacht hat

»Es hat eine Weile gedauert, bis mir klar wurde, dass ich jüngeren Frauen tatsächlich etwas anzubieten hatte.« Ceci hatte eine Büroetage gemietet, die quasi eine ungehinderte Zusammenarbeit mit anderen kreativen Unternehmerinnen gestattete. »Wann immer sie ein Problem haben, schauen sie bei mir vorbei«, fuhr sie fort. »Ich komme mir immer noch nicht so richtig erwachsen vor, deshalb habe ich es anfangs gar nicht begriffen, als sie kamen und Fragen stellten. Bis mir einfiel, dass ich es in ihrem Alter genauso gemacht habe. Als ich jung war, hatte ich so viele ältere Freundinnen, dass eine Mentorin mich scherzhaft als ›weisheitssüchtig‹ bezeichnete. Da dämmerte mir, dass diese jungen Frauen mich so sahen wie ich einst meine Mentorin: als eine Frau mit hart errungener Weisheit. Und es überrascht mich bis heute, dass ich auf ihre großen Fragen häufig vernünftige Antworten habe.«

Die Vorstellung von Weisheit ist so einschüchternd, dass Frauen eher davor zurückscheuen. Das weiß ich aus eigener Erfahrung. Im Chaos der Wechseljahre kommen wir uns häufig vor wie launische Teenager. Wir verhalten uns kindisch, benehmen uns daneben, sind außer Rand und Band. Die meisten Frauen haben in dieser Lebensphase keineswegs den Eindruck, in ihnen würde Weisheit aufkeimen. Es fühlt sich vielmehr so an, als wären wir von allen guten Geistern verlassen.

Doch mit Ende vierzig, Anfang fünfzig haben wir einen wahren Berg an Erfahrungen angesammelt. Wir haben die turbulenten Teenagerjahre durchgestanden, in denen wir rätselten, wer wir wohl seien, die Jahre zwischen 20 und 30, in denen wir uns in die Welt hinauswagten, die unglaublich anstrengenden Jahre zwischen 30 und 40, in denen wir unsere Lebensplanung umsetzen wollten, und die chaotische Zeit zwischen 40 und 50, in der wir das selbst gewählte Leben führten – so oder so. Und dann? Das ist die große Frage.

Frauen in den Industrieländern werden inzwischen über 80 Jahre alt. Die Wechseljahre treten irgendwann zwischen 40 und 60 ein. Alles, was für Frauen danach noch kommt, packen Medizin und Entwicklungspsychologie bisher in die große Post-M-Wort-Kategorie. Das sind 30 bis 50 Jahre, für die es keine Landkarte gibt, es ist weitgehend unerforschtes Terrain. Es wurden bisher keine Phasen definiert, keine Meilensteine, bis auf den Tod. Auch deshalb wehre ich mich gegen das M-Wort.

Ich bin hier, um Ihrem Gehirn zu signalisieren, dass Sie gerade erst anfangen, die Frau zu werden, zu der Sie geboren wurden.

Oh nein, Louann. Ich bin so fertig. Ich bin müde. Ich will bloß noch ausruhen. Das verstehe ich! Frauen fühlen sich in diesem Stadium oft ausgebrannt. Wir stemmen unser Leben schon sehr lange – Kinder, Beruf, Care-Arbeit, Haushalt. Pausen tun gut. Wir brauchen sie. Aber bitte hinterfragen Sie dennoch das Gefühl, am Ende zu sein. Wovon haben Sie wirklich die Nase voll? Lässt es sich genauer festmachen, oder ist es wirklich so allgemein, wie es sich anfühlt? Wer ein Leben lang weniger verdient, aber härter gearbeitet hat und zudem für die Care-Arbeit verantwortlich war, kann mit Fug und Recht »fertig« sein. Ehe Sie jedoch den Job oder eine langjährige Ehe hinschmeißen, brauchen Sie Klarheit. In jedem Alter kann es ein großer Fehler sein davonzulaufen, ehe Sie wissen, worauf Sie zulaufen. Jetzt gilt das ganz besonders. Sie müssen wissen, was Sie wollen, und dazu brauchen Sie möglicherweise eine Auszeit oder gar ein Sabbatjahr.

Hinter dieser Frage steckt unsere Vorstellung von der Zukunft. Jetzt ist der richtige Moment, sich dieselbe Frage zu stellen, die wir uns als Teenager und dann noch einmal im Studium oder in den ersten Berufsjahren gestellt haben: Wie soll mein Leben ab jetzt aussehen? Ist es wirklich der lange Strandurlaub oder ein Malkurs nach dem anderen? Ist es die nächste Runde Care-Arbeit, diesmal für die alternden Eltern, den Lieblingsmenschen oder die Enkelkinder? Lastet das Eigenheim so schwer auf uns, dass es uns nur noch wie eine Bürde vorkommt? Oder winkt eine neue Laufbahn, ein neues Abenteuer, ein Glücksgefühl, wie es jeder begeisterte Neubeginn mit sich bringt? Ich wünsche Ihnen, dass Sie diese Zeit nicht mit Bedauern annehmen, sondern voller Freude. Viel zu oft habe ich solche Geschichten gehört.

Ching kam Ende der 1920er in San Francisco zur Welt. Ihre Geschichte stammt aus einer anderen Generation, doch die Aussage, nicht das Leben geführt zu haben, das sie sich gewünscht hätte, höre ich in meiner Praxis immer wieder. »Ich habe Amerika immer geliebt«, sagte Ching in unserer dritten Sitzung. »Aber nachdem meine Familie hier so viel Geld verdient hatte wie geplant, kehrten wir alle zurück nach China. Damals war ich zehn, und ich hasste es.« Ching hatte mich nach einem kleineren Hirnstamminfarkt aufgesucht. Der Schlaganfall beeinträchtigte ihre Stimmungslage und ihr Schlafvermögen. Beides wollten wir neu regulieren. Die sonst so beherrschte, ruhige Frau brach in Tränen aus. Die Worte sprudelten aus ihr heraus: »Ich habe nichts von all dem getan, was ich mit meinem Leben vorhatte. Ich wollte aufs College gehen. Ich wollte Karriere machen. Ich wollte weiterlernen. Als der Zweite Weltkrieg ausbrach, war ich Englischlehrerin, und ich überstand diese Zeit in Macao. Von meiner Familie in Kanton und Hongkong, wo die Japaner gelandet waren, war ich abgeschnitten. Ich hatte immer davon geträumt, eines Tages nach Amerika zurückzukehren, um das College zu besuchen und dort zu arbeiten. Immerhin war ich amerikanische Staatsbürgerin. Nach dem Krieg ließen meine Eltern mich ziehen und schickten mich mit einer Tante zu meinem großen Bruder nach Kalifornien. Kaum hatte ich mich dort eingelebt, kam die kommunistische Revolution. Meine Familie in China verlor alles. Mein Bruder und ich mussten arbeiten gehen, um unsere Eltern und Geschwister nacheinander freizukaufen. Meine Eltern und eine Schwester bekamen wir heraus. Ich habe im Restaurant meines Bruders derart geschuftet!«

Ich schwieg, um dieser normalerweise so gefassten Frau Zeit zu lassen, ihre Gedanken zu sortieren. »Und was war mit dem College?«, fragte ich dann.

»Ich musste weiter arbeiten. Schließlich fand ich einen Job in einer Bank und konnte meine Familie ernähren. Mein Leben lang habe ich für die anderen gesorgt. Es war hart. Ich war eine Frau und obendrein Asiatin und damit unterbezahlt. Das wusste ich, weil ich einer Auditinggruppe angehörte. Wenn ich es jedoch zur Sprache gebracht hätte, hätte ich meinen Job verloren.«

Ich gab ihr bewusst Raum für ihre Trauer. »Und jetzt lassen mich mein Körper und Gehirn im Stich, und ich kann die anderen Träume nicht mehr weiterverfolgen. Mein Leben ist vorbei, und ich habe nichts von dem getan, was ich eigentlich damit anstellen wollte.«

Auch wenn Chings Geschichte vielleicht extrem klingt, kennen viele Frauen dieses Bedauern in irgendeiner Form. Doch mit der richtigen Hilfe, Wachsamkeit und einiger Mühe lässt sich eine derartige tiefe Traurigkeit umkehren. Ich arbeitete mit Ching daran, sich auf all das zu konzentrieren, was sie beruflich und mit ihrer Familie erreicht hatte, und sich vor Augen zu halten, wie stolz sie auf ihre Enkelinnen war. Beide nutzten nach Kräften ihre Chancen, die eine in Molekularbiologie, die andere in Umweltwissenschaften. Im Laufe unserer Gespräche stabilisierten sich ihr Schlafrhythmus und ihre Psyche, und ich ließ sie Tagebuch schreiben, damit sie merkte, was in ihrem Leben alles gut lief.

Ich erzähle diese Geschichte an dieser Stelle, weil Sie und Ihr Gehirn sich auf die Entwicklungsphasen während der Wechseljahre und auf dem Weg zum vollständigen Upgrade einstellen sollten. In diesem Zeitraum schält sich eine neue Identität heraus, weil wir das Ausmaß unserer Erfahrungen anerkennen und diese unbedingt so nutzen wollen, dass künftige Generationen von unserem Wissen profitieren und es weiter ausbauen können.

Unter dem vollständigen Upgrade verstehe ich die Entschlossenheit von Frauen nach den Wechseljahren, bewusst in ihr volles weibliches Potenzial hineinwachsen zu wollen. Das erfordert Gedankenfreiheit, starkes Mitgefühl für uns selbst und andere und die Bereitschaft, die Realität anzuerkennen, auch wenn wir uns etwas anderes wünschen. Das ist ein bewusster Willensakt der Selbstwirksamkeit. Passiv abzuwarten und das nahende Alter und den Tod zu leugnen ist keine Optimierung. Das ist kein Upgrade. Damit unterwerfen wir uns der Unsichtbarkeit und Nutzlosigkeit und somit dem überholten Konzept des M-Worts. Das wäre ein Downgrade.

Weisheit erwerben

Als Psychiaterin kann ich mitverfolgen, wie Frauen in ihren Status als weise alte Frau hineinwachsen und ihn annehmen. In vielen Kulturen auf der Welt sprechen wir gern von »weisen alten Männern«. Tauschen wir jedoch »Mann« gegen »Frau« aus, bleibt uns der Satz im Hals stecken. Als wir jünger waren, bezeichneten wir ältere Frauen oft als goldig, eigenwillig, klein, süß, großherzig oder lieb – aber als »weise«? Natürlich wusste ich instinktiv, dass meine Grandma diejenige war, die die wahren Geheimnisse des Lebens und von Beziehungen kannte. Dennoch waren es mein Vater und

Grandpa, die im Vordergrund standen. In afrikanischen und asiatischen Familien und Gemeinschaften und auch in der afroamerikanischen Tradition, unter Latinos und in manchen Schamanenkulturen genießt die Weisheit der Frau hohes Ansehen, aber es gibt keine weiblich dominierte Gesellschaft auf der Welt. Sieht man sich den prozentualen Anteil der Frauen an, die in Politik und Wirtschaft Führungspositionen innehaben, und sucht man darüber hinaus nach einer Gesellschaft, in der Frauen genauso gut bezahlt werden und gleichen Zugang zu Ausbildung und Startkapital haben, so gibt es keinen Staat auf der Welt, in dem die Macht 50 : 50 verteilt wäre. Frauen im Upgrade können daran etwas ändern.

Männer haben kein Problem damit, die Rolle des Beraters und Weisen einzunehmen. Wir Frauen hingegen scheuen allzu schnell davor zurück. »Was hätte ich schon groß zu geben?«, sagte mir meine Patientin Pauline (72) einst, Mitte der 1990er. Sie war eine gut informierte, kluge Frau, die viel las. Früher hatte sie als Executive Assistant gearbeitet und Kinder großgezogen. Paulines Traurigkeit war schwer und greifbar. Ich spürte, wie sie meine eigenen Emotionen belastete, als wir über ihr Leben sprachen. In der Psychiatrie lernt man, die eigenen Reaktionen als Indikatoren wahrzunehmen, um damit zu validieren, wie andere im Alltag auf unsere Patienten und Patientinnen reagieren. Als ich Pauline fragte, ob andere bedrückt reagieren würden, wenn sie ihnen ihre Geschichte erzählte, bestätigte sie dies. Sie hatte Angst, langjährige Freundinnen zu verschrecken, wenn sie ihnen beichtete, wie unglücklich sie war.

Wir entschieden uns für ein Antidepressivum und wöchentliche Sitzungen. Nach einigen Monaten hatte sich noch nicht viel verändert, und ich machte mir Gedanken, ob ich Pauline wirklich helfen konnte. Eines Tages kam sie mit etwas mehr Energie zu mir, und ich tastete mich vor, um herauszufinden, woran das lag. Pauline erzählte, dass ihre Enkelin Michelle gerade ihren Universitätsabschluss geschafft hätte und jetzt für ihren ersten Job nach Los Angeles ziehen würde. Michelle hatte Pauline in Stilfragen um Rat gebeten, und das war eine gute Entscheidung. Die stets elegant gekleidete Pauline hatte ein ausgezeichnetes Stilgefühl, das auch für den schmalen Geldbeutel passte. Während sie und Michelle deren neue Garderobe zusammenstellten, redeten sie über die Familie, über alte Verletzungen und über ihre Zukunftsängste. Michelle führte ein Leben, wie Pauline es sich immer gewünscht hatte. »Ich hätte gern gearbeitet. Und ich war in jemanden verliebt, aber meine Familie drängte mich, George zu heiraten«, erzählte Pauline, die seit 50 Jahren verheiratet war. »Michelle hatte so viele Fragen zu ihren Eltern, zu meinem Leben mit ihrem Großvater, und wie sie in L. A. zurechtkommen würde. Ich weiß nicht, warum sie glaubt, dass ich ihr Antworten geben könnte. Was weiß ich schon?«

Ich überlegte. Diese Begegnung mit ihrer Enkelin war ein gutes Zeichen, und ich wollte Pauline bestärken. »Heißt das, Sie würden gern mehr Zeit mit Michelle verbringen?

»Wir sind fertig. Sie kann jetzt abreisen«, sagte Pauline. »Ich habe getan, was ich konnte. Ich kann einer Frau zeigen, wie sie sich auch mit begrenztem Budget stilvoll kleiden kann. Ich kann eine Party schmeißen. Ich weiß, wie man sich optimal präsentiert. Aber ansonsten – was hätte ich schon zu geben?«

Michelle sah ihre Großmutter nicht in demselben Licht wie Pauline sich selbst. Sie erhielt die Verbindung aufrecht und betrachtete Pauline als ihre Vertraute, jemanden, an den sie sich getrost wenden konnte, wenn ihr Vorstoß in die Welt ihr Angst einflößte. »Grandma hört anders zu«, erzählte Michelle später bei einem Familientermin. »Sie hat mir nicht gesagt, ich solle mich einfach nicht so anstellen, wie meine Eltern es tun. Na gut, manchmal lachte sie über Dinge, die mich ärgerten, und sagte, in ein paar Jahren wäre das egal. Besonders wenn ein Mann mich nach einem Date nicht wieder anrief. Das war ein bisschen irritierend! Aber immer wenn ich bei der Arbeit mit jemandem Stress hatte – oder mit einer Mitbewohnerin –, schien Grandma auch mal so etwas erlebt zu haben, und sie erzählte mir, wie es damals für sie war. Oft erklärte sie mir auch den Unterschied, wie sie so etwas in meinem Alter geregelt hätte und wie sie es im Rückblick und mit ihrem heutigen Wissen jetzt tun würde.«

In der Jugend lernen wir Sprache, Konzepte und bestimmte Fähigkeiten. Im Upgrade lernen wir, die Weisheit zu würdigen, die daraus erwächst, dass wir über Erfolge und Fehlschläge, freudige und tragische Ereignisse Erfahrungen sammeln. All dies stellt sich ein, wenn das Gehirn zur Ruhe kommt, nicht mehr von den Hormonwellen gebeutelt wird und die Lektionen der im Hippocampus gespeicherten Erinnerungen besser in den Cortex integrieren kann. Zum Zeitpunkt des Upgrades sind wir Meisterinnen im Problemlösen. Wir müssen diese Rolle akzeptieren, auch wenn es uns schwerfällt, weil wir nur so unsere Erfahrungen zu Einsichten verweben können, die anderen zugutekommen. Zu Beginn der Wechseljahre bringt diese Entwicklungsphase die Saat der Weisheit aus, indem sie das Gehirn zur Resilienz gegenüber einem Sturm rüstet. Diese Stärke ist in Ihrem Gehirn verankert. Es gehört zu Ihren Aufgaben, diese Saat zu wässern und keine Angst davor zu haben. Schrecken Sie nicht davor zurück, die Weisheit zu ernten, die daraus resultiert, dass man den Sturm überlebt hat. Wir können nicht immer weise sein, aber das bedeutet nicht, dass das, was wir zu geben haben, wertlos ist.

Unsere Kultur vermittelt Frauen nicht den gleichen Glauben an sich selbst wie Männern. Das weibliche Geburtsrecht besteht eher aus Selbstzweifeln. Selbstzweifel kennen alle Menschen, aber bei Frauen sind sie oft besonders ausgeprägt und beeinträchtigen die

Fähigkeit, sich vollumfänglich auf das Upgrade einzulassen. Die Vorstellung, weise zu sein, steht im Widerspruch zu Selbstzweifeln und dies hindert uns daran, den Staffelstab weiterzugeben.

Auch ich habe damit zu kämpfen. Zu der Arbeit an diesem Buch gehört für mich, dass ich anerkenne, wie viel Wissen ich mir über das weibliche Gehirn und den Lebenszyklus der Frau erarbeitet habe. Doch ich habe auch persönlich ein Problem mit der Vorstellung, eine Frau zu werden, deren Weisheit es verdient hat, weitergegeben zu werden. Indem ich dieses Buch schreibe, wässere ich die Saat in meinem Inneren und gebe die Zuversicht weiter, dass auch Sie diese Saat in sich tragen.

Die Wegscheide: Upgrade oder Downgrade

Genau in dem Moment, in dem wir die Chance haben, in eine neue emotionale Realität hineinzuwachsen, verändert sich unsere körperliche Realität dramatisch. Auf einige dieser Veränderungen kann das Gehirn mit Trauer, Schock oder Leugnen reagieren. Wie wir mit diesen neuen Realitäten umgehen, stellt die Weichen dafür, ob wir sie als Upgrade oder Downgrade erleben.

Die erste neue Realität besteht darin, dass der Stoffwechsel herunterfährt. Testosteron unterstützt den Muskelstoffwechsel, der uns wiederum hilft, mehr Kalorien zu verbrennen und stärkere Muskelfasern aufzubauen. Jetzt, da alle Hormonspiegel abfallen, auch das Testosteron, neigen wir verstärkt zu Fetteinlagerung und Muskelabbau, und das Fett klebt hartnäckiger an uns. Vor einem Klassentreffen oder einer Hochzeit werden Sie die paar Kilo nicht in wenigen Wochen oder Monaten wieder los. Bis sich ein sichtbares Ergebnis einstellt, kann ein halbes oder ganzes Jahr verstreichen. Für viele bedeutet das den weitgehenden Verzicht auf Kohlenhydrate, Alkohol und Fertigprodukte. Halten Sie sich an Gemüse und magere Proteine, dazu eine kleine Portion gesunder Fette, und machen Sie viermal die Woche Kraft- und Ausdauertraining. Und selbst damit sind bei Frauen in diesem Alter zwei bis vier Kilo Übergewicht normal. Ich persönlich wähle lieber nicht ganz so enge Kleidung, als mit dem neuen Stoffwechsel meines Körpers im Dauerkrieg zu liegen.

Die Herausforderung annehmen

Wenn wir uns der neuen Realität und der neuen Rolle als weise Frau im Upgrade verschließen, kann dies langfristig Folgen für unsere kognitive Gesundheit haben. Für den Übergang ins optimierte Upgrade gibt es aus meiner Sicht zwei stichhaltige Gründe.

Wir wissen seit Langem, dass das intensive Bemühen um Aufgaben und deren Erfüllung das Belohnungssystem im Gehirn aktiviert und Dopamin freisetzt. Das ist dieselbe Substanz, die auch beim Orgasmus ausgeschüttet wird, bei einem guten, erfreulichen Gespräch oder wenn wir beim Sport in den Flow geraten. Was wir dank Studien der University of Washington School of Medicine erst seit Kurzem kennen, ist die Rolle bestimmter Zellen im Gehirn bei der Unterdrückung von Dopamin, wenn wir aufgeben. Wenn wir uns Selbstzweifeln oder einer gewissen Faulheit ergeben und beschließen, unser Ziel nicht weiter zu verfolgen, aktiviert das Gehirn Zellen, die das Belohnungssystem nicht mehr anspringen lassen. Je gelassener wir werden und je weniger hartnäckig wir dranbleiben, desto stärker werden diese dopaminunterdrückenden Schaltkreise. Diese Veränderung der Gehirnaktivität in Richtung Demotivation ist ein massives Depressionsrisiko, und damit meine ich keine gewöhnliche Traurigkeit. Ich rede über die unglaublich schwächende Gelähmtheit im Sinne von: nicht aus dem Bett kommen, den Tag nicht angehen wollen, bis nachmittags im abgedunkelten Zimmer liegen bleiben. Eine Depression ist so gefährlich, weil die Betroffenen sich nicht mehr um sich selbst kümmern. Und das wiederum führt zu Herzproblemen, Schlafstörungen, Karies, Suchtverhalten und Entzündungen, die Gelenke, Gefäße und das Gehirn schädigen können. Wir leben zunehmend isoliert, weil wir ständig Vorhaben absagen und unserem Gehirn das Lebenselixier der Begegnung mit anderen vorenthalten. Wenn uns Lebenssinn und Ziele entgleiten, kann uns das kostbare Lebensjahre rauben. Die Entscheidung, das Upgrade nicht zu aktivieren und die Saat der Weisheit nicht zu wässern, setzt alles aufs Spiel, was wir uns ein Leben lang aufgebaut haben. Und sie könnte uns zehn Jahre Lebenszeit kosten.

Um sich aus den »Ich gebe auf«-Schaltkreisen zu lösen, könnten wir uns in den Problemlösungsmodus versetzen. Planen Sie eine Woche lang täglich Bewegung ein, und wenn es nur ein kurzer Spaziergang ist. Reaktivieren Sie Freunde oder Angehörige. Pauline forderte ich auf, mit ihrer Enkelin im Dialog zu bleiben oder womöglich nach Los Angeles zu fahren, um ihr bei der Einrichtung der neuen Wohnung zu helfen. Sie könnten reisen, etwas Neues lernen, in die Kirche gehen, ein Buch lesen (bis zum Ende) oder jeden Tag genau einen Menschen anrufen.

Der zweite Grund, das Upgrade anzunehmen und nicht auf die eigene Weisheit, den eigenen Körper und die eigene Gesundheit zu verzichten, sind andere Menschen. So viele Selbstzweifel wir auch hegen, diese Welt könnte definitiv unsere Hilfe gebrauchen. Natürlich können wir nicht jedes Problem lösen, das wäre eine absurde Vorstellung. Aber schon unser Handeln in Alltagssituationen kann etwas bewirken. Wie wir uns anderen gegenüber verhalten, trägt zum Frieden bei – oder schürt den Konflikt. Ob und wie wir uns einbringen, ist unsere Entscheidung.

Das ist anders als einst in der Schule oder an der Universität, wenn man nach den letzten Prüfungen den Stift fallen ließ, weil alles erledigt war, die letzten Stunden nur noch absaß und lediglich das unerlässliche Minimum beisteuerte. Fragen Sie sich, was Sie jetzt noch tun wollen, denn mit der heutigen Weitsicht fällt Ihnen sicher etwas auf, das Ihnen im Alltag der Care-Arbeit oder im Rahmen der Rollen, in denen unsere kulturellen Scheuklappen uns festhalten, entgangen ist. Es wird Zeit, sich aufzumachen (zumindest innerlich) und so gespannt wie Kerouac und seine Zeitgenossen unterwegs zu sein, die sich bei ihrer Sinnsuche nicht um Konventionen scherten. Wie sie können wir uns und die Welt mit neuen Augen sehen, auch wenn wir vielleicht eine Lesebrille brauchen, um die Details wahrzunehmen.

Im Gespräch mit Ceci schälte sich heraus, dass ihr Leben kopfstand. »Ehrlich gesagt geht es mir heute besser denn je«, sagte sie. »Dreimal in der Woche gehe ich zum Barre-Training und einmal zum Yoga. Dazwischen versuche ich, lange Spaziergänge einzuschieben. Das Beste daran ist, dass ich nachts gut schlafe und beim Husten oder Niesen dicht bleibe.« Diese Bemerkung fand ich sehr interessant. Inkontinenz belastet viele Frauen, besonders nach Geburten oder einer Hysterektomie, aber sie sind sich vielleicht nicht darüber im Klaren, dass Beckenbodentraining oder Übungen wie bei Pilates oder Barre die Muskeln so weit stärken können, dass dieses Problem sich wieder gibt.

Ceci nahm das Upgrade tatsächlich ernst, und das beglückte mich. Sie sprudelte nur so heraus mit dem, was ihr aufgefallen war. »Inzwischen erkenne ich, wie sehr meine Ernährung sich auf den Körper auswirkt, ob nun bei Gelenkschmerzen oder dem Energiepegel«, berichtete sie mir. »Ich trinke praktisch keinen Wein mehr, weil ich sonst nachts schwitzend aufwache und am nächsten Tag Schmerzen in den Händen habe. Das ist es mir einfach nicht mehr wert. Und es ist nicht etwa so, dass alle Probleme sich in Luft aufgelöst hätten. In meinem Alter ist die Wahrscheinlichkeit größer, dass ich weitere Freundinnen verliere, krank werde oder mehr richtig üble Dinge passieren. Dagegen kann ich nichts tun. Man hat das Leben nie völlig im Griff.«

Jedes Jahrzehnt kommt mit einer Lüge daher, die darüber hinwegtäuscht, wie mühsam das Leben gerade ist. Den Mittzwanzigerinnen erzählen wir, es sei die beste Zeit ihres Lebens, und sie hätten einen Lauf, obwohl genau diese Frauen vermutlich gerade ihre erste große Krise durchmachen und sich vorkommen, als hätten sie sich seit dem fünfzehnten Lebensjahr nicht weiterentwickelt. Wir machen ihnen weis, dass alles ruhiger zugeht, wenn sie erst mal 30 sind, aber dann geht es um Beziehungsprobleme und Kinder (samt der Frage, ob wir überhaupt Kinder wollen). Dann heißt es, mit 40 finge das Leben erst richtig an, doch genau dann beginnen die Wechseljahre, die unsere Beziehungen und die berufliche Entwicklung zu ruinieren drohen. In den 50ern ist uns endlich die Meinung anderer egal, aber kaum erreichen Sie dieses Alter und fühlen sich gut, da folgen die Katastrophen Schlag auf Schlag, bis Todesfälle im Familien- und Freundeskreis und Jobverlust alltäglich erscheinen. Wir wissen nicht, wann das Schicksal das nächste Mal zuschlägt, aber es bleibt auf keinen Fall aus. Freud und Leid begleiten uns durch das ganze Leben, doch mit jedem Hindernis bringen wir auch den Mut auf, wieder aufzustehen. Wir nutzen die Problemlösungskapazität des präfrontalen Cortex und bleiben körperlich in Bewegung, damit der Hippocampus genug Energie aufbringt, neue Erinnerungen zu speichern. Und beflügelt vom Kortisol, lernen gerade Frauen im Upgrade begeistert etwas Neues.

Der größte Vorteil daran, all diese Momente erlebt zu haben, die uns in die Knie zwingen, ist, dass wir auf unseren Stolz getrost verzichten können. Wir wissen, was wir nicht wissen, und wenn wir nicht mehr weiterkommen, nehmen wir Hilfe in Anspruch.

In wachsenden Ringen

Wenn wir uns mit Menschen umgeben, die das tun, was unserer Meinung nach getan werden muss, und so sind, wie wir gern wären, ist es das, was uns bewegt, und das, was wir werden. Neuronen, die gemeinsam feuern, verbinden sich. Wer Probleme löst und nach vorn blickt, nutzt Schaltkreise, die sonst verkümmern würden.

Worüber wir regelmäßig nachdenken, bestimmt, wozu wir werden. Gedanken oder Emotionen nehmen erst den Kopf in Beschlag und bestimmen bald auch das Verhalten. Zu viele Frauen bleiben psychisch in der ersten Phase der Wechseljahre hängen. Das ist ein notwendiges Entwicklungsstadium und von Trauer über das Verlorene und Unsicherheit über das, was kommt, geprägt. Frauen klammern sich dann gern an ihre alte Identität, kleiden sich wie Teenager und lassen in Einzelfällen sogar bei einer Schönheitsoperation ihr Leben.

Als kleines Mädchen, als Jugendliche und als junge Frau war es einfacher, den nächsten Schritt zu gehen. Für diese Altersstufen gibt es kulturelle Vorbilder, die uns vorleben, wie die nächste Lebensphase aussehen könnte. Das Upgrade hingegen ist bisher unsichtbar. Wir kennen das Downgrade der eigenbrötlerischen Tierhorterin. Das ist nicht erstrebenswert, aber auch nicht die einzige Option.

Am besten freunden Sie sich mit der Vorstellung des Unruhestands an. Was wollen Sie mit diesem Lebensabschnitt anfangen, wenn Sie aus dem Beruf ausscheiden? Mitunter lohnt sich ein Sabbatjahr nach Rentenbeginn – mir hat das gut getan. Hören Sie auf Ihren Körper, anstatt ihn zu übergehen. Freunden Sie sich bewusst mit der Person an, die Sie jetzt sind. Vielleicht giert Ihr Gehirn danach, etwas Neues zu lernen. Es gibt mehr als ehrenamtliche Mitarbeit oder Jobs, für die ein Mann im Ruhestand mehr bezahlt bekommen würde. Wofür konnten Sie sich früher begeistern? Ich kann Ihnen nur raten, weiter zu wachsen und in all Ihrer Weiblichkeit sichtbar zu werden. Bitte sprechen Sie es laut aus: Sie sind noch nicht fertig. Wählen Sie den Weg, den Sie jetzt beschreiten wollen, und bauen Sie sich das Leben auf, von dem Sie gerade erst zu träumen beginnen.

KAPITEL 6

Selbstfürsorge aus neurowissenschaftlicher Sicht

Vor den Wechseljahren bezeichnete meine Masseurin mich gern als ihren Maserati, weil ich ständig auf Hochtouren lief. Ich ging an meine Grenzen und bat sie um Hilfe, wenn ich es mal wieder übertrieben hatte. Ich habe mich immer durchgeboxt, auch wenn mein Körper erschöpft oder krank war. Wenn es mir nicht gut ging, unterdrückte ich mit pharmazeutischer Hilfe die Schmerzen, die durch den Orkan der Zytokine entstanden, die das Immunsystem gegen Viren oder Bakterien mobilisierte. Ich lernte, Paracetamol statt Ibuprofen zu nehmen. Ibuprofen beseitigt Antikörper und Zytokine (und greift den Magen an), aber die brauchen wir, damit das Immunsystem schädliche Eindringlinge erfolgreich bekämpfen kann. Beim ersten Anflug einer Grippe verschrieb ich mir selbst Tamiflu, um nur ja keinen Arbeitstag zu versäumen.

Als ich aus dem Beruf ausstieg, um meinem Mann nach einer Operation wieder auf die Beine zu helfen, behielt ich diese Gewohnheiten zunächst bei. Irgendwann mit Anfang sechzig erwachte ich jedoch mit jenem vertrauten »grippigen« Gefühl und reagierte anders darauf. Anstatt mir ein Medikament zu besorgen, beschloss ich, liegen zu bleiben und meinem Körper zu vertrauen. Ich wollte den Heilungsprozess respektieren und mich bewusst auf das Kranksein einlassen. Zum ersten Mal im Leben gestand ich meinem Körper zu, das Problem aus eigener Kraft zu bewältigen. Die Weisheit des Körpers zu respektieren fällt uns Ärzten schwer, da wir uns bis auf Opioide oder starke Beruhigungsmittel so ziemlich alles verschreiben dürfen. Doch zum ersten Mal musste ich keine Symptome überspielen und mich zur Arbeit quälen.

Stellen Sie sich einen Säugling vor. Hunger und Durst, Schlafenszeiten und Windelnwechseln prägen nicht nur das Erleben des Kindes, sondern auch den Tag seiner Bezugsperson. Jeder Gedanke, jeder Plan, jede Bewegung werden von den unaufschiebbaren Bedürfnissen dieses winzigen Körpers beherrscht. Mahlzeiten, Schlaf und Badezeiten laufen mit sturer Regelmäßigkeit ab, weil die Neurohormone über den Tag-Nacht-Rhythmus angeregt werden und ein regelmäßiger Tagesablauf die beste Grundlage für Hirnentwicklung und Gesundheit darstellt.

Daraus ergibt sich die Frage: Wann braucht der Körper keinen Rhythmus mehr? Das ist nicht dasselbe wie die Frage, ab wann wir uns nicht mehr an den Rhythmus des Körpers halten. Das geschieht ab dem Moment, in dem wir morgens zu früh geweckt werden, weil wir zur Schule müssen. Irgendwann stellen wir selbst den Wecker und übergehen die körperlichen Bedürfnisse, um rechtzeitig an der Besprechung teilzunehmen, obwohl wir am Vorabend ausgegangen sind oder Kinder, kranke Eltern, Freundinnen oder der Partner uns wach gehalten haben.

Der Körper, in dem wir stecken, und das Gehirn, auf das wir uns verlassen, bleiben das Kind, das seinen Rhythmus braucht. Jugendliche und junge Erwachsene sind unglaublich resilient, aber das ist eine vorübergehende Illusion, die spätestens mit den Wechseljahren verpufft. Der Stress der mittleren Jahre, in denen wir im Beruf stehen, Kinder großziehen und uns um die älter werdenden Eltern kümmern, nagt an unserer Gesundheit und beschert uns schlaflose Nächte, anstrengende Tage, Angst, mehr Erkältungen und Infekte. Wenn diese Welle sich immer höher auftürmt, brandet sie irgendwann auch über die Gesundheit der Neuronen hinweg, jener grauen Zellen, die uns einen zuverlässigen Verstand garantieren.

Als ich in Berkeley Neurobiologie studierte, hatte ich das große Glück, die Neurowissenschaftlerin Marian Diamond als meine Betreuerin zu bekommen. Sie hatte maßgeblichen Anteil an dem Nachweis, dass das Absterben von Gehirnzellen im Alter nicht unausweichlich ist und dass wir selbst mit über 80 und über 90 noch neue Neuronen bilden können. Sie ließ mich auch an einer anderen spannenden Beobachtung teilhaben: Im Gegensatz zur landläufigen Meinung sind die Neuronen keineswegs die wichtigsten und zahlreichsten Zellen im Gehirn.

Zu mehr als der Hälfte besteht das Gehirn aus Zellen, die Synapsenmüll beseitigen und die Neuronen ernähren. Und diese Zellen können Entzündungen im Gehirn hervorrufen oder eindämmen. Bis in die späten 1990er galten diese Mikroglia und Astrozyten (oder Astroglia) lediglich als Stützzellen, also als Mörtel, der das Gehirn zusammenhielt. »Glia« ist das griechische Wort für »Leim«. Diese Zellen versorgen jedoch die Neuronen mit Nährstoffen und fungieren als Gärtner und Umweltschutzbehörde des Gehirns. Wenn wir schlafen, laufen sie zur Höchstform auf.

Zum Ein- und Durchschlafen muss ein komplexes System aus Botenstoffen so im Gleichgewicht sein, dass die Wellen im passenden Rhythmus kommen und gehen. An der Modulation des Schlaf-wach-Rhythmus sind mindestens 15 Hirnregionen beteiligt, deren Interaktion die Neurowissenschaft noch immer nicht ganz durchschaut. Immerhin wissen wir etwas darüber, welche Elemente diese Kaskade beeinflussen, nämlich Sonnenlicht, Bewegung, Nahrung, Getränke und das Gefühl der Sicherheit. Für die Entfaltung des Upgrades ist Schlaf entscheidend. Ohne ausreichend Schlaf haben wir keine Lust auf Sport. Ohne Sport leidet die Denkfähigkeit, und wir treffen schlechtere Entscheidungen, ob beim Essen oder in Beziehungen. Je nach Prioritäten und Vorgehensweise kann so kognitiv positives oder negatives Verhalten verstärkt werden.

Das Gehirn ist den ganzen Tag mit dem Lösen von Problemen befasst, erzeugt neue Erinnerungen und neue Querverbindungen. Die Abfallprodukte dieser synaptischen Signale bestehen aus Proteinen und Molekülen, die entsorgt werden müssen, damit sie nicht vor Ort zerfallen oder zu Bündeln verklumpen, die sich über das ganze Gehirn ausbreiten und alle möglichen kognitiven Probleme hervorrufen können. Das lymphatische System im Gehirn wird als »glymphatisches System« bezeichnet und setzt sich aus einer Vielzahl von Rinnsalen und Strömen der Hirnflüssigkeit (Liquor) zusammen, die Neuronen und Synapsen umgeben. Wenn wir wach sind, nehmen die Zellen diesen Raum ein und verlangsamen den Liquorfluss. Im Schlaf ziehen sich die Neuronen zusammen, und die Bäche können anschwellen, all den Abfall wegspülen und ins Lymphsystem überleiten, das ihn in Richtung Leber befördert. Dort werden diese Produkte in eine Form gebracht, die Nieren und Darm ausscheiden können. Wenn das Gehirn nicht in dieser Form gespült werden kann, wird das Synapsenfeuer von immer mehr klebrigen, giftigen Proteinen unterbrochen. Kennen Sie geistige Aussetzer nach einer schlaflosen Nacht? Die könnten auf solche klebrigen Proteine zurückgehen, die nicht abtransportiert wurden.

Erst bei mindestens sechs Stunden ungestörten, gesunden Schlafes haben die Mikroglia (Immunzellen im Gehirns) die Chance, wie behutsame nächtliche Gärtner in Erscheinung zu treten, um zu stark gewucherte Verbindungen zurückzuschneiden und Müll (zum Beispiel überschüssige Tau- und Amyloidproteine) abzutransportieren. Parallel dazu versorgen die Astrozyten die Neuronen mit Nährstoffen, damit diese wieder ungehindert miteinander kommunizieren können. Astrozyten bilden auch die Blut-Hirn-Schranke, die das Gehirn vor Giftstoffen schützt und nur passende Nährstoffe durchlässt, die dann weitergeleitet werden – wie eine Vogelmutter, die ihre Jungen getreulich mit Futter versorgt. Astrozyten und Mikroglia, die das Gehirn sauber und gut ernährt halten, sind für die kognitive Gesundheit unverzichtbar. Ohne ausreichend Schlaf können diese Zellen ihre Aufgaben – Müll entsorgen und Entzündungen eindämmen – nicht erfüllen. Dann entstehen amoklaufende Zombiezellen.

Die Dementoren bei Harry Potter haben die besondere Eigenschaft, jedem, der in ihre Nähe kommt, Glück und Hoffnung zu rauben. In den Büchern haben sie vor allem eine Funktion: Sie bewachen das Gefängnis von Askaban. Dazu sind sie prädestiniert, denn ihre Nähe schwächt sowohl den Wunsch der Gefangenen, frei zu sein, als auch die Vitalität, die für einen Fluchtplan erforderlich wäre. Bei Entzündungsprozessen – ob wegen Schlafmangels oder wegen eines entzündungsfördernden Lebensstils – kann der Körper Zellen bilden, die wie Dementoren agieren. Diese Zellen stellen die Zellteilung ein und existieren in einem Zustand zwischen Leben und Tod, in dem sie zombieartig giftige Substanzen absondern. Zombiezellen sind die Haupttriebfeder für toxisch bedingte Entzündungen im Gehirn, besonders im Hypothalamus. Bei chronischen Entzündungen im Gehirn sind Mikroglia und Astrozyten besonders anfällig für den Übertritt in den Zombiemodus. Wenn das geschieht, räumen diese Zellen nicht mehr den Müll weg, sondern erzeugen selbst Toxine, die noch mehr Entzündungen hervorrufen. Damit bereiten sie die Bühne für degenerative Prozesse, fehlerhafte Verbindungen und schließlich schweren kognitiven Abbau.

In Bezug auf Zombiezellen glitzert ein Silberstreifen am Horizont. Tierstudien ergaben, dass eine Zerstörung dieser Zellen selbst bei einem bereits geschädigten Gehirn dazu beitragen kann, dass neue Erinnerungen wieder abgespeichert werden. Im Rahmen von Experimenten verschwanden nach der Vernichtung der Zombiezellen die Symptome der toxischen Entzündung. Das Gehirn schrumpfte nicht weiter, und es gab keine physischen Hinweise mehr auf kognitive Einschränkungen. Andere Experimente an Mäusen deuten darauf hin, dass das Umlegen eines genetischen Schalters in den Astrozyten diese in Neuronen verwandeln kann, also in neue Hirnzellen. Inzwischen werden erste Medikamente an Menschen erprobt, die Proteinmüll und Zombiezellen im Gehirn beseitigen sollen. Dieser Forschungszweig könnte für uns alle und besonders für Menschen mit degenerativen Hirnerkrankungen vielversprechend sein.

Schlaferlaubnis

»Ich habe nie gut geschlafen«, erzählte mir Chittra, »aber früher waren es immerhin sechs Stunden am Stück.« Sie hielt eine Tasse Kräutertee in der Hand und wirkte zu Tode erschöpft. Seit drei Jahren konnte sie allenfalls wenige Stunden schlafen. »Ich schlafe problemlos ein. Zwischen halb elf und elf kippe ich todmüde um. Aber ich werde schon um zwei Uhr wieder wach, und dann finde ich höchstens mit viel Glück noch mal zwischen sechs und sieben ein Stündchen Schlaf. Ich habe das Gefühl, den Verstand zu verlieren. Alles bringt mich auf die Palme, ich bin unglaublich emotional, und das Zeitfenster, in dem ich gut arbeiten und klar denken kann, ist sehr klein geworden.«

Chittra hatte es mit Schlaftabletten probiert, fand aber, dass die ihr nicht halfen. Leider fördern Schlaftabletten nicht die Schlafqualität, denn sie stören den natürlichen Wechsel zwischen leichtem Schlaf, Tiefschlaf und REM-Schlaf, in dem wir das Gelernte beim Träumen verarbeiten und Nervensystem und Gehirn die Chance geben, neues Wissen und neue Informationen zu wiederholen und zu integrieren. Die Nebenwirkungen von schlechtem Schlaf – Reizbarkeit, Stimmungsschwankungen, Denkschwierigkeiten – sind ganz ähnlich wie bei Schlaflosigkeit, und beim Einsatz von Schlaftabletten kommt noch die Gefahr von Medikamentenabhängigkeit hinzu. Sowohl anhaltende Schlaflosigkeit als auch der Einsatz von Schlafmitteln sind mit kognitivem Abbau assoziiert.

»Und was machen Sie jetzt? Haben Sie andere Lösungen gefunden?« Vorsichtig lotete ich aus, ob Chittra zu frei verkäuflichen Mitteln gegriffen hatte.

»Ja, ich habe etwas gefunden, das mir half. Eine Freundin von mir gab ihren Kindern auf einem Langstreckenflug Benadryl.« Als sie mein entsetztes Gesicht sah, stockte sie. »Ich weiß, das ist eine Notlösung, und es empfiehlt sich nicht«, sagte sie eilig, »aber ich dachte, mir als Erwachsener würde das nicht schaden.«

Das war ein grundlegender Irrtum. Ich war keineswegs entsetzt über den Einfluss von Benadryl (Diphenhydramin) auf ein Kindergehirn, sondern ich fürchtete um Chittras Upgrade.

Acetylcholin ist ein Neurotransmitter, der in Nervensystem und Gehirn diverse Aufgaben hat. Als Botenstoff aktiviert er die Muskeln, macht uns aufmerksam und lernfähig und spielt eine wichtige Rolle bei der Bildung und Festigung von Erinnerungen. Ein gesunder Anstieg und Abfall von Acetylcholin während des Schlaf-wach-Zyklus ist sehr wichtig für das Gedächtnis. Im Wachzustand ist der Acetylcholinwert hoch, und alles, was wir tagsüber lernen und erleben, wird im Gehirn quasi als Entwurf abgelegt. Wenn wir schlafen, werden diese Eindrücke im Rahmen der Gedächtniskonsolidierung neu organisiert, damit wir uns am nächsten Morgen nicht nur an das erinnern, was am Vortag passiert ist, sondern auch daran, was wir an diesem neuen Tag zu tun haben. Konsolidierung erfordert Übung, damit wir in dem, was wir gerade lernen, besser werden. Gleichzeitig hilft sie uns, uns an etwas zu erinnern, was vor 30 Jahren passiert ist, sofern es für uns noch einmal relevant wird. In der zweiten Lebenshälfte verändert sich der REM-Schlaf, der für die Gedächtniskonsolidierung so wichtig ist. Frauen schlafen mit zunehmendem Alter schlechter durch, unter anderem wegen Östrogenabfall und Hitzewallungen. Das Schlafhormon Melatonin, das unser Ein- und Durchschlafen unterstützt, wird instabil, und wir wachen häufiger kurz auf. Auch Schlafapnoe (Atemstillstände im Schlaf) wird häufiger. Diese häufigen Unterbrechungen tragen zu Problemen mit dem Kurzzeitgedächtnis bei.

Der oben erwähnte Wirkstoff Diphenhydramin hat wie Paracetamol, bestimmte Mittel gegen Inkontinenz, trizyklische Antidepressiva wie Nortriptylin und andere Arzneimittel dieser Klasse noch eine weitere Eigenschaft, die wir als anticholinerg bezeichnen. Wirkstoffe dieser Kategorie blockieren Acetylcholin und hindern damit das Gehirn daran, Signalwege für die Gedächtnisbildung anzulegen. Auf längere Sicht kann die Acetylcholinunterdrückung zu Gedächtnislücken führen und die lösende Muskulatur von Blase und Darm blockieren. Dann wird es schwieriger, Stuhl oder Harn abzusetzen. Außerdem kann eine Acetylcholinblockade kognitive Schwierigkeiten auslösen. Berichtet wurde diesbezüglich von leichten kognitiven Einschränkungen, Verwirrtheit, Vergesslichkeit, Schwindel, Stürzen, Delir und abnehmender psychomotorischer Geschwindigkeit sowie eingeschränkten Exekutivfunktionen. Ich hatte Patientinnen, die wegen Verdachts auf Demenz zu mir kamen, in vielen Fällen jedoch lediglich zu viele anticholinerge Medikamente einnahmen. Wenn ich so etwas rechtzeitig erkenne, stellt das Absetzen der fraglichen Mittel in der Regel Gedächtnis und geistige Klarheit wieder her, und ebenso die Darm- und Blasenfunktion. Wie sich herausstellte, hatte Chittra Schlafapnoe.

Kortisol, Schlaf und Gedächtnis

Die Gedächtniskonsolidierung im Schlaf erfordert besonders in den ersten paar Stunden einen niedrigen Kortisolspiegel. Kortisol ist das Hormon, das die Nebennieren täglich in einer regelmäßigen Welle produzieren, die morgens hoch ist und abends niedrig. Außerdem erzeugen wir Kortisol, wenn Gehirn und Nervensystem sich auf eine bedrohliche Lage einstellen. Nach einem abendlichen Streit oder wenn Sie die Spätnachrichten gesehen oder schnell noch einen Bericht über eine Gewalttat gelesen haben, beeinträchtigt das frische Kortisol die Gedächtnisfunktion des Gehirns. Chronischer Stress bedeutet chronisch erhöhtes Kortisol. Daher ist es bei langer Trauer oder anhaltendem Trauma nahezu unmöglich, neue, stimmige Erinnerungen zu bilden.

Eine neurowissenschaftliche Anekdote von Professor Diamond ist mir eindrücklich in Erinnerung geblieben: Als Albert Einstein starb, spendete er sein Gehirn der wissenschaftlichen Forschung. Größe und Form waren unauffällig, aber die Anzahl seiner Astrozyten war immens. Einstein war dafür berühmt, nachts zehn Stunden zu schlafen und fast jeden Tag einen Mittagsschlaf zu machen. Einen kurzen, wohlgemerkt. Wenn man tagsüber zu lange schläft, stört dies den Rhythmus des Nachtschlafs.

Einsteins hohe Astrozytenzahl beweist, dass er ein gut aufgeräumtes, anständig ernährtes Gehirn hatte. Seine Gewohnheit, zehn Stunden zu schlafen und zusätzlich regelmäßig ein Nickerchen einzuschieben, ist eine Lektion für das Upgrade. Ich weiß, wie es mir geht, wenn ich gut geschlafen habe: Ich bin hellwach und energiegeladen, rege mich nicht so leicht über Kleinkram auf und habe das Gefühl, mein Gehirn hätte ein Breitband-Update erhalten. Mitunter ist es schier unmöglich, ausreichend Schlaf zu bekommen. Berufstätige Mütter können ein Lied davon singen, und wenn die Sorge für die alten Eltern hinzukommt, scheinen alle Stricke zu reißen. Wenn nach dem morgendlichen Koffeinkick die erste Klarheit verfliegt und das gestresste, benebelte Gehirn übernimmt, kommt Frauen schon der Alltag wie eine Herkulesaufgabe vor. Mit der Zeit erscheint uns das Leben einfach nur noch anstrengend.

Studien zufolge brauchen Frauen ab 60 Jahren zwischen sieben und neun Stunden Nachtschlaf, damit sich das Upgrade entfalten kann. Weniger als sechs Stunden fördern sterile Entzündungen, also Entzündungsprozesse, die nicht von einer Infektion herrühren. Allerdings klagen über 65-Jährige sehr häufig über Schlafstörungen. Zum Glück sind Schlafprobleme kein unvermeidliches Schicksal und in der Regel auch nicht von Dauer. Wir können ihnen mit einfachen Maßnahmen im Tagesverlauf vorbeugen. Als Schritt 1 zur Aktivierung der neurowissenschaftlich basierten Selbstfürsorge erhalten Sie hier Louanns Schlafkonzept:

- **Direktes Sonnenlicht.** Verbringen Sie an einem sonnigen Tag mindestens zehn Minuten im Freien, an bedeckten Tagen 40 Minuten bei Tageslicht. Oder verwenden Sie eine Tageslichtleuchte. Normalerweise reicht ein 30-minütiger Spaziergang gleich am Morgen.

- **Sport macht angenehm müde.** Bringen Sie vor 15 Uhr für 30 Minuten den Kreislauf in Schwung. Wenn Sie später Sport treiben, ist der Kortisolspiegel beim Einschlafen wahrscheinlich noch zu hoch.
- **Wenig Koffein.** Trinken Sie maximal eine Tasse eines koffeinhaltigen Getränks und auch dies nur morgens. Im Idealfall nehmen Sie gar kein Koffein zu sich.
- **Keine anregenden Substanzen am Nachmittag.** Also weder dunkle Schokolade noch koffeinhaltige Limonade. (Letzteres gehört sowieso gestrichen.)
- **Keinen Alkohol am Abend, auch nicht zum Essen.** Alkohol lässt uns schneller einschlafen, reißt uns aber häufig mitten in der Nacht wieder aus dem Schlaf.
- **Abends Proteine und Gemüse essen.** Kohlenhydrate werden zu Zucker zerlegt. Dieser kurzfristige Energieschub hebt das Kortisol an.
- **Beenden Sie das Abendessen möglichst bis 18 Uhr.**
- **Gehen Sie jeden Abend zur gleichen Zeit ins Bett.** Planen Sie das Zur-Ruhe-Kommen und die Abendroutine bewusst ein.
- **Eine Stunde früher aufstehen, wenn Sie sich in letzter Zeit abgeschlagen und wenig tatkräftig fühlen.** Schon diese kleine Umstellung lässt Depressionen um einen Faktor im zweistelligen Prozentbereich zurückgehen. Dazu müssen Sie allerdings auch eine Stunde früher schlafen gehen.
- **Mindestens 30 Minuten vor dem Schlafengehen alle Bildschirme und Geräte ausschalten.**
- **Abends bewusst Lebensmittel mit L-Tryptophan verzehren.** Das ist die natürliche Schlafaminosäure. Sie steckt in Puten- und Hühnerfleisch, Milch, körnigem Frischkäse, Eiern, Fisch, Kürbiskernen, Sesamsamen, Tofu und sogar Bananen (die würde ich wegen des hohen Zuckergehalts allerdings nur in Maßen essen).

- **Allenfalls Powernaps einschieben, um den Schlafrhythmus nicht zu stören.** Tagsüber sollte ein Schläfchen nicht länger als zehn bis zwanzig Minuten dauern.
- **Das Schlafzimmer sollte ruhig und dunkel sein.** Verwenden Sie Verdunkelungsvorhänge oder Schlafbrille und Ohrenstöpsel. Ja, man gewöhnt sich daran. (Ich selbst habe individuell angepasste Ohrenstöpsel, weil wir an einer belebten Straße wohnen.)
- **Ein kühles Schlafzimmer.** Die Lufttemperatur im Schlafzimmer sollte zwischen 18 und 20 Grad Celsius betragen. Mit den passenden Decken ist es trotzdem warm genug, und wenn die Person neben Ihnen sich beklagt, bekommt sie eben eine Heizdecke oder eine Wärmflasche. Ein kühles Schlafzimmer tut allen gut.
- **Wenn Sie keine sechs Stunden Nachtschlaf bekommen, schieben Sie vor 16 Uhr ein 20-Minuten-Schläfchen ein. Mit Wecker!** Bei chronischen Schlafstörungen können drei Zehn-Minuten-Schläfchen zu festen Zeiten das Nervensystem mitunter neu regulieren, und das wiederum unterstützt den Nachtschlaf. Ein langer Mittagsschlaf hingegen stört auf jeden Fall den Nachtschlaf. Machen Sie also nur kurze Nickerchen.

Die Wechseljahre und der Schlaf

Die Wechseljahre waren für mich die Hölle. Jede Nacht wachte ich vier- bis fünfmal auf und hatte das Laken nassgeschwitzt. Den Pyjama musste ich zwei- bis dreimal pro Nacht wechseln, und die Tage waren auch kaum besser. Mit dem oben genannten Schlafkonzept konnte ich wieder besser schlafen. Meine Kollegin Lynn, die einige Jahre jünger war als ich, aber sich erkennbar in den Wechseljahren befand, war ziemlich reizbar und hatte Erinnerungslücken, die auf Schlafprobleme hindeuteten. Auf Nachfrage behauptete sie, sie würde gut schlafen. Da ich weiß, wie stoisch Frauen sein können, bohrte ich genauer nach.

»Schläfst du wirklich die ganze Nacht durch? Kein kurzes Aufwachen? Nicht einmal, weil die Blase drückt?«, fragte ich.

»Nein. Seit der Beckenbodentherapie und meinen Barre-Kursen muss ich deswegen nicht mehr nachts raus«, sagte Lynn.

»Und keine Hitzewallungen? Kein Schwitzen?«, hakte ich erneut nach.

»Na ja, ich schwitze nicht so, wie du es beschreibst. Aber mir ist nachts durchaus drei-, viermal so heiß, dass ich mich abdecke. Wenn mein Mann dann merkt, dass ich auskühle, deckt er mich wieder zu«, räumte sie ein.

Kurz aufwachen, weil einem ein wenig zu warm ist, sich auf die andere Seite drehen und wieder einschlafen, ist kein Problem. Jedenfalls einmal pro Nacht. Wenn es jedoch häufiger geschieht, setzt es der Erholung zu. Lynns Kampf mit den Decken reichte aus, um ihrem Gehirn die erforderliche Erholung vorzuenthalten. Ich tippte darauf, dass eine kleine Anpassung ihrer Hormontherapie ihr helfen würde, und bat sie, mir ihr Rezept zu zeigen. Wie vermutet trug sie ihre Kombination aus Östrogen, DHEA und Progesteron einmal täglich äußerlich auf. Und zwar abends. Manchen Frauen hilft das, doch bei anderen werden dadurch im Gehirn gegensätzliche Reaktionen angestoßen. Östrogen und DHEA haben eine leicht aktivierende Wirkung. Sie eignen sich gut dafür, in Gang zu kommen und die kognitiven Areale des Gehirns anzufeuern. Morgens ist das perfekt. Progesteron hingegen ist das wohltuende, gemütliche Hormon der Selbstfürsorge. Wie an anderer Stelle erklärt, erhöht Progesteron die Aktivität des beruhigenden GABA-Systems im Gehirn, das uns entspannt und müde macht, und sorgt somit zuverlässig dafür, dass wir uns am warmen Feuer in eine Decke kuscheln und einen heißen Kakao schlürfen wollen, während draußen der kalte Regen fällt. Genau diese Kuschelstimmung braucht der Körper zum Einschlafen.

Wie ein Superdüngemittel regt Östrogen das Wachstum neuer Verbindungen im Gehirn an, die überall sprießen. Vor den Wechseljahren wird es in der zweiten Zyklushälfte von Progesteron abgelöst, das dem Wildwuchs Grenzen setzt. Während der Wechseljahre können Östrogenspitzen diesen Wildwuchs massiv ankurbeln. Gemessen in Mikrogramm auf einer Skala von 10 bis 400 kann das Östrogen am selben Tag auf 10 abstürzen und auf 400 hochschnellen. Der Wildwuchs im Gehirn kann sich anfühlen, als würde man orientierungslos herumstrampeln und viel ungezielte Energie freisetzen. Progesteron hilft dabei, den Organismus zum Schlafen herunterzuregulieren und im Gehirn wieder klar Schiff zu machen. Wenn das Gehirn morgens mit Progesteron konfrontiert wird, fängt der Tag eher mühsam an.

Lynn probierte bereitwillig Neues aus und ging dazu über, abends nur Progesteron zu nehmen. »Ich schlafe wie ein Baby«, sagte sie drei Wochen später zu mir. »Keine Hitzewallungen, kein Aufwachen, ich schlafe einfach durch. Morgens wache ich höchstens mal etwas groggy auf. Dann brauche ich Frühsport und nehme gleich das Östrogen und das DHEA.«

»Super. Musstest du dazu die Dosis verändern?« Lynn durfte ihre äußerlich anwendbare Creme innerhalb des verordneten Rahmens selbst anpassen. Sie reagierte relativ sensibel, und ihre Ärztin wusste dies. »Ja«, sagte sie. »Am Ende habe ich alles halbiert. Meine Ärztin hatte das Östrogen erhöht, um die Hitzewallungen in den Griff zu bekommen, aber davon wurde es nicht besser. Ich wurde nur ziemlich aggressiv. Als ich schließlich die richtige Dosis hatte, konnte ich wieder richtig gut schlafen.«

In Kombination mit DHEA kann Östrogen uns zu ständiger Wachsamkeit verdonnern. Wenn Sie sich stets aufgekratzt fühlen und kein Yoga der Welt dagegen hilft, sollten Sie abends Progesteron in Betracht ziehen. Fangen Sie mit sehr kleinen Dosen an und erhöhen Sie diese nur langsam, damit Gehirn und Nervensystem genügend Zeit bleibt, sich darauf einzustellen. Das DHEA können Sie eventuell absetzen. Diese Vorgehensweise gilt für jedes Hormon. Wer so empfindlich reagiert wie Lynn, sollte es behutsam angehen und die Menge nur in winzigen Schritten erhöhen. Nicht alle Gynäkologen kennen sich mit der Hormontherapie gut aus, denn ihre Ausbildung dreht sich vor allem um Risikoschwangerschaften und Tumorbehandlungen. Neurologen wissen auch nicht viel mehr, denn sie behandeln multiple Sklerose, Parkinson- oder Alzheimer-Kranke, Schlaganfälle und Ähnliches. Wie die weiblichen Hormone das Gehirn beeinflussen, lernen sie in der Ausbildung nicht. Endokrinologen wissen theoretisch Bescheid, konzentrieren sich aber zumeist auf andere Krankheitsgebiete. Wenn Sie jemanden finden, der sich auch jenseits von Schilddrüsenerkrankungen, Diabetes und seltenen endokrinen Phänomenen wie Addison-Krankheit oder Cushing-Syndrom auskennt, haben Sie Glück. Als Psychiaterin habe ich zwar gelernt, Hormone als Neurochemikalien einzustufen, aber zu den spezifisch weiblichen Fragestellungen erfuhr ich erst mehr, als ich mich selbst dafür interessierte. Die Hormontherapie bei Frauen ist kein gesondertes medizinisches Fachgebiet. Erwarten Sie also nicht automatisch ärztliche Expertise. Am besten kennen sich Gynäkologen, Hausärztinnen oder Funktionsmediziner damit aus, die regelmäßig Hormone verordnen. Für die optimale Behandlung ist ein Team erforderlich, auch wenn diese Vorstellung nicht allen Behandelnden schmeckt. In den Wechseljahren brauchen Frauen ein partnerschaftliches Verhältnis zu ihren Ärzten.

Denken Sie bei Hormonen daran, dass es Ihnen damit zwar besser geht, aber nur bei der exakt passenden Dosierung. Viel hilft nicht immer viel. Die perfekte Dosierung ist individuell unterschiedlich und weicht möglicherweise auch vom Normbereich ab, der in einem Labor ermittelt wird. Sie werden wissen, was für Sie normal ist, sobald Sie ohne Hitzewallungen gut schlafen und es Ihnen besser geht.

Weniger Stress

Chronische sterile Entzündungen, die nicht auf einer Infektion beruhen, sondern über das körpereigene Stresssystem entstehen, dürften im Upgrade den langfristig größten Risikofaktor für die Kognition darstellen. Inzwischen kennen Sie die Kaskade der Gesundheitsprobleme durch chronische Kortisolausschüttung, insbesondere das Depressionsrisiko. Dass Stress den Schlaf beeinträchtigt, muss Ihnen keine Gehirnspezialistin erklären. Aber das Nervensystem kann durch diverse Anstöße lernen, nicht ständig auf Alarmstufe Rot zu schalten.

Diane, heute 60, hatte schon vor den Wechseljahren ein explosives Temperament, wie sie zugibt. Bei Verunsicherung und Furcht ging sie leicht in die Luft. »In der Zeit, die Sie als die fruchtbare Phase bezeichnen, litt mein Selbstwertgefühl tagtäglich«, erzählte sie bei einem Gespräch über ihre Versuche, sich um sich selbst zu kümmern. »Es war nicht leicht, stark zu bleiben, wenn die Männer um mich herum Überstunden schoben, um zu beweisen, dass ich nicht gut genug sei, oder um statt meiner befördert zu werden.« Ich wusste, was sie meinte, denn ich kannte dieses Verhalten noch aus dem Studium und aus der Zeit meiner ersten Anstellungen. »Als die Wechseljahre einsetzten, wurde es noch härter. Ich ließ mich von Dingen aus dem Gleichgewicht bringen, die mir lange nichts ausgemacht hatten. Und ich schlief schlechter. Ich hatte den Eindruck, als sei ich innerlich völlig von der Rolle. Meine Selbstsicherheit und Zuversicht waren einfach verpufft.«

Ich fragte Diane, wann sie ihr Gleichgewicht allmählich wiedergefunden hätte. »Als Kind habe ich viel Musik gemacht«, sagte sie. »Ich habe Oboe gespielt, bin oft aufgetreten und habe an Wettbewerben teilgenommen. Wenn du sehr nervös wirst, werden die Hände kalt, und du verlierst die Kontrolle über die Feinmotorik der Finger. Angst erschwert auch die Kontrolle über die kleinen Muskeln im Gesicht und rund um den Mund, die man braucht, um einen sauberen Ton zu erzeugen. Und wenn du dich nicht beruhigst, krampft der Magen sich zusammen, und du kannst nicht tief genug einatmen, um eine ganze Passage durchzuspielen.« Alles, was Diane mir erzählte, deutete auf ein Anspringen des sympathischen Stresssystems hin.

»Und was hat geholfen?«, fragte ich.

»Damals habe ich das abwechselnde Atmen durch beide Nasenlöcher gelernt. Als meine Psyche während der Wechseljahre ins Schleudern geriet, fiel mir diese Technik auf einmal wieder ein. Ich habe Wechselatmung geübt, wenn ich auf meinen Toast wartete oder an der Kaffeemaschine stand, einfach bei jeder Gelegenheit, bis es zu einer Gewohnheit in stressigen Augenblicken wurde. So fand ich zu Yoga und Meditation, die mir gezieltere und ausgeklügeltere Methoden eröffneten, um mich körperlich nicht von den in meinem Gehirn registrierten Bedrohungen überwältigen zu lassen.«

Diane hatte ein wichtiges Instrument entdeckt, denn die Wechselatmung ist eine erprobte Methode, mit der wir den Vagusnerv dazu bringen können, die körpereigenen Beruhigungsschaltkreise zu aktivieren. Probieren Sie es ruhig einmal aus. Halten Sie das rechte Nasenloch zu und atmen Sie ruhig und langsam durch das linke Nasenloch ein. Dann halten Sie das linke Nasenloch zu und atmen Sie ruhig und langsam durch das rechte Nasenloch wieder aus. Das Atmen sollte dabei nicht hörbar sein, nicht einmal für Sie. Manchmal hilft es, sich vorzustellen, man würde durch ein Nadelöhr ein- und ausatmen. Wiederholen Sie das dreimal – beim Einatmen das rechte Nasenloch zuhalten, beim Ausatmen das linke – und dann wechseln Sie: Jetzt halten Sie dreimal beim Einatmen das linke Nasenloch zu und beim Ausatmen das rechte. Bei den abschließenden drei Atemzügen atmen Sie langsam durch beide Nasenlöcher ein und aus. (Mehr dazu im Anhang, siehe Seite 381.)

Eine Runde dieser Übung umfasst also neun Atemzüge. Auf das Gehirn wirkt sie folgendermaßen: Wir haben in der Nase feine Härchen, an deren Wurzeln Nervenenden sitzen, die dem Gehirn Veränderungen in den Atemwegen der Nase mitteilen. Dieses System erwartet, dass beim Einatmen die Nerven beider Nasenlöcher stimuliert werden. Wenn wir dieser Erwartungshaltung entgegenwirken, indem wir ein Nasenloch zuhalten, signalisieren wir dem Gehirn, dass es auf die Atmung achten soll. Das Kleinhirn registriert, dass die Balance nicht stimmt, und konzentriert sich auf diesen Bereich. Über ein festgelegtes Muster fordert es das Großhirn – unser Denkorgan – auf, diesem Impuls Aufmerksamkeit zu widmen. Ich selbst benutze diese Technik täglich, um aufgeregte Schaltkreise in meinem Gehirn zur Ruhe zu bringen. Das Nervensystem kann damit den Bedrohungsmodus verlassen, und alles, was ich tun kann, um Angst und Stress zu reduzieren, unterstützt kurz- und langfristig die kognitive Funktion.

Im Upgrade können wir gesunde Schaltkreise bewusst für Beziehungspflege, Sicherheit und Selbstfürsorge nutzen. Visualisierungen eignen sich besonders gut dazu. Am Compassion Center der Emory University wurde die Wirkung eines fürsorglichen

Moments (so deren Bezeichnung) im Rahmen von Meditation erforscht. Die Teilnehmenden werden aufgefordert, sich einen friedlichen Moment in Erinnerung zu rufen oder vorzustellen, in dem sie sich durch andere Menschen, die Natur oder spirituell sicher und gut versorgt fühlten. Und immer wieder reagieren sie überrascht darüber, dass die Verschaltung, die liebevolle Fürsorge empfangen oder vermittelt hat, so leicht zu aktivieren ist. Wir müssen uns lediglich kurz auf die Einzelheiten einer solchen Erfahrung oder Vorstellung konzentrieren, in der wir Zuflucht gefunden haben und uns in Sicherheit fühlten, und schon können wir daran anknüpfen, als würde sie sich genau jetzt so abspielen. Ob Sie als Kind gut oder schlecht umsorgt wurden, ob Sie eine gute oder schlechte Ehe geführt haben – dass Sie jetzt am Leben sind, bedeutet, dass irgendwann jemand bedingungslos für Sie da war. Zumindest für einen kurzen Moment. Ich kann mich an einen solchen fürsorglichen Moment erinnern: Ich saß bei meinem Vater auf dem Schoß, und wir lasen zusammen ein großes Tierbuch, während meine Mutter strahlend ein Foto von uns machte. Solche Momente in uns aufzurufen, bis wir ihre Auswirkungen jetzt spüren, kann uns dazu verhelfen, in schwierigen Augenblicken leichter daran anzuknüpfen und die Bande des Upgrades zu aktivieren. Meinen Moment nutze ich jeden Morgen im Rahmen meiner Gebets- und Meditationsübungen (siehe Anhang, Seite 383). Es ist der erste Schritt einer Übung für mehr Mitgefühl. Und Sie sollten wissen, dass die komplette Übungsabfolge Gehirn und Körper nach Stressereignissen nachweislich schneller zur Ruhe bringt und Entzündungen besser reduziert als schlichte Achtsamkeitsübungen oder Besuche bei einer Selbsthilfegruppe. Darum bringe ich sie heute meinen Patientinnen bei.

Das Darmgehirn

Was wir wann essen, beeinflusst Stimmung und Kognition fast so sehr wie Schlaf und Stress. Das liegt daran, dass jeder Körper zwei Gehirne hat. Nein, nicht so, wie Sie jetzt denken! Ich meine das zweite Gehirn, das von der Speiseröhre bis zum Anus reicht – den Magen-Darm-Trakt.

Terri wachte jeden Morgen um fünf Uhr auf, kaltschweißig, mit Herzrasen und Bauchschmerzen, und hatte Todesangst. Mich kontaktierte sie, weil ihr Arzt von Panikattacken ausging und ihr angstlösende Medikamente empfohlen hatte. Davor scheute Terri zurück, weil ihre Schwester auf ein ähnliches Medikament schlecht reagiert hatte und in der Entwöhnungsphase psychisch erschreckend labil gewesen war. Da ich Terri schon lange kannte und viele Patientinnen mit Panikstörungen behandelt hatte, sagte mir mein Instinkt, dass es sich hier nicht um Panik handelte. Darum fragte ich, ob sie sich auf ein Experiment einlassen wolle. »Lass dir von deinem Arzt fünf Tabletten zu je fünf Milligramm Valium verordnen«, schlug ich ihr vor. »Und dann machst du Folgendes: Wenn du so einen Anfall hast, zerteilst du eine dieser Tabletten in Viertel. Eines dieser Viertel legst du dir unter die Zunge, bis es sich aufgelöst hat.« Wenn sich Valium unter der Zunge auflöst, gelangen seine Inhaltsstoffe schneller ins Blut und ins Gehirn. Die Wirkung würde nach wenigen Minuten eintreten, wohingegen es über den Verdauungstrakt 20 Minuten oder länger dauern würde.

Ein entscheidendes Organ im Gehirn, das jenes Herzrasen mit Schweißausbruch auslöst, bei dem wir das Gefühl haben, gleich wäre alles zu Ende, ist die Amygdala. Bei einer Panikattacke müsste Valium, das die Furchtschaltkreise in der Amygdala beruhigt, sowohl die Symptome als auch das Gefühl der Panik zurückgehen oder verschwinden lassen. Wenn es hingegen keine Panikattacke war, könnte zwar die Furcht verfliegen, aber die körperlichen Symptome würden bestehen bleiben. Und das wäre ein Hinweis auf eine andere Ursache.

Bei Terri war es keine Panik. »Louann, ich habe es eine Woche lang so gemacht, wie du gesagt hast«, sagte sie. »Und die Angst ist auch immer verschwunden. Aber die Bauchschmerzen, der kalte Schweiß und das Herzklopfen, das ist nicht weggegangen.« Mein Instinkt hatte mich nicht getäuscht. Terris starke Reaktion stammte aus einem anderen Teil ihres Körpers, dessen Signale wir schlechter wahrnehmen, auch wenn er starken Einfluss auf Gehirn und Nervensystem hat.

Weitere Untersuchungen ergaben, dass bei Terri ausgeprägte, bisher nicht diagnostizierte Nahrungsmittelallergien vorlagen. Ich höre Ihre Frage schon, weil ich sie selbst einmal gestellt habe: Wie kann eine nicht lebensbedrohliche Allergie, bei der einem nicht akut der Hals zuschwillt (Anaphylaxie), Panikgefühle hervorrufen?

Eine allergische Reaktion läuft ab, wenn im Körper das Immunsystem auf die Aufnahme einer normalerweise harmlosen Substanz (wie Pollen, Erdnüsse, Gluten oder Soja) reagiert und sie attackiert, als wäre sie ein gefährlicher Eindringling, den es vernichten müsse. Allergene hinterlassen in den verschiedenen Filtrationsschichten des Verdauungstrakts Spuren. Ein großer Teil des Immunsystems ist im Verdauungstrakt angesiedelt, und es greift jedes Gewebe an, an dem Spuren dieser Allergene haften. So wird eine entzündliche Reaktion hervorgerufen – wie bei einer Wunde, die rot wird und anschwillt.

Von der Speiseröhre bis zum Anus ist der gesamte Verdauungstrakt von einem Netz miteinander verknüpfter Nervenzellen durchzogen, die tief in der Darmwand beispielsweise Motilität (aktive Bewegungen von Darm und Magen) und Sekretabsonderung regulieren. Dieses System verfügt über 50 bis 100 Milliarden

Nervenzellen, also ebenso viele wie das gesamte Rückenmark. Der Magen-Darm-Trakt hat also sein ganz eigenes Nervensystem, das Schlüsselfunktionen der Darmtätigkeit steuert: die Bewegung von Nahrung und Nährstoffen, die Sekretion und Resorption von Flüssigkeiten, die Reparatur der Darmschleimhaut und deren Durchblutung. Dieses enterische Nervensystem (ENS) hat derart viele Nervenzellen, dass es auch als zweites Gehirn des Körpers bezeichnet wird. Über den Vagusnerv kann das ENS dem Gehirn mitteilen, was im Verdauungstrakt vor sich geht, besonders wenn dort etwas Ungutes passiert (wie bei einer allergischen Reaktion). Und es versucht, das Bewusstsein dazu zu bewegen, sich Gegenmaßnahmen zu überlegen. Das entspricht dem üblichen Tango von Nervensystem und Gehirn, und er bleibt im Takt, solange die Signale dem Bewusstsein eine klare Botschaft übermitteln: *Autsch, der Herd ist heiß. Nimm die Hand weg.* Oder wenn man etwas Verdorbenes gegessen hat: *Übergib dich.* Wenn das Signal weniger eindeutig ist und über einen langen Nerv wie den Vagus ankommt, der vor allem mit Gehirnregionen kommuniziert, die unbewusste Funktionen steuern, sind die Signale subtiler und schwerer einzuordnen.

Die vagen Signale des Vagusnervs

Aufgrund seiner vielfältigen Verzweigungen in Stimmapparat, Brust und Verdauungssystem hat der Begriff »Vagus« im Lateinischen dieselbe Wurzel wie das Wort »Vagabund«. Es ist ein langer, »vagabundierender« Nerv, der am Hirnstamm ansetzt. Dieser ursprüngliche Teil des Gehirns ist für Funktionen wie Atmung, Puls, Blutdruck, Körpertemperatur, Schlaf-wach-Rhythmus, emotionales Wohlergehen, Verdauung, Niesen, Husten, Erbrechen und Schlucken zuständig. Teilweise ist er auch verantwortlich für die Balance zwischen unserer Reaktion auf Gefahren (sympathisches Nervensystem) und der beruhigenden Gegenreaktion (parasympathisches Nervensystem). Wenn diese Gegenreaktion ausbleibt, können bestimmte Empfindungen wie ein flaues Gefühl in der Magengegend (als Signal für Furcht), ein Brennen in Kehle, Brust oder Oberbauch (das einen Wutausbruch ankündigt) oder aber der Kloß im Hals (als Vorbote von Traurigkeit) darüber entscheiden, ob man in der Lage ist, ein Gefühl auszuhalten, oder emotional die Kontrolle verliert. Wegen seiner Sensibilität wird der Vagusnerv oft als sechster Sinn bezeichnet, und er verknüpft außerdem Gehirn und Verdauungstrakt.

Das Darminnere ist zudem von einer Vielzahl von Einzellern besiedelt, die uns helfen, das zu verarbeiten, was in den Körper und das Blut übergeht. Diese Mitbewohner entziehen der Nahrung Nährstoffe und scheiden Abfallprodukte aus. Die normalerweise gesunden Bakterien, die im Darm leben, unterstützen unser Wachstum und unsere Entwicklung ein Leben lang. Die Flora und die Fauna im Darm – gemeinhin als Mikrobiom bezeichnet – helfen dem Immunsystem entscheidend dabei, das Gleichgewicht zwischen Entzündung (wenn Eindringlinge auftauchen) und Entzündungshemmung (wenn die Gefahr vorüber ist) aufrechtzuerhalten. Das ist seit Jahrzehnten bekannt. Faszinierende neue Studien lassen jedoch darauf schließen, dass das Mikrobiom außerdem auf unterschiedliche Weise auf das Gehirn einwirkt und starken Einfluss auf Stimmungslage, geistige Klarheit und sogar Emotionen haben dürfte.

Über die Hirnstammschaltkreise des ENS (Vagus) sendet das Mikrobiom Signale wie: *Uns geht es gut, also geht es dir gut*, oder *Uns geht es nicht gut, also geht es dir nicht gut.* Und diese Signale hängen von Umwelteinflüssen wie Ernährung, Schlaf, Reisen oder Bewegungsgewohnheiten ab. Wenn Sie die Ernährung umstellen oder einen unregelmäßigen Tagesablauf haben, sind Sie daher müde, launisch oder vielleicht besorgt. Wie ging es Ihnen, als Sie das letzte Mal einen oder zwei Tage nicht anständig essen konnten? Waren Sie schlapp? Oder reizbarer als sonst? Das Krankheitsgefühl, wenn man so lethargisch ist, dass man am liebsten im Bett bleibt, nicht klar denken kann oder furchtsam, niedergeschlagen oder depressiv reagiert, kann auf Zytokine zurückgehen, die von Immunzellen erzeugt werden. Wenn die Insula wie üblich abscannt, ob alles okay ist, kann das Mikrobiom, das wegen einer Autoimmunreaktion von entzündungsfördernden Zytokinen überschwemmt wird, über den ENS-Vagus-Hirnstamm-Schaltkreis lauthals zurückmelden: *Nein! Nicht okay! Hier ist eine fette Entzündung. Es ist zu heiß und zu sauer, das überleben wir nicht!*

Gleichzeitig bleibt die Sprache des Vagus, der die Signale des Mikrobioms an das Hirn weitergibt, naturgemäß vage. Der Vagusnerv kennt zwei Extreme, die mit klaren Kommandos verbunden sind: *Alles bestens, mach weiter so,* oder: *Das ist Gift, übergib dich sofort!* Alles dazwischen ist ziemlich unklar. Wenn das Mikrobiom unglücklich ist, kann das Signal sehr unterschiedliche Dinge bedeuten: mehr essen, mehr schlafen, auf die Couch sinken, weinen oder in Panik verfallen.

2011 wiesen kanadische Wissenschaftler die Verbindung zwischen Mikrobiom und Angst nach, indem sie das Mikrobiom einer Gruppe von Mäusen, die genetisch bedingt vermehrt Angst zeigten, einer ganz normalen Gruppe Mäuse übertrugen. Nach kurzer Zeit verhielten sich die von Natur aus nicht ängstlichen Mäuse genauso wie die ängstlichen Mäuse – nur aufgrund der Veränderung im Mikrobiom durch den Stuhl der ängstlichen Mäuse. Aber auch das Gegenteil ließ sich nachweisen: Eine Stuhltransplantation von einer gesunden Spendermaus machte die ängstlichen Mäuse ruhiger.

Wenn das Immunsystem wie bei Terri Amok läuft und wegen Allergenkontakt im Darm Entzündungen auslöst, erkennt das ENS eine Gefahr und schlägt Alarm. Das Leben im Mikrobiom ist in Gefahr, und der Vagus ist kein guter Dolmetscher. Da Terris Allergene die Gemeinschaft der rund 100 Billionen Bakterien, die mit ihrem ENS kommunizierten, massiv aus dem Gleichgewicht brachte, schrien die armen kleinen Wesen um Hilfe, doch der Vagusnerv übermittelte diesen Hilferuf in einer unverständlichen Sprache.

Upgrade für das Darmgehirn

Dass Terris Symptome in den Wechseljahren stärker wurden, ist keine Überraschung. Mit zunehmendem Alter verändert sich das Mikrobiom, denn es unterliegt hormonellen Einflüssen. Progesteron fördert eine Besiedelung des Darms mit Lactobacillus, was uns gegen Depressionen und Angst wappnet. Östrogen trägt zur Regulierung des Mikrobioms bei und erhält die erforderliche Diversität. Wenn der Östrogenspiegel zurückgeht, fällt es dem Körper schwerer, Entzündungen zu bekämpfen, die das bakterielle Gleichgewicht beeinträchtigen. In solchen Fällen entsteht eine Umgebung, in der Bakterien überhandnehmen, die letztlich Psyche und Kognition schaden können. Wenn solche unfreundlichen Bakterien anfangen, die hilfreichen Bifido- und Lactobacillus-Stämme zu verdrängen (besonders Lactobacillus reuteri), leidet nicht nur die Stimmungslage, sondern auch das Gedächtnis. L. reuteri, den wir bei der Geburt von unseren Müttern übernehmen, schützt vor unfreundlichen Mitbewohnern. Mit zunehmendem Alter und bei häufigem Antibiotika-Einsatz (Antibiotika töten nicht nur schädliche Bakterien, sondern auch erwünschte) geht sein Anteil im Mikrobiom jedoch zurück. Auch künstliche Süßungsmittel einschließlich Stevia bringen das Mikrobiom aus dem Gleichgewicht und verändern die Darm-Hirn-Signale. In Kombination mit den Auswirkungen von weniger Östrogen und Progesteron verschlimmert dieses Ungleichgewicht der Bakterien während der Wechseljahre nicht nur Weggetretenheit und Stimmungsschwankungen, sondern macht auch die Darmschleimhaut durchlässiger. Dann können durch winzige Lücken in der Schleimhaut schädliche Substanzen und Bakterien ins Körperinnere geraten, anstatt mit dem Stuhl ausgeschieden zu werden. Wenn solche körperfremden Elemente lange genug an Orten bleiben, an die sie nicht gehören, lösen sie chronische Entzündungen aus, und dies wiederum kann eine Ereigniskaskade in Gang setzen, die zu kognitivem Abbau führt. So können Entzündungen irgendwo im Körper auch Entzündungen im Gehirn provozieren, die am Ende die Hirnfunktion beeinträchtigen.

Neue Studien zeigen, dass das Mikrobiom zu Gehirnerkrankungen wie multipler Sklerose, Schlaganfall, Parkinson und Alzheimer beitragen kann. 2019 führte ein Team an der Johns Hopkins University ein Experiment an Mäusen durch, in dem es um die Verbindung zwischen dem Mikrobiom im Darm und der Hirngesundheit ging. Für dieses Experiment erhielten die Mäuse Bakterien, die ihrem Darm schaden und so eine Parkinsonerkrankung auslösen sollten. Parkinson verursacht Zellschäden an den Nerven, und der anschließende Zelltod führt wiederum zu weniger Dopamin im Gehirn. Ohne Dopamin werden Bewegungen schwieriger, ob man nun den Löffel zum Mund führen oder schlucken möchte. Für das Experiment wurden die Mäuse in zwei Gruppen aufgeteilt. Bei der einen Gruppe beobachtete man lediglich das Fortschreiten der Erkrankung. Bei der anderen Gruppe wurde der Vagusnerv durchtrennt, woraufhin der Darm keine Botschaften mehr an das Gehirn senden konnte. Die Gruppe mit intaktem Vagusnerv entwickelte Parkinson. Die andere Gruppe nicht. Daraus ergab sich die Schlussfolgerung, dass offenbar einige schädliche Darmproteine, die von den Bakterien erzeugt wurden, dem Gehirn über den Vagusnerv Signale zukommen ließen, die dann Parkinson auslösten.

Umgekehrt belegt diese Studie allerdings auch, dass wir nicht unbedingt den Vagusnerv kappen müssen, damit das Mikrobiom dem Gehirn keine gesundheitsschädlichen Botschaften schickt. Wir können in Form von Ernährung und Bewegung etwas unternehmen, denn beides hat positive Auswirkungen auf die Gesundheit des Mikrobioms. Je gesünder das Mikrobiom, desto gesündere Signale sendet es ans Gehirn und desto besser stehen unsere Chancen auf eine optimale Kognition im Upgrade. Alles, was das Gewicht hochtreibt, ist schlecht für das Mikrobiom (mehr dazu im Anhang, siehe Seite 397). Und was dem Mikrobiom schadet, schadet der Kognition. Nein, Sie brauchen jetzt keine Probiotika! Konzentrieren Sie sich einfach auf ballaststoffreiche Lebensmittel. Diese fördern die Regeneration und damit den bestmöglichen Schutz vor Parkinson- und Alzheimer-Krankheit. Die richtigen Arten hilfreicher Bakterien unterstützen Sie am besten mit mediterraner Kost: magere Proteine, viel grünes Blattgemüse und kleine Mengen gesunder Fette (mehr dazu im Anhang, siehe Seite 396). Außerdem kommt es auf das richtige Timing an. Zwischen Abendessen und Frühstück sollten zwölf bis sechzehn Stunden verstreichen. Das ist positiver Stress und ein gutes Stoffwechseltraining. Wenn der Verdauungstrakt in dieser Zeit zur Ruhe kommt, kann das Mikrobiom gut gedeihen. Doch selbst ohne Ernährungsumstellung kann mäßiges aerobes Training (dreimal wöchentlich 30 bis 60 Minuten) die Diversität der Mikroben im Darm fördern und in nur sechs Wochen die Entzündungstätigkeit im Darm reduzieren. Die Gründe dafür sind bisher unklar.

Wenn keine anderweitigen Erkrankungen vorliegen, kann ein probiotisches Ergänzungsmittel sinnvoll sein. Das gilt besonders nach einer Antibiotikabehandlung, bei der auch die erwünschten Darmbakterien abgetötet werden. Das Mikrobiom muss neu ausgesät werden und braucht passenden Dünger, um gesund nachzuwachsen. Falls Ihnen die Einnahme empfohlen wird, sollten Sie bei der Wahl eines Präparats darauf achten, dass es über eine Konzentration von 200 Milliarden lebender Zellen einschließlich L. reuteri verfügt.

Solange das Mikrobiom von freundlichen Einzellern besiedelt ist, sorgen diese für Wohlbefinden und ein gesundes Gleichgewicht. Ernährung und Bewegung tragen also zur Gesundheit bei, aber nur ohne die üblichen vor Zucker und Fett strotzenden Trostspender oder künstliche Süßungsmittel. Denn die sind der direkte Weg zum Downgrade. In unserem Darm gibt es einen wundersamen Garten, der Körper, Geist und Psyche bereitwillig ernährt und alles erzeugt, was wir für ein gutes Upgrade brauchen. Wir müssen dieses System nur ein wenig unterstützen.

Ernährung, Alkohol und Kognition

Ich war 25 Jahre lang bei den Weight Watchers, habe mich brav an alle Vorgaben gehalten und kann das durch die in dieser Zeit zusammengekommenen Werte sogar belegen. Heutzutage trinke ich kaum noch Alkohol, weil ich dann schlecht schlafen kann und mich hinterher nicht gut fühle. Aber neulich waren Sam und ich abends bei Freunden eingeladen, und ich wollte genauso unbeschwert sein wie die anderen. Unsere Gastgeber sind echte Feinschmecker und kennen sich auch mit Wein hervorragend aus. Also gönnte ich mir ein wenig Rotwein und ein zweites Stück der mehlfreien Schokoladentorte, die sie vorbereitet hatten. Es war ein wahrer Genuss. So viel Zucker regt das Gehirn an, denn Glukose ist sein bevorzugter Treibstoff – leicht zugänglich und sofort verwertbar. Also war ich ziemlich aufgekratzt. Zu Hause schlief ich schnell ein und war sehr zufrieden damit, auch mal über die Stränge geschlagen zu haben.

Um drei Uhr früh schreckte ich schweißgebadet und mit Herzrasen aus dem Schlaf. Vor lauter Angst lag ich zwei Stunden wach und befürchtete schon einen Herzinfarkt. Gegen halb sechs ging mir auf, dass ich einen Reflux hatte. Ich nahm einen Säureblocker und schlief gegen sechs wieder ein. Als ich um neun aus dem Bett stieg, war ich groggy, und meine Hände taten weh. Finger und Knöchel waren rot, und alle Gelenke schmerzten.

Entzündungen zeugen eigentlich von Heilungsprozessen. Wir schneiden uns in den Finger, und schon sprinten entzündungsfördernde Zytokine herbei und leiten die Heilung ein. Solche Reaktionen können wir im Körperinneren allerdings auch durch falsche Ernährung, Alkohol, Schlafmangel oder Bewegungsmangel in Gang setzen. Schon etwas zu viel Zucker kann eine Zytokinausschüttung anregen, die Rötung und Schwellung hervorruft, dieses Mal jedoch im Körperinneren. Mit zunehmendem Alter geschieht das leichter, weil der Körper für Entzündungen anfälliger wird.

Im Gehirn dämpfen solche entzündungsfördernden Zytokine die Signalgebung in Bereichen, die die Muskeln stimulieren, und unterdrücken unsere Bewegungsfreude. Entzündungen im Gehirn hemmen zudem die Energieproduktion in den Neuronen und verlangsamen kognitive Prozesse, unter anderem das Gedächtnis. Mit schwelenden Entzündungen können wir schlechter lesen, arbeiten oder uns längere Zeit konzentrieren. Solange die Zytokine überaktiv sind (wie bei chronischen Entzündungen), können sie das weibliche Gehirn empfindlich beeinträchtigen, indem sie den Schlaf stören und die Freisetzung von Wohlfühlsubstanzen wie Serotonin und Dopamin herabsetzen. Unter dem Einfluss von Zytokinen stellt das Gehirn diese Neurotransmitter nicht mehr großzügig den richtigen Schaltkreisen zur Verfügung, damit es uns gut geht und wir besser schlafen, sondern saugt sie selbst wieder auf. Wenn das geschieht, bleibt ihre Wirkung aus – das Gefühl des Wohlbefindens.

Von jetzt auf gleich können entzündungsfördernde Zytokine uns launisch und schlapp machen. Wir können nicht mehr schlafen, haben keine Lust auf Sex und sind ohne rechten Grund ängstlich und unglücklich. Bei gesunder Homöostase folgt der Entzündungsprozess einer harmonischen Choreografie und gleicht einem Tanz des Immunsystems, in dem sich entzündungsfördernde und -hemmende Zytokine die Waage halten. Schwierig wird es erst, wenn diese Substanzen zu lange vor Ort bleiben und es nicht mehr um Gewebereparatur geht. Wenn wir ständig Zucker und zuckerreiche Getränke zu uns nehmen, flauen die Zytokine nicht mehr ab, und Entzündungen werden chronisch. Das Gewebe heilt nicht mehr, sondern nimmt zunehmend Schaden.

Wenn nach den Wechseljahren das Östrogen zurückgeht, nimmt die Resilienz gegenüber Entzündungen ab, und wenn wir in der Körpermitte Fett ansetzen, schüttet dieses Bauchfett selbst entzündungsfördernde Zytokine aus, die wiederum chronische, unterschwellige Entzündungen in Gang setzen. 2013 ergab eine Studie aus Iowa sogar Zusammenhänge zwischen Entzündungsaktivität und einer verkürzten Lebensspanne.

Sobald wir mehr trinken als ein Glas Wein, wird Alkohol für das Gehirn zu einem entzündungsfördernden Gift, das die Neuronenenden schädigt und besonders im Hippocampus, wo unsere

Erinnerungen gespeichert werden, das Wachstum neuer Zellen behindert. Zahlreiche Studien mit Gehirnaufnahmen sowie Gedächtnis- und Lerntests belegen, dass übermäßiger Alkoholkonsum das Risiko für kognitiven Abbau und Demenz erhöht. Einige davon sind ziemlich erschreckend. So ergab eine australische Studie von 2013, dass 78 Prozent der Untersuchten, bei denen eine alkoholbedingte Störung diagnostiziert wurde, eine irgendwie geartete Form der Demenz oder pathologischer Hirnveränderung aufwiesen. Die Wirkung von Alkohol auf das Gehirn ist so massiv, dass es sogar alkoholbedingte Demenzformen gibt, die sich von Alzheimer-Krankheit oder vaskulären Demenzformen unterscheiden. Hoher Alkoholkonsum kann das Gehirn buchstäblich umstrukturieren und besonders im frontalen Cortex, wo Planung, Urteilsvermögen und Kognition angesiedelt sind, dauerhafte Schäden hinterlassen. Solche strukturellen Veränderungen können von Dauer sein.

Obendrein hat Alkohol auf das alternde Gehirn von Frauen eine schädlichere Wirkung als auf das von Männern. Sein Gift kann Wechseljahressymptome verschlimmern, den Stoffwechsel ausbremsen und das Risiko für Osteoporose und Schlafstörungen erhöhen.

Leider trinken Frauen über 60 heute mehr Alkohol denn je, sogar mehr als gleichaltrige Männer. Studien der amerikanischen Gesundheitsbehörde NIH zeigen, dass Männer eher aus sozialem Druck trinken. Frauen hingegen wollen damit emotionalen Schmerz betäuben. Untersuchungen aus den letzten 20 Jahre zu Frauen und Alkohol kamen zu dem Ergebnis, dass Gehirn, Leber und Stoffwechsel bei Frauen schneller Schaden nehmen, und das sogar bei einem mit Männern vergleichbaren Gewicht und entsprechender Muskelmasse. Leichter Alkoholkonsum – das ist bei Frauen maximal ein Drink pro Tag – könnte *möglicherweise* vor

Demenz bewahren. Allerdings kann schon dieses eine Glas Hitzewallungen begünstigen und den Schlaf stören.

Ich weiß, das ist keine schöne Neuigkeit. Aber es ist, wie es ist.

Im weiblichen Gehirn kann die Kombination aus Zucker und Alkohol das Upgrade schneller in ein Downgrade verwandeln, als wir die Flasche Champagner entkorken. Bei vielen Frauen setzen Zucker und Alkohol nach den Wechseljahren besorgniserregende Entzündungsreaktionen in Gang. Ansteigende Entzündungsmarker, die im Blut nachweisbar sind, sind eine unmittelbare Gefahr für das weibliche Gehirn und manifestieren sich in Form von kognitivem Abbau und Depressionen. Laut einer Studie von 2019 sind neu entdeckte hohe CRP-Werte (CRP ist das C-reaktive Protein und ein üblicher Indikator für Entzündungen) bei älteren Erwachsenen Vorboten einer verschlechterten Stimmungslage innerhalb der nächsten zwölf Monate. Diese pessimistische Grundstimmung ist längerfristig auch ein Vorzeichen für mehr Entzündungen, womit ein Teufelskreis in Gang kommt. In einer französischen Studie an Menschen zwischen 80 und 85 war bei den Personen mit dem höchsten IL-6-Spiegel (Interleukin 6, ein weiterer Entzündungsmarker) auch das stärkste Schrumpfen im Gehirn zu verzeichnen, ein Hinweis auf eine beginnende Demenz. Entzündungen könnten somit im Alter ein wichtiger Faktor bei kognitivem Abbau sein. In jedem Fall sind sie ein wichtiger Faktor bei depressiven Stimmungslagen und Schlafstörungen.

Gute Ernährung, Schlaf und Bewegung hingegen können Medizin sein. Entzündungshemmende Speisen zum richtigen Zeitpunkt, wenig Bauchfett und ausreichend Sport können Entzündungen eindämmen und jetzt und in Zukunft den scharfen Verstand erhalten. Wir können uns das Upgrade mit Essen, Schlafen und Bewegung erarbeiten.

Ich weiß nicht mehr, wer es wann gesagt hat, aber die Worte haben sich mir gut eingeprägt: »Das Motto ›Essen, Beten, Lieben‹ hat inzwischen eine veränderte Bedeutung: Ich esse weniger, bete mehr darum, dass es mich nicht dick macht, und ich bemühe mich jeden Tag aufs Neue vergeblich, den Körper, den ich habe, zu lieben.« Wie die meisten Frauen der westlichen Welt habe ich um meines Aussehens willen ein Leben lang auf bestimmte Speisen verzichtet. Inzwischen jedoch habe ich diese Ansicht umgedreht, weil mir im Upgrade etwas anderes wichtiger wird. Ja, ich will immer noch gesund sein und gut aussehen. Aber oberste Priorität hat für mich ein starkes, klares, schnelles, messerscharfes Gehirn. Nur damit kann meine zweite Lebenshälfte noch besser werden als die erste.

Rechtzeitig die Reserven auffüllen

Während der fruchtbaren Phase waren unsere Prioritäten stark von Biologie und Furcht diktiert. Wenn man Frauen fragt, wofür sie sich im Upgrade mehr Zeit wünschen, möchten die meisten sich gern besser um sich selbst kümmern, ob in Form von Sport, Ausruhen oder spirituellen Praktiken. Die Wechseljahre enthalten einen Weckruf, der sich mit dem Gefühl ankündigt, dass unsere Reserven zur Neige gehen und wir ernsthafte Schwierigkeiten bekommen könnten, wenn wir nicht bald etwas dagegen unternehmen. Das höre ich von Frauen in diesem Lebensabschnitt sehr regelmäßig. Wir neigen dazu, solche Signale zu ignorieren, bis wir nicht mehr können.

»Seit Jahren sage ich, dass ich eine Pause bräuchte«, sagte meine Kollegin Lynn. »Einen richtig langen Urlaub. Wenn ich früher zu viel gearbeitet habe, bekam ich eine fette Erkältung oder eine Grippe und lag ein paar Tage flach. Dieses Mal allerdings hatte ich Grippe samt Lungenentzündung und war zwei Monate raus. Und bis ich wieder richtig gesund bin, kann es angeblich sechs Monate dauern. Bis die Lunge nicht mehr auf alles Mögliche gereizt reagiert, sogar zwei Jahre.«

Was ich Frauen in so einer Situation dringend ans Herz lege, ist die Botschaft: Hör auf deinen Körper, vertraue deinem Gehirn, hör auf das, was dein Nervensystem dir zuschreit! Wenn du die zweite Lebenshälfte erreicht hast, hattest du genetisch fitte Vorfahren. Sie haben überlebt. Du hast es bis hierher geschafft, weil du überdurchschnittlich gute Gene hast. Und auch wenn dein Körper und dein Gehirn gerade nicht mehr reibungslos arbeiten, kannst du ihnen immer noch vertrauen, nur anders als bisher.

Denn du musst deinem Körper die Heilung erleichtern. Mach Pausen, ernähre dich klug, schlafe, bewege dich möglichst bei Tageslicht, achte auf deine Stressreaktion, werde still und hör auf das, was dein Körper braucht. Das kann Ausdauertraining oder Yoga sein. Hör zu und vertraue der Botschaft deines Körpers, anstatt sie mit Sorgen darüber, wie lange dieser Zustand wohl noch dauern möge, zu übertönen. Im Upgrade kostet Heilung mehr Zeit. Das nervt. Probleme, von denen wir dachten, sie seien ausgestanden, kehren periodisch zurück, wann es ihnen gerade passt.

Wenn wir dazu bereit sind, lehrt uns das Upgrade, dass wir keine andere Wahl haben, als aufmerksam wahrzunehmen, was Körper und Gehirn brauchen, sofern wir bei klarem Verstand bleiben wollen. Anders geht es nicht. Wenn zu viel auf uns lastet, müssen wir lernen, den Mund aufzumachen. Sagen Sie: »Jetzt seid ihr dran. Mein Körper muss sich neu sortieren. Auf mich könnt ihr gerade nicht zählen. Ich brauche zehn Minuten. Ich brauche einen Tag. Bitte löst das selbst.« Wir können anfangen, unsere Umgebung so zu verändern, dass sie heilsamer wird und uns besser unterstützt. Wir können die Verantwortung für unsere Entscheidungen übernehmen. Wir haben jetzt die Freiheit, alles zu verändern.

KAPITEL 7

Das Gehirn auf der Suche nach Verbundenheit

»Ich hätte nie gedacht, dass ich mich noch einmal derart verlieben könnte«, sagte mir Sherry bei unserem wöchentlichen Videocall. Nachdem ihr Mann vor fünf Jahren verstorben war, hatte Sherry ihr Café in Connecticut verkauft und war nach Arizona gezogen, um näher bei der Familie ihres Sohnes David zu leben. Sie hat drei Enkelkinder, und mit ihrer Schwiegertochter Elise versteht sie sich ausgezeichnet. Sherry nimmt gern Anteil am Leben der Enkel und deren schulischen Aktivitäten und hält bereitwillig die Stellung, wenn deren Eltern mal eine Auszeit brauchen. Ihre 16-jährige Enkelin hat in ihr sogar eine Mitverschwörerin in Sachen Mode: Wenn die Mutter ihr etwas nicht besorgen will, tut es die Großmutter – natürlich innerhalb gewisser Grenzen und mit einem Augenzwinkern in Richtung Elise. »Dieser Teil des Lebens mit meinen Enkelkindern ist großartig«, sagt die 72-Jährige zu mir. »Aber man darf sich nichts vormachen. Es ist trotzdem hart und einsam. Meine Freundinnen an der Ostküste sind weit weg, und ich kann ja nicht ständig bei David sein. Am Anfang stürzte mich der Umzug in eine ausgewachsene Depression, und ich hätte nicht gedacht, dass ich mich da je wieder rausstrampeln könnte.«

Der Teil des Gehirns, der den sozialen Schmerz der Isolation registriert – der anteriore cinguläre Cortex (ACC) –, hat auch Anteil an unserem elementaren Empathieschaltkreis als Primaten. Hier sitzen die Verbindungen, die uns helfen herauszufinden, was zu tun ist, wenn ein Baby schreit oder wenn ein Gesicht traurig aussieht. Der ACC gehört zu dem System, das uns befähigt, die Emotionen und den Schmerz anderer zu spüren und darauf zu reagieren. Hohe Kortisolspiegel aufgrund von Isolation können dieser Verdrahtung mit der Zeit zusetzen. Dann missverstehen wir die Signale von Sprache und Mimik und reagieren nicht mehr auf Traurigkeit. Wenn Menschen zu lange isoliert sind, erscheint es irgendwann nicht mehr verlockend, wieder Verbindung aufzunehmen. Selbst die Versuche anderer, mit uns in Kontakt zu treten, fühlen sich feindselig an. Damit steigt die Wahrscheinlichkeit, dass wir Familie, Freunde und auch qualifizierte psychologische Hilfe abweisen.

Wenn einsamen Menschen »sterbenslangweilig« ist, ist dies mehr als ein Klischee. Die Evolution hat dieses Gefühl so tief in uns verankert, dass es körperlich real ist. In unserer ursprünglichen Umgebung, der Wildnis, hatten Menschen (wie die meisten Säugetiere) in der Gruppe die besten Chancen auf ein gutes Leben. Wenn andere da sind, mit denen man bei der Nahrungssuche und später auch beim Ackerbau, bei Care-Arbeit und bei der Abwehr von Angriffen kooperieren kann, steigen die Überlebenschancen. Bei Frauen ist dieser Instinkt sehr ausgeprägt. Da wir körperlich kleiner sind und oft kleine Kinder betreuen, waren wir in der Gruppe in der Regel sicherer. Besonders gegenüber einem gewaltbereiten Mann.

Zu den Aufgaben von Gehirn und Nervensystem gehört es, uns über bestimmte Signale zu überlebenswichtigen Handlungen zu bewegen. Wenn wir Durst haben, fühlen wir uns ausgedörrt und müde, bekommen Kopfschmerzen und können nicht mehr klar denken. Sobald wir getrunken haben, sendet das Nervensystem dem Gehirn keine Botenstoffe mehr, die uns zum Trinken bewegen sollen, und die Symptome verfliegen bald. Bei Hunger zieht sich der Magen zusammen und knurrt. Manchmal schmerzt er sogar. Wir sind erschöpft, gestresst und reizbar. Sobald wir essen, vergehen auch diese Symptome. Das Nervensystem teilt dem Gehirn mit, dass es getrost die Kühlschranktür schließen und die Küche verlassen kann.

Tragfähige Sozialkontakte herzustellen – das Bedürfnis nach Zugehörigkeit zu befriedigen – ist ein ebenso elementarer Überlebensinstinkt wie Essen, Trinken und Schlafen. Kontakte aktivieren die Belohnungsschaltkreise des Gehirns deutlich stärker, als wir früher dachten. Ein Team der University of Chicago konnte nachweisen, dass sich die ausgeprägten Belohnungsschaltkreise im Zusammenhang mit sozialen Kontakten über Jahrmillionen entwickelt haben, weil Kollaboration den Überlebenserfolg erhöhte. Das Glück, zu jemandem zu gehören, vermittelt dem Körper ein Gefühl von Leichtigkeit und Unbeschwertheit. Umgekehrt schlägt sich soziale Ausgrenzung in den körperlichen Schmerzschaltkreisen nieder. Wenn wir verletzt oder allein sind oder uns jemand das Herz gebrochen hat, kann dieses Gefühl *echte* Schmerzen hervorrufen. Für die meisten Nervensysteme gibt es kein lauteres Signal als einen Schlag oder Schnitt. Dann lässt das System alles stehen und liegen und warnt uns, dass wir in Gefahr sind. Forschungshypothesen führen das Anspringen der Schmerzschaltkreise bei Isolation auf die Evolution zurück. Um die tödlichen Konsequenzen von Isolation zu vermeiden – etwa wenn ein Mensch in der

Wildnis allein war oder als hilfloser Säugling schutzlos zurückgelassen wurde –, half es uns, dass der soziale Schmerz die Schmerzschaltkreise kapern konnte.

Der Zugehörigkeitsschaltkreis ist bei jedem Säugetier sehr ausgeprägt. Dennoch sind die Symptome fehlender Zugehörigkeit viel schwerer zu erkennen als die Symptome von Hunger, Durst oder Müdigkeit. Lethargie kann von Hunger, Schlafmangel oder körperliche Verausgabung herrühren. Schmerzen können wir auf eine beginnende Grippe, eine Allergie, Arthritis, Schlafmangel oder ein stressbeladenes Ereignis schieben. Aber wenn uns das Nervensystem zuschreit, dass wir mehr Kontakt mit anderen brauchen, geht das meistens unter, huldigt unsere Kultur doch kollektiv und lautstark dem individuellen Egotrip samt der Devise »Survival of the fittest«.

Diese Lüge vom erfolgreichen einsamen Wolf dürfen wir hier und jetzt getrost entlarven. Denn niemand erreicht etwas ganz allein. Das ist sowohl theoretisch als auch logisch unmöglich. Ohne andere wären wir nicht lebensfähig. Ohne andere hätten wir nichts zu essen und zu trinken, kein Dach über dem Kopf, keine Straßen für den Verkehr, keine Arbeit und kein Einkommen. Selbst wenn die anderen es gar nicht beabsichtigen: Ihr Handeln unterstützt unablässig unser Überleben.

Der Psychologe Scott Barry Kaufman von der Columbia University analysierte die Ergebnisse verschiedener Studien zu Gender und Persönlichkeit und führte hierzu auch eigene Studien an verschiedenen akademischen Institutionen durch. Er war in der Lage, anhand von Persönlichkeitsmerkmalen mit 85-prozentiger Trefferquote festzustellen, ob ein untersuchtes Gehirn weiblich oder männlich war. Wenn wir also behaupten, Dominanzverhalten, Aggression und starre Hierarchien seien typisch männliche Persönlichkeitseigenschaften, so können wir gemäß Kaufmans Arbeiten sagen, dass diese Aussage stimmt. Ebenso zuverlässig zeigen Studien, dass Frauen vermehrt nach Einverständnis suchen und Männer gern auf ihrem Standpunkt beharren. Tendenziell wissen Frauen Zusammenarbeit, Transparenz und fluide Organisationsstrukturen mehr zu schätzen, wohingegen Männer den Einzelkämpfer bewundern und fixe Hierarchien bevorzugen, die längere Zeit bleiben, wie sie sind.

Mit dem Motto »Selbst ist der Mann (oder die Frau)« agieren wir daher aus der Warte der dominanten, männlichen Wertvorstellungen heraus. Wenn wir uns jedoch unglücklich einigeln und vor lauter Furcht, schwach zu erscheinen, niemanden um Hilfe bitten, ignorieren wir den elementaren Überlebensmechanismus der Verbundenheit und setzen unsere Gesundheit aufs Spiel. Nicht nur als Frauen, sondern als menschliche Wesen.

Das Ich-Zelt

Nicht nur der Umzug in eine fremde Stadt war für Sherry so desorientierend. Das eigentliche Problem bestand darin, dass ihr Gehirn, ihre Spiegelneuronen (jene Zellen, die das Nervensystem unseres Gegenübers erfassen und nachahmen können, um dadurch eine Brücke der Empathie zu bauen) und ihr Nervensystem dabei zugleich die bisherigen Bestätigungen ihrer Identität verloren. Es ging nicht nur um die Freundinnen. Es ging auch um die Dame in der Reinigung, um ihre Friseurin, um die Kassiererinnen im Supermarkt – all die Menschen, die durch regelmäßige Interaktion zu Sherrys Ich-Konzept beitrugen. Das Nervensystem braucht Jahre, um sich an solche veränderten Rückmeldungen anzupassen, wenn vertraute Menschen entfallen und wir zugleich neue Impulse von anderen erhalten, die zunehmend mit uns zu tun haben.

Wenn uns bewusst ist, wie Gehirn und Nervensystem andere Menschen in unser Identitätsgefühl einflechten, können wir bei diesem Prozess kooperieren, anstatt uns ausgeliefert zu fühlen. Dann bekommt unser Identitätsgefühl ein Upgrade, damit wir werden, wer wir immer sein wollten.

Wenn das Gehirn ein Gefühl für uns selbst konstruiert, nutzt es dazu die Erfahrungen des gesamten Nervensystems. Dieses Gefühl wird in Form einer einzigartigen Verknüpfung über zahlreiche Neuronen in jedem daran beteiligten Schaltkreis körperlich verankert und gespeichert. Das Ich-Gefühl besteht aus Mustern von Nervenimpulsen über weit verzweigte Systeme hinweg, die nicht nur mit vielen komplexen Verschaltungen im Gehirn interagieren, sondern auch mit all den großen und winzig kleinen Nerven in der Haut, den Organen und den Blutgefäßen. Erfahrungen, Begegnungen mit anderen und die Eindrücke, die diese im Nervensystem hinterlassen, sind wichtige Bestandteile unseres Gefühls dafür, wie es sich anfühlt, in der eigenen Haut »ich« zu sein. Bei jedem Kontakt und jeder Bindung passt sich das Nervensystem an die Äußerungen und unausgesprochenen Verhaltensweisen der Menschen an, denen wir begegnen, und integriert sie. Je häufiger es mit dem Nervensystem einer anderen Person in Kontakt tritt, desto stärker lässt es sich davon beeinflussen und desto mehr haben wir in deren Nähe das Gefühl, »ich selbst« zu sein.

Das Motivations- und Belohnungssystem des Gehirns wird über die Neurochemikalien Dopamin und Oxytocin zwar durch neue Menschen und neue Entdeckungen angeworfen, läuft aber erst durch regelmäßigen Kontakt mit Menschen, die wir mögen, laut schnurrend auf Hochtouren.

Wenn wir zusammensitzen, gemeinsam unterwegs sind oder miteinander reden, passen sich Herzschlag und Blutdruck und sogar die Atmung aneinander an. Das Nervensystem regt uns zu

Muskelbewegungen an, die auf unbewusste Signale reagieren. Wie Musiker in einem Ensemble brauchen wir nicht zu sehen, was die anderen von uns wollen, sondern spüren es und merken, wie wir reagieren, ohne uns bewusst dazu entschieden zu haben. Wenn diese Einstimmung gegenseitig erfolgt, wird daraus Verbundenheit: das tief empfundene Gefühl, dass die Partnerperson, das Kind, ein Elternteil oder Geschwister ein integraler Teil von uns sind.

Wenn sie nicht da sind, vermissen wir nicht nur sie, sondern wir vermissen auch das körperliche Gefühl, wie wir sind, wenn sie bei uns sind. Nervensignale, die uns zuverlässig versichern, dass mit dem vertrauten »Ich« alles okay ist, geraten ins Stottern, wenn diejenigen, die wir am besten kennen, nicht mehr um uns herum sind – so ähnlich, als würde uns plötzlich ein Körperteil fehlen. Bei einer dramatischen oder plötzlichen Veränderung der Beziehung zu jemandem, der uns wichtig ist und dessen Nähe wir gewohnt sind, verlangen Gehirn und Nervensystem intensiv nach erneuter Nähe. Bei Tod oder Trennung von einem Ehepartner, Kind, Elternteil, engen Familienmitgliedern oder alten Freunden erlebt das Nervensystem einen akuten Entzug. Signale, die auf mangelnde Vertrautheit hinweisen, lassen die Alarmglocken schrillen: Etwas ist verkehrt. Was bei Trauer so schwierig ist, ist der Aufruhr des Nervensystems, das uns mit Angst, Furcht und Schlafstörungen traktiert und Appetit, Vorlieben und Libido massiv verändern kann. Im Einzelfall fühlt es sich so an, als würde unsere Welt untergehen.

Die Aussicht auf fehlende soziale Einbindung – weil man sich ungerecht behandelt fühlt oder weil man Angst hat, jemand könne Anstoß an etwas nehmen, was man getan oder nicht getan, gesagt oder nicht gesagt hat – zählt zu den körperlich und emotional schmerzlichsten Erfahrungen, die wir machen können. Frauen, die sich in den Wechseljahren scheiden ließen, sagten mir, dieses

Gefühl sei besonders stark, wenn befreundete Paare sie mehr und mehr ausgrenzten, teils, weil sie bisher eben Paaraktivitäten gemeinsam unternommen hätten, teils, weil manche verheirateten Frauen fürchteten, eine Geschiedene könne es auf ihren Partner abgesehen haben. Die Schmerzschaltkreise, die durch das Gefühl von Ausgrenzung aktiviert werden, sind absolut körperlich. Das ist ein apokalyptisches Gefühl.

Als Terri sich während der anstrengenden Zeit der Wechseljahre ganz auf den beruflichen Neustart konzentrierte, verlor sie eine ökumenische Kontemplationsgruppe aus den Augen, in der sie seit 20 Jahren mitgemacht hatte. Irgendwann rief dann Sandra an, eine Kollegin und enge Freundin, die Terri seit den ersten Berufsjahren kannte, und fragte, ob Terri während der anstehenden Feiertage an einer Mahnwache für den Frieden teilnehmen wolle. Terri sagte ab. Die Mahnwache sollte um sechs Uhr abends auf der anderen Seite von Atlanta stattfinden, mitten im Berufsverkehr. Terris Versuch, außerhalb des Großunternehmens, für das sie bisher gearbeitet hatte, eine eigene Grafikdesign-Firma aufzubauen, ließ sich zäher an als erhofft, und die unterschwellige Angst vor einer ungewissen Zukunft führte dazu, dass sie viel zu viel arbeitete. Der Stress setzte ihrem messerscharfen Verstand und ihrer Kreativität zu, und sie vergaß, was sie eigentlich längst über das Auffüllen ihrer Kräfte wusste. Wann sie das letzte Mal richtig Urlaub gemacht hatte, wusste sie gar nicht mehr.

Aber in den Tagen nach Sandras Anruf plagte Terri das hartnäckige Gefühl, dass etwas in ihrem Leben verloren gegangen war. Es war körperlich spürbar, während Erinnerungen an die gemeinsame Sinnsuche mit Sandra in ihr aufstiegen und ihre Verbundenheitsschaltkreise aktivierten. Erst in letzter Sekunde begriff Terri, wie wichtig ihr die Teilnahme an dieser Mahnwache war. Sie hatte so viele Jahre hart gearbeitet, meistens allein, und jetzt hungerte sie nach dem, was die Gruppe ihr zu bieten hatte. Ja, sie wollte dorthin. Beim Blick auf die Uhr zögerte sie – sie konnte unmöglich pünktlich eintreffen. Aber dann hielt eine plötzliche Entschlossenheit, deren Ursprung ihr unklar war, sie davon ab, sich wieder hinzusetzen und sich auf die Arbeit zu konzentrieren. Sie stand auf, nahm ihre Sachen und lief los.

Die Entscheidungen, die Terri bewusst zu treffen schien, entsprachen dem, was Gehirn und Nervensystem von ihr verlangten. Als sie beim Auto angekommen war, stand sie unter dem Einfluss von starken, widersprüchlichen Signalen, die sie einerseits antrieben, ihr andererseits aber auch den Weg erschwerten, denn sie wollte unbedingt dabei sein, machte sich aber Sorgen, zu spät zu kommen. Das ist dasselbe Hin und Her, wie wenn wir morgens Hunger haben und noch gern frühstücken würden, aber dringend losmüssen, weil es schon so spät ist. Ein von der Eile gestresstes Gehirn kann sich weniger gut auf die kleinen Handgriffe konzentrieren, die fürs Frühstückmachen erforderlich wären. Man öffnet die Dose Haferflocken und schnappt sich gleichzeitig die Heidelbeeren, beides kippt um, und während wir genervt den Staubsauger herauszerren und dabei die Heidelbeeren auf dem Fußboden zermatschen, schmeißen wir noch die Lampe um. Immer mehr Missgeschicke verursachen noch mehr Stress und haben noch mehr Verzögerung zur Folge.

Als Reaktion auf Terris Gefühlsgemisch aus Einsamkeit und der Angst, zu spät zu kommen, feuerten Hypothalamus und Hypophyse ihre Nebennieren an, reichlich Stresshormone zu bilden, um angesichts der scheinbaren Gefahr die Wachsamkeit hochzufahren. Die Amygdala als Zentrum unserer Furcht schob sich übermäßig in den Vordergrund, beeinträchtigte Terris Urteilsvermögen und hinderte den Vagusnerv daran, Puls und Blutdruck in der Komfortzone zu halten. Terri wollte das Treffen auf keinen Fall verpassen, die anderen aber auch bloß nicht stören, besonders nachdem sie in den letzten vier, fünf Jahren nicht mehr aktiv Teil der Gruppe gewesen war.

Stresshormone in der richtigen Menge können uns hellwach und lernbereit machen. In Kombination mit niedrigem Blutzucker, finanziellen Sorgen und einem Nervensystem, das glaubte, nicht mehr dazuzugehören, waren Kortisol und Adrenalin so hoch, dass Terri sich zittrig und verwirrt fühlte. Die emotionsgesteuerte Amygdala übernahm das Kommando und schnitt die Schaltkreise des ruhigeren Frontallappens ab, in dem die Vernunft angesiedelt ist. Terri wurde unkonzentriert, bog einen Block zu früh ab und sah auf dem Navigationsgerät, dass sie damit erneut zehn Minuten verloren hatte.

Als Terri den schlecht beleuchteten Parkplatz erreichte, war ihr Stresssystem voll im Gang, verursachte Entzündungen (die körperliche Reaktion auf Infektionen und Verletzungen) und überschüttete sie mit Kortisol und Adrenalin, mit denen Hypothalamus und Nebennieren uns versorgen, wenn unser Gefühl für Wohlbefinden und Zugehörigkeit erschüttert ist. Systemische Entzündungen, die unbehandelt bleiben, schaden dem Herzen und sind eine Grundlage für Krebs, Diabetes und Demenzerkrankungen.

Dann öffnete Terri die Tür zum Meditationsraum und wurde vom warmen Schein der Kerzen in den Händen der Teilnehmerinnen empfangen. Als sie das sanfte Licht wahrnahm, die spirituellen Symbole in dem angenehm gefüllten Raum sah und die gregorianischen Gesänge aus den verborgenen Lautsprechern vernahm, registrierte ihr Körper diese Signale als Gefühl von Sicherheit, das die Nebennieren beruhigte und den Vagusnerv auf den Plan rief. Und dieser größte Nerv des Körpers brachte Herzschlag, Blutdruck und Stresshormone zur Ruhe. Das Entzündungsgeschehen konnte sich ebenfalls beruhigen.

Und angesichts der Hände, die sie bei der Suche nach einem freien Platz freundlich begrüßten, sprang das Belohnungszentrum ihres Gehirns an. Bindungshormone wie Oxytocin und Wohlfühlhormone wie Dopamin, wie wir sie beim Orgasmus oder intensiven, guten Gesprächen ausschütten, durchfluteten Terris Körper, während Bekannte und Unbekannte sie umarmten. Das Oxytocin veränderte die Stressreaktion im Gehirn, denn es signalisierte Hypothalamus und Hypophyse, dass die Nebennieren jetzt nicht mehr gebraucht wurden. Damit begann ihr Heilungsprozess. Die Friedenswünsche und guten Absichten der Anwesenden brachten sie körperlich zur Ruhe und führten zur Ausschüttung von Endorphinen, wie sie auch bei Langstreckenläufern im Flow frei werden. Dank der Verbundenheit konnte Terris Gehirn sich wieder an die neuronalen Signalwege für Zufriedenheit ankoppeln.

Ihr Nervensystem gestattete ihr nun, ganz präsent zu sein, klar zu denken und die Aufmerksamkeit von den Sorgen bei der Arbeit und den Tagesangelegenheiten auf den Kontakt mit der Gemeinschaft und deren größeres Anliegen zu verlagern. Die Erinnerung an all die Jahre, in denen sie ganz selbstverständlich in diesem Raum dazugehört hatte, brachte den Hypothalamus dazu, Oxytocin auszuschütten, das von spezialisierten Rezeptoren im Nucleus accumbens registriert wurde, die wiederum andere Signalwege dazu veranlassten, eine Flut von Serotonin auszulösen, dem Wohlfühlhormon. Auf einmal wurde Terri wieder vom tiefen Glück der Zugehörigkeit durchflutet. Mit jedem Moment fühlte sie sich mehr wie sie selbst, mehr wie das »Ich«, das sie früher gewohnt gewesen war.

Das Gefühl, dass etwas Wichtiges fehlte, das ihr in dieser Woche so zugesetzt hatte, hatte sie auf ihre Sehnsucht hingewiesen, sich in der Gruppe zu spüren. Hier konnten ihre Spiegelneuronen ihr helfen, den Frieden und das Wohlergehen der anderen in der vertrauten Gemeinschaft in sich aufzunehmen. Ihr Körper verlangte nach der Stimulierung der Neurochemikalien für Vertrautheit. Dass Terri anschließend ruhiger, friedlicher, wacher, freundlicher, hoffnungsvoller und kreativer zu Hause ankam, ist nachvollziehbar und kein psychologisches oder spirituelles Mysterium. Es ist die Reaktion des Nervensystems auf die Kaskade der Neurohormone, die für das Wohlergehen des Homo sapiens als soziales Wesen unerlässlich sind. Es ist die Reaktion auf das vertraute Gefühl des Ich-Zelts.

Denken Sie kurz darüber nach, was das Wort »ich« bedeutet, wenn Sie es laut aussprechen. Als Kinder reicht uns die Aussage »Ich bin«. Je mehr Verantwortung wir übernehmen, desto stärker wird unsere Identität von verschiedenen Rollen bestimmt: Ehefrau, Angestellte, Ärztin, Mutter, Freundin, Aktivistin, Pflegerin und so weiter. Je nachdem, wie wir in die Gemeinschaft passen und welchen Menschen wir uns zugehörig fühlen. Mitunter zwingen uns gewisse Lebensumstände die Frage auf, ob einzelne dieser Aspekte noch das »Ich« ausmachen. Bin ich noch »ich«, wenn die Kinder aus dem Haus sind oder wenn ich ganz allein lebe? Bin ich noch »ich«, wenn ich aus der Stadt und dem Haus wegziehe, wo ich 30 Jahre meines Lebens verbracht habe? Bin ich noch »ich«, wenn der Job wegfällt, den ich jahrzehntelang ausgeübt habe, und damit auch die kollegialen Kontakte und Freundschaften, die mein Leben bisher prägten? Wenn jetzt etwas fehlt, was ist dann aus dem »Ich« geworden, das bisher so selbstverständlich erschien? In der zweiten Lebenshälfte kann es uns so vorkommen, als würde sich das Ich-Zelt leeren. Und beim Versuch, es neu zu füllen, treffen wir nicht immer die beste Wahl.

Tricks und Fallen für das Ich-Zelt

Einsamkeit – das Gefühl, dass wir weniger Beziehungen, in denen wir uns gehört und verstanden fühlen, haben, als wir für ein grundlegendes Gefühl von Wohlbefinden bräuchten – ist derart allgegenwärtig, dass Millionen Menschen sie als Grund für ihr Unglücklichsein angeben. In Wahrheit geht es jedoch nicht unbedingt um Einsamkeit, sondern um mangelnde Zugehörigkeit. Dazu kommt es, wenn das Ich-Gefühl sich zusammenzieht, weil die Kinder aus dem Haus gehen, Freunde oder geliebte Menschen wegziehen oder wegsterben, wenn wir das Haus und die Gegend verlassen, in der wir die Kinder großgezogen haben, wenn wir aus dem Beruf aussteigen und sich Rollen verändern. Es ist, als würde sich das Ich-Zelt von Zugehörigkeiten leeren. Das nagende Gefühl, nicht dazuzugehören, kann biologisch eine Kaskade auslösen, die den Alterungsprozess beschleunigt und sogar das Demenzrisiko erhöhen kann. Abzulesen ist das an den Stresshormonen, der Immunfunktion und der kardiovaskulären Funktion. Manche Studien legen nahe, dass dieser Prozess das Leben um bis zu 15 Jahre verkürzen kann.

Seit Sherry dies klar ist, arbeitet sie hart an sich. »Momentan kann ich es mir finanziell nicht leisten, wieder an die Ostküste zu ziehen. Aber wenn ich es könnte, wäre ich sofort dabei. Ich habe gelernt, dass ich mich dem Drang widersetzen muss, mich zu Hause einzuigeln. Denn wenn ich diesem Impuls nachgebe, trinke ich zu viel«, gestand sie mir. Früher war Alkohol kein Problem für sie gewesen. »Aber es war schon so weit, dass meine Beziehung zu David darunter litt. Das kann ich sogar verstehen. Er wollte seine Familie beschützen.«

Sherry nutzte die Sehnsucht des Gehirns nach sozialen Kontakten für einen Neuanfang und um ihr Ich-Zelt neu zu bestücken.

»Ich habe Sportkurse besucht«, erzählte sie mit einer Grimasse. »Früher habe ich das gehasst. Aber so konnte ich neue Leute kennenlernen, und jetzt habe ich ein paar Frauen, mit denen ich regelmäßig losziehe. Außerdem bringe ich ehrenamtlich Leuten, die nicht mehr rauskommen, Essen auf Rädern. Viele sind nicht viel älter als ich, und das ermöglicht mir eine neue Perspektive. Ich kann mich unmöglich noch selbst bemitleiden.«

Kontaktaufnahme mit alten Freunden, Familienangehörigen und Kollegen, selbst wenn sie nur virtuell stattfindet, signalisiert dem Nervensystem: *Ja, ich bin immer noch »ich«*. Die Insula, die unablässig prüft, ob es uns körperlich gut geht, unterstützt diese Bestätigung: *Ja, ich spüre die alten Muster; meine Spiegelneuronen reagieren wie gewohnt; meine Systeme erhalten die Rückmeldung, dass ich immer noch zähle.* Wenn die Insula eine ungewohnte Reaktion erhält, schlägt sie Alarm. Sie kann über eine Kaskade von Neurohormonen Kompensationsverhalten anstoßen, um den Wunsch nach Vertrautheit zu erzeugen. Dieser Impuls kann uns auch dazu bringen, Alkohol zu trinken oder zu viel zu essen. Und nach dem Ende einer langjährigen Beziehung kann er die Schaltkreise der Jugend wieder anwerfen, die uns dazu brachten, den Bad Boys nachzurennen. Das hängt davon ab, nach welcher Art von Vertrautheit das Gehirn giert.

Toxische Vertrautheit

Rena war bei ihrer Scheidung 57 Jahre alt. Es fiel ihr nicht leicht, sich auf eine neue Beziehung einzulassen. »So richtig verstehe ich das nicht, Louann«, sagte sie zu mir. »Es ist nicht so, dass da niemand wäre. Die Auswahl ist groß, und viele Männer in diesem Alter wollen etwas Ernstes. Sie wollen alle noch einmal heiraten.

Aber irgendwie funkt es bei mir nicht. Und wenn doch, läuft sich die Sache bald wieder tot.«

Angesichts von Renas Geschichte ist das kaum verwunderlich. Ihr Vater hatte ein Alkoholproblem. Dennis, mit dem sie 20 Jahre lang verheiratet gewesen war, hat heimlich gespielt, und wenn ich eine Ferndiagnose hätte abgeben müssen, hätte ich ihn auch als narzisstisch eingestuft. Siebenundzwanzig Jahre lang hatte Rena sich abgemüht, seine unablässigen Forderungen zu erfüllen, denn er hatte ihr die Verantwortung dafür übertragen, seine Welt perfekt zu machen. Doch was sie auch sagte oder tat, es war immer verkehrt. Ständig bekam sie Vorwürfe: Sie sei selbstsüchtig, würde seine Gefühle verletzen, wolle ihn nicht glücklich machen. »Es kam so weit, dass er mich nach meiner Meinung fragte und ich antwortete: ›Was möchtest du denn hören?‹ Und das provozierte natürlich einen Wutanfall. Irgendwann bekam ich Angst«, fuhr Rena fort. »Er regte sich furchtbar auf und folgte mir dann laut schreiend durchs ganze Haus. Meistens floh ich ins Gästezimmer und schloss die Tür ab.« Noch Jahre später sah ich, wie traurig es sie machte, wie die Sache ausgegangen war. »Ein Teil von mir glaubt immer noch, es sei alles meine Schuld.«

Im Verlauf der nächsten zwei Jahre begann Rena wieder, andere Männer zu daten, und fiel erneut auf Typen wie Dennis herein. Bei ihnen funkte es sofort, und es war anfangs sehr aufregend. Wenn Freundinnen ihr von Grund auf nette Männer vorstellten, die keine Narzissten waren, fehlte ihr das gewisse Etwas, und sie brach den Kontakt bald ab.

In der Kindheit und während ihrer Ehejahre hatte Renas Nervensystem gelernt, sich auf einen unausgeglichenen, fordernden Partner einzustellen. Das war ihr vertraut, in solchen Beziehungen fühlte sie sich lebendig. Wenn die vertrauten Auslöser fehlen, kommt ein sicheres Umfeld uns langweilig oder uninteressant vor.

Wenn wir es gewohnt sind, ständig vor einem tobenden Alkoholiker auf der Hut zu sein, entspricht der Zustand der Furcht irgendwann dem Gefühl, lebendig und »ich selbst« zu sein. Ohne diese Furcht sind wir gelangweilt und verloren. Das Nervensystem verlangt vom Gehirn herauszufinden, was los ist, indem es an das Vertraute anknüpft. Das ist einer der Gründe, aus dem die Situation sich weiterhin verkehrt anfühlt, obwohl der Partner dem Alkohol abgeschworen hat und nüchtern bleibt. Rena hatte viel Arbeit vor sich. Ihr zu einem neuen Gleichgewicht zu verhelfen würde eine Weile dauern.

Toxische Vertrautheit ist Gift für das Selbstbild des Gehirns, denn sie verfestigt vertraute Muster, die dem Gehirn selbstzerstörerische Signale vermitteln. In der Reproduktionsphase können wir Frauen jede Menge Kummer ertragen. Aber in der zweiten Lebenshälfte tritt Stress, wenn etwas schiefläuft, deutlicher zutage, und die Chance, diese Symptome ernst zu nehmen, ist höher als in anderen Lebensabschnitten. Wenn Frauen älter werden, reagieren ihre Schaltkreise sensibler auf sozialen Stress, weil die HPA-Achse (Hypothalamus-Hypophyse-Nebennieren-Achse) prompter darauf anspringt. Und hinterher dauert es länger und erfordert gründliches Hinschauen, bis wir wieder im Gleichgewicht sind. Aufgrund unserer Erfahrung erkennen wir zwar bereitwilliger an, dass wir weder von uns noch von anderen Perfektion erwarten dürfen (sonst wäre unser Leben sehr einsam), aber wir erkennen auch, wann es an der Zeit ist, eine Beziehung zu überdenken, deren Stress uns massiv zusetzt. Erfreulicherweise war Rena schließlich genau dazu bereit. Im Upgrade können wir auf vertraute Erfahrungen verzichten, die uns in unguten Verhaltensmustern festhalten.

Reset für das Nervensystem

Der Mann meiner Patientin Jean ist an Krebs gestorben, als sie 74 war. Danach meldete sie sich monatelang bei niemandem. In dieser betäubenden Isolation wuchs in ihr die Überzeugung, dass sie aufgrund seines Krebstods eine Versagerin sei, die niemand lieben könne oder sehen wolle. Dieser Gedanke war vollkommen irrational und hatte nichts mit der Realität zu tun. Aber da ihr Mann Teil ihres Ich-Zelts gewesen war, bedeutete sein Fehlen, dass sie sich für unvollständig und unzureichend hielt. »Es ist, als wäre jede Stimme, die mir je eingeredet hat, ich sei nicht gut genug und unfähig, laut brüllend zurückgekommen, um den Raum einzunehmen, den Jack freigemacht hat. Jetzt, nachdem wir es besprochen haben, ist mir bewusst, wie verrückt das war. Aber so hat es sich angefühlt«, sagte sie.

Über die Harmonisierung des Nervensystems integrieren wir Menschen, die uns nahe sind, tatsächlich in unseren Körper. Es ist wie die Harmonie beim gemeinsamen Singen, doch das merkst du erst, sobald deine Chorkollegin fehlt. Wenn wichtige Personen auf einmal weg sind, bleiben Nervensystem und Gehirn in der Suche nach dem Vertrauten hängen.

Zum Glück bemühten sich Jeans Freundinnen hartnäckig darum, sie in die Welt zurückzulocken. Ihr Nervensystem brauchte Jahre, um sich im heilsamen Raum der Zugehörigkeit neu zu kalibrieren. »Ich werde nie darüber hinwegkommen«, klagte sie, und ich ermunterte sie, dieses tiefsitzende Verlustgefühl zuzulassen. Ein geliebter Mensch ist nicht ersetzbar. »Aber ich kann nach vorn blicken«, erklärte sie zum Schluss.

Sozialer Rückzug ist immer riskant. Ein wenig Zeit für mich selbst kann wohltuend sein, damit die Aufregung sich legt, ich zur Ruhe komme und mein Nervensystem sich neu justiert. Irgendwann ist jedoch ein Kipppunkt der Einsamkeit erreicht, an dem die innere Aufregung nur noch steigt. Zugehörigkeit zählt auf die Dauer zu den besten Methoden, das Nervensystem zu beruhigen.

Schon ein freundlicher Wortwechsel mit einem Fremden liefert dem Nervensystem die unverzichtbare Bestätigung, dass wir zählen. Solche Gespräche können kognitiv ausgleichend wirken.

Deshalb ist Einzelhaft so grausam. Wir spiegeln die anderen, und wenn wir durcheinander sind, kann ein ausgeglichenes Nervensystem uns bereits durch seine Anwesenheit neu justieren. Wir können einander gegenseitig zum Reset verhelfen – oder einander destabilisieren. Wir alle wissen, welche Freundin wir anrufen müssen, wenn wir labil sind, und welche nicht. Und wir wissen, welcher labilen Freundin wir selbst gut helfen können. Das ist weder verrückt noch mystisch, sondern schlichte Neurowissenschaft. Spiegelneuronen und Oxytocin stimmen uns über Körpersprache, Intonation und zahllose winzige, unbewusste Signale aufeinander ein.

Denken Sie an einen fröhlichen Abend im Freundeskreis, ob im Restaurant oder zu Hause. Stellen Sie sich die angeregten Gespräche vor, das schallende Gelächter, das gute Essen, die persönlichen Verbindungen. Und nun schließen Sie die Augen und rufen Sie sich eine starke Erinnerung ins Gedächtnis. Mit hoher Wahrscheinlichkeit ist es etwas, das Sie glücklich macht. Dieses Gefühl ist gut für unser Nervensystem und unser Gehirn. Wenn wir an eine Party aus unserer Jugend denken, die Musik von damals anstellen und tanzen, als wären unsere ältesten und besten Freunde anwesend, hat dies nachweislich eine positive Wirkung auf Gedächtnis, Körperkraft, Seh- und Hörvermögen.

Ohne soziale Stimulation – ob konkret oder vorgestellt – verkümmern gewisse Anteile in uns. Ohne dieses Gegengewicht verlieren wir die essenziellen Gehirnvitamine der sozialen Bindung und mit ihnen unsere Entschlossenheit und Resilienz.

Pauline war Executive Assistant gewesen. Nach Rentenbeginn kamen Verletzungen in ihr hoch, von denen sie geglaubt hatte, sie hätte sie schon vor Jahrzehnten bewältigt. Schmerz aus ihrer Ehezeit und sogar aus der Kindheit ließ sich nicht mehr verdrängen. Es ging nicht nur um mangelnde Ablenkung, weil sie plötzlich weniger Termine hatte. Was ihr fehlte, waren Oxytocin und Serotonin für die Schaltkreise im Gehirn, die uns helfen, in der Wohlfühlzone zu bleiben. In der zweiten Lebenshälfte wird diese Zone schmaler und an den Rändern poröser. Gleichzeitig nehmen wir deutlicher wahr, wann wir sie verlassen haben, und können auf lähmende Weise abrupt überwältigt werden. Erst als Pauline ihrer Enkelin beim Umzug nach Los Angeles half, fühlte sie sich wieder zugehörig und nützlich.

Die Erfahrung der Gegenseitigkeit, die wir machen, wenn wir zu einer Gruppe gehören, fühlt sich für Gehirn und Nervensystem gut an. Wie wir miteinander umgehen, wird in hohem Maße durch Spiegelneuronen und Oxytocin gesteuert. In einer harmonischen Gruppe tauschen die Spiegelneuronen der Anwesenden Signale von Glück und Zugehörigkeit aus. Diese Verbundenheit wird durch Oxytocin, das vom Hypothalamus an den Nucleus accumbens geschickt wird, verstärkt und belohnt, denn es setzt mittels eines Cocktails aus Serotonin, Dopamin und anderen Endorphinen eines unserer Beruhigungs- und Schmerzlinderungssysteme in Gang, dessen Bestandteile den Nerven in Gehirn und Körper augenblicklich Wohlbefinden vermitteln.

Vertrauen und ein gelasseneres Nervensystem bedeuten, dass stärkere kognitive Kräfte länger erhalten bleiben. Das kann sogar lebensverlängernd wirken, weil das Immunsystem besser funktioniert, wenn es nicht wegen der Signale eines durch Isolation aktivierten Stresssystems ständig auf gefühlte Bedrohungen reagieren muss. Vertrauen und Umarmungen wirken wie ein Polster, das stressige Momente abpuffern kann. Beides erzeugt Reserven, um auf das Auf und Ab des Lebens flexibel und stark reagieren zu können. Diese Resilienz lässt uns im Upgrade emotional und körperlich wieder in die für uns optimale Wohlfühlzone zurückkehren.

Zwischen sozialen Bindungen und den positiven Langzeitwirkungen auf Gehirn, Herz und Gesundheit insgesamt besteht eine starke Korrelation. Soziale Verbundenheit senkt den Pegel der Stresshormone, reduziert auf diese Weise Entzündungen und verbessert kognitive Fähigkeiten und Immunfunktion. Die Stimulation von Wohlfühltransmittern motiviert uns zu gesünderen Gewohnheiten. Das Gefühl, das andere uns umsorgen, stärkt zugleich die Selbstfürsorge.

Verbundenheit ist wie ein Supertreibstoff für alle Gewohnheiten, die Gesundheit und Wohlergehen unterstützen. Damit ist sie für Kognition und Diabetesvorbeugung genauso wichtig wie ausreichend Schlaf. Neuere Forschungsergebnisse besagen, dass Isolation ähnlich gesundheitsschädlich sein dürfte wie Rauchen, Bewegungsmangel oder eine ungesunde Ernährung. Mangelnde Sozialkontakte können das Leben einer Frau um bis zu 15 Jahre verkürzen, wohingegen Frauen, deren Partner es unterstützen, wenn sie sich zweimal in der Woche mit drei oder mehr Freundinnen treffen, wertvolle Jahre gewinnen.

Vertrauen ist ein zentraler Bestandteil von Zugehörigkeit. Und es fühlt sich für Gehirn und Nervensystem einfach gut an. Wenn sich in und nach den Wechseljahren die Hormone umstellen, haben wir wieder eine einzigartige Chance, uns von unberechtigtem Vertrauensvorschuss zu lösen. Vor den Wechseljahren konnte sogar die Umarmung eines Partners, dem wir misstrauten, Oxytocin freisetzen und uns jeden Verdacht beiseiteschieben lassen.

Einer Frau vor den Wechseljahren riet ich regelmäßig, sich nicht umarmen zu lassen, wenn sie das Gefühl hatte, die vertraute Person würde sie belügen. Wegen des hohen Östrogenspiegels löst in diesem Alter jede Umarmung eine Oxytocinflut aus, die dazu führt, dass die Betroffene alles glaubt, was man ihr weismacht.

Im Upgrade ergeht es uns deutlich besser. Wir können immer noch voller Liebe und Vertrauen voranschreiten, aber unser Denkvermögen wird nicht mehr ständig von großen Oxytocinwellen überschwemmt. Vertrauen ist eine bewusste Entscheidung, kein neurohormonell gesteuertes Schicksal. Wir können es besser registrieren, wenn unser Nervensystem auf ein vertrautes, aber ungutes Nervensystemmuster einer anderen Person reagiert.

Entscheidend für das Upgrade ist, dass wir unserem Gehirn die unverzichtbaren Elemente Verbundenheit und Validierung bereitstellen. Bitte schieben Sie jetzt ganz kurz Ihren Stolz auf Ihre Unabhängigkeit und das Leugnen des Alterungsprozesses beiseite. Liebe Leserin, wenn Ihre Blase nicht mehr zuverlässig funktioniert, wenn Sie schimpfen, dass die anderen nuscheln, oder wenn Sie Rückenschmerzen haben, könnte es sein, dass Sie auch Einladungen ausschlagen. Schluss damit! Sofort! Wenn Sie nicht mehr gut gehen können, dann seien Sie nicht zu stolz für einen Rollator oder ein Elektromobil. 60 Prozent aller Frauen über 60 haben Mobilitätsprobleme, also auch die eine oder andere meiner Leserinnen. Und wenn Sie der Meinung sind, dass die anderen immer so leise sprechen, dann gehen Sie zum Arzt und lassen Sie Ihr Hörvermögen überprüfen. Sturheit aus lauter Stolz ist eines der größten Hindernisse für eine Optimierung des Upgrades. Tun Sie, was Sie können, um mit anderen in Verbindung zu bleiben.

Schließlich geht es nicht nur um Lebenszeit, sondern um Freude, emotionale Stärke und einen scharfen Verstand. Wer wir sind, erleben wir im Kontext, nicht für uns allein. Wer wir sind, ist ein Zusammenspiel, das über Bindungen entsteht. Unsere Sozialkontakte sind der Boden, auf den wir die Zeltstange stellen, die unser Selbstbild stützt. Sich um gesunde Bindungen zu bemühen ist nicht optional und nichts, was wir tun, wenn uns gerade langweilig ist. Es ist ein unerlässlicher Teil unseres Menschseins. Kontaktpflege ist keine frivole, zweitrangige Aufgabe, sondern sie bestimmt, ob es mit uns abwärtsgeht oder ob wir ins Upgrade übertreten.

Beim Eintritt ins Upgrade wird es wichtiger, mit wem wir uns im neuen Zelt »Ich 2.0« umgeben. Finden Sie Menschen, die Ihnen helfen, Ihre besten Seiten zu entdecken. Suchen Sie den Kontakt zu Frauen, die ebenfalls dabei sind, ihr Ich-Zelt zu renovieren. Die Evolution hat das menschliche Gehirn für das Leben in Gruppen geprägt, und das Bindungshormon Oxytocin zementierte dieses Bedürfnis. Jahrtausende später bestätigen nun Studien zur Wichtigkeit von Freundinnen für unsere Gesundheit dieses sehr ursprüngliche Bedürfnis. Also gehen Sie aus oder starten Sie ohne Schuldgefühle einen Gruppenchat (mit Videoübertragung!) – um gesund zu bleiben und Stress abzubauen. Im Idealfall delegieren Sie Ihre Aufgaben an andere und machen mit Ihren Freundinnen einen Ausflug oder eine kleine Reise. In stressigen Zeiten schüttet das weibliche Gehirn auch nach dem Upgrade bindungsstärkendes Oxytocin aus und nicht nur das Stresshormon Kortisol, das unser Überleben sichern soll. Im Upgrade brauchen wir die Bindung zu Menschen, die uns gestatten, ganz wir selbst zu sein.

KAPITEL 8

Upgrade für den Mami-Modus

»Ernsthaft: Meine Mom sah eine Schlagzeile, die vor einem anrückenden Blizzard warnte, und hielt es für nötig, in Dallas alles stehen und liegen zu lassen, um mich in Chicago anzurufen und mir zu sagen, ich solle Handschuhe und Mütze nicht vergessen«, berichtete Latanya (35), die eine Abteilung für Unternehmenskommunikation leitet. »Hält sie mich immer noch für zehn?«

Vielleicht haben wir die Kinder sogar bewusst aus dem Nest geschubst, damit sie ein unabhängiges Leben führen, aber ob wir sie jemals aus unserem Ich-Zelt entlassen, ist eine andere Frage. Das könnte allerdings erforderlich sein, damit sie bereitwillig weiter Teil unseres Lebens bleiben. Mein Sohn würde sofort unterschreiben, dass zu viele derartige Einmischungen dazu führen, dass unsere erwachsenen Kinder uns allmählich ausblenden. Und die Tage, an denen sie nicht sofort auf unsere Nachrichten oder Anrufe reagieren, kommen uns vor, als würde ein Teil von uns haltlos im Wind flattern und allmählich von den Böen zerfetzt werden.

Ich finde es erschütternd, wie sehr ich mich immer noch von den Stimmungen meines Sohnes beeinflussen lasse.

Wenn die Mami-Schaltkreise anspringen, verändern sie uns grundlegend. Während das Kind seinen Kopf durch den Geburtskanal schiebt, wird ein Schwall Oxytocin freigesetzt, ebenso bei der Stimulierung der Brustwarzen beim Stillen. Und schon der Hautkontakt und der Duft der Kopfhaut unseres Babys setzen eine mächtige Kaskade an Bindungshormonen in Gang. Bei der Mutter beginnt eine Umprogrammierung, die uns für den Duft dieser kleinen Körper und ihrer Ausscheidungen sensibilisiert. Wir hören unterschiedliche Nuancen heraus, wenn unser Baby weint, während wir sein ganzes Wesen in unser Ich-Zelt integrieren. Ob Sie die leibliche Mutter sind, spielt dabei keine Rolle: Bereits der Haut-zu-Haut-Kontakt ändert alles.

Sie können noch so schnell aufwachsen, wir können noch so alt werden, die Mami-Schaltkreise sind schwer abzustellen. Mir spielen sie bis heute Streiche, obwohl mein Sohn erwachsen ist. Als Whitney auszog, ging ich regelmäßig in sein Zimmer, weil es dort noch nach ihm roch. In letzter Zeit muss ich mich bewusst bemühen, mich liebevoll auf Distanz zu begeben, denn ab einem gewissen Punkt wünschen sich unsere Kinder sehnlichst, dass unser Mami-Gehirn sie endlich in Ruhe ihr Leben leben lässt.

Wir machen uns sogar dann Sorgen, wenn sie bestens zurechtkommen. Der Frontallappen ist immer bereit, Probleme zu lösen. Selbst wenn alles in Ordnung ist, erschafft unser besorgtes Gedankenkarussell Probleme, wo gar keine sind, drängt uns zur Einmischung und zu Rettungsversuchen, obwohl gar keine Krise vorliegt, aus der jemand zu retten wäre. Dagegen haben unsere Kinder drei mächtige Waffen: Distanz, Schweigen und Abgrenzung. Unabhängig vom Alter bleibt das weibliche Gehirn immer auf Verbundenheit ausgelegt. Für das weibliche Gehirn und sein Nervensystem bedeutet das Schweigen der Kinder allerhöchste Alarmstufe. In ihrem Buch *Walking on Eggshells* beschreibt Jane Isay diese Erfahrung ebenso ehrlich wie ungeschminkt:

> *Es gab ein paar holprige Jahre, in denen ich dachte, ich hätte ihn verloren, und in denen er kein Wort von mir hören wollte. Sehr schmerzhaft. Er musste mir beibringen, mich von ihm zu lösen. Ich musste lernen, mehr auf mich zu achten und weniger auf ihn. Ich musste mich daran gewöhnen, in seinem Leben eine Nebenrolle einzunehmen. Da ich machtlos war, musste ich lernen (und lerne es immer noch), alle Erwartungen aufzugeben. Wie sich herausstellt, steckt er voller witziger Ideen und ist ein gescheiter Kerl, der viel weiß. Es hat Jahre gedauert, bis ich mich an dieses neue Normal angepasst hatte. Und es gibt nach wie vor Herausforderungen. Wir versuchen, einander nahezustehen, ohne den anderen in den Wahnsinn zu treiben. Dazu muss ich meine eigenen Fehler und Versäumnisse akzeptieren, über die wir heute zusammen lachen können. Ich weiß, dass er mich liebt. Und manchmal sagt er mir das sogar.*

Als Whitney sich darüber beschwerte, dass ich so oft bei ihm vorbeischaute, sagte ich: »Ich möchte dich oft sehen, weil ich glaube, dass du einsam bist.« Er antwortete: »Ja, ich bin einsam. Aber dein Besuch hilft mir nicht, das zu ändern.« Ich war davon ausgegangen, dass ich ihm willkommene Gesellschaft wäre, aber tatsächlich war es eher das Gegenteil. Mein besorgtes Auftauchen hielt ihn davon ab herauszufinden, was er gegen seine Einsamkeit unternehmen konnte. Erst als er mir das mitteilte, begriff ich. Ich war nicht mehr dafür verantwortlich, seine Wunden zu verarzten.

Für eine stabile Beziehung zu unseren erwachsenen Kindern müssen wir die Mami-Schaltkreise breiter aufstellen. Solange wir den Helikoptermodus nicht abstellen, fühlen sie sich weder respektiert noch wertgeschätzt. Und wenn wir sie nicht als erwachsene Menschen wertschätzen können, werden sie sich von uns abschotten. Dann entfreunden sie uns in den sozialen Medien, schalten unsere Anrufe stumm oder sind nicht ehrlich zu uns. Sie werden eigene Wege finden, der Beziehung einen Platz zuzuweisen, den sie tolerieren können, auch wenn uns das verletzt. Vertrauen Sie mir!

Bei der Mehrheit der Frauen, die Mütter wurden, hat das Mami-Gehirn unsere Realität als Erwachsene geprägt. Die Hauptmotivation lautete: Erhalte sie am Leben, bis sie 18 sind. Unser privates und berufliches Leben drehte sich darum, sie zum richtigen Zeitpunkt an den richtigen Ort zu bringen, mit der Schule und anderen Müttern in Kontakt zu bleiben und die tägliche Herausforderung der tausend Termine zu bewältigen. Viel weiter in die Zukunft dachten wir nicht. Historisch betrachtet ist es etwas Neues, dass Frauen die Fruchtbarkeitsphase längere Zeit überleben. Dann aber ist der aufreibende Drahtseilakt zwischen Beruf, Privatkontakten und Kinderaktivitäten vorbei, der Gehirn und Nervenkostüm so sehr fordert. Für den Schritt zur Mutter erwachsener Kinder gibt es keine Anleitung. Angesichts der heute üblichen Lebensspanne sollten wir uns dringend damit befassen und diese Entwicklungsphase benennen und erforschen.

Vielleicht kennen Sie die Geschichte von dem alten Mann, der durch den Wald geht und einen Schmetterling findet, der sich mühsam aus seinem Kokon herausarbeitet. Der Mann glaubt, der Schmetterling stecke fest, und öffnet den Kokon. Aber die Flügel des Schmetterlings sind schrumpelig und sein Körper ist unförmig dick. Er kann noch nicht fliegen und ist hungrigen Vögeln jetzt schutzlos ausgeliefert. Das Ringen, den Kokon zu durchbrechen, macht die Flügel stärker und den Körper schmaler. Der instinktive Rettungsversuch des Alten brachte den Schmetterling um sein Geburtsrecht: die Kraft zu fliegen.

Ich weiß nicht, woher diese Geschichte stammt, doch ich habe sie schon viele Male von unterschiedlichen Menschen gehört. Zu lernen, dass wir am Kokon unserer Kinder nicht zupfen dürfen, ist für sie später genauso wichtig wie einst der Zuspruch nach einem Sturz auf dem Spielplatz, es sei nichts Schlimmes passiert. Lassen wir unseren erwachsenen Kindern ihre Würde, indem wir sie so behandeln wie andere Erwachsene auch.

Ein Mami-Gehirn im Downgrade erkennt man an der Vorstellung, wir würden unsere Kinder kennen. Das stimmt nicht. Wir können sie würdigen, indem wir ihnen Raum geben. Und dann können wir sie als Erwachsene kennenlernen. Im Upgrade begegnen wir ihnen mit derselben Neugier wie einem neuen Freund. Wir hören zu, anstatt zum Verhör überzugehen, etwa in Form von: »Hast du die Rechnung bezahlt?«, »Wo ist der Antrag, den du ausfüllen solltest?«, »Hast du den Zahnarzt angerufen?« Lassen Sie sie in Ruhe! Sie kriegen das hin, und wenn nicht, lernen sie aus den Folgen und wachsen daran.

Der Übergang in die zweite Lebenshälfte ist ein langes Hineingleiten in das Loslassen, in liebevolles Grenzensetzen und in stilles Zuhören, wenn uns unsere erwachsenen Kinder, die Ehepartner oder die Geschwister etwas erzählen. Wir lernen auf die harte Tour, dass die Dinge sich am besten entwickeln, wenn man sie locker sieht und lernt, geliebten Menschen Raum zu lassen, anstatt ihren Platz im Sandkasten zu bewachen. Es ist nicht leicht, nicht mehr ständig auf Abruf bereitzustehen. Es ist nicht leicht, unseren Kindern echte Privatsphäre zuzugestehen, nachdem wir uns bisher zum Nachhaken berechtigt gefühlt haben. Bei anderen Erwachsenen würden wir diese Grenze nie überschreiten und fänden gewisse Fragen respektlos. Das Mami-Gehirn im Rettungsmodus bestärkt unsere Kinder nur im Gefühl der Unmündigkeit.

Extremfälle für das Mami-Gehirn

Wir brauchen Liebe und Demut, um unsere Schwächen zu akzeptieren und uns mit den Fehlern unserer Kinder zu arrangieren.

Jane Isay, *Walking on Eggshells*

Für die Mutter eines erwachsenen Kindes mit einem Hang zur Selbstzerstörung wie bei Alkohol- oder Drogenkonsum oder mit psychischen Erkrankungen, die dieses Kind nicht behandeln lassen will, kann die Frage, wie sie mit dem Anteil dieses Kindes am mütterlichen Ich-Zelt umgeht, dramatische Folgen für das eigene Leben mit sich bringen.

»Finanziell war ich am Ende der Fahnenstange«, erzählte mir Wendy (64) nach einem Vortrag in Denver. »Ich komme aus sehr einfachen Verhältnissen im ländlichen Nebraska. Trotzdem konnte ich zum Glück das College absolvieren und in der Finanzbranche eine ordentliche Karriere hinlegen. Mein Mann und ich verdienten sehr gut, und als unser Sohn Chris, als Ältester von drei Kindern, mit 15 süchtig wurde, zahlten wir sechsstellige Summen für den Aufenthalt in Rehakliniken. Mit 22 hatte er fünf verschiedene stationäre Behandlungen durchlaufen.« Ich sah und fühlte ihren Schmerz. Als Psychiaterin weiß ich, dass die Heilungsrate bei Drogensucht und Alkohol nur bei knapp 30 Prozent liegt. Die große Mehrheit schafft es nie, ihre Erkrankung zu besiegen. Und da ich als Ärztin mit derartigen Einrichtungen vertraut bin, war mir auch klar, dass Wendy andeutete, dass sie insgesamt über eine Million Dollar dafür aufgebracht hatten.

»Als mein Mann vor fünf Jahren starb, wusste ich nicht mehr, was ich tun sollte«, fuhr Wendy fort. »Ich war schon im Ruhestand und musste darauf achten, die Ersparnisse zusammenzuhalten. Ich habe noch einen Sohn und eine Tochter. Denen wollte ich bei Bedarf ebenfalls beistehen können. Aber Chris geriet immer wieder in Schwierigkeiten, und als Mutter – was sagt man da zum eigenen Kind, wenn es leidet und um Hilfe fleht?«

Wenn wir eine andere Person in unser Ich-Zelt integriert haben, ob Partner, Kind oder enge Freunde, schlägt das Nervensystem unüberhörbar Alarm, sobald in deren Leben etwas schiefläuft oder sie versuchen, die Distanz zu vergrößern. Es ist diese unbewusste Verwobenheit zwischen unserem Nervensystem und ihrem, die uns an Menschen kettet, die uns schaden können. Wir werden coabhängig, weil wir buchstäblich süchtig nach ihnen sind. Das Nervensystem sucht nach Vertrautheit und Wiederholung. Es erscheint widersinnig, aber wenn wir daran gewöhnt sind, dass jemand uns unglücklich macht, verlangt es uns nach dem vertrauten Elend, bis wir die Kraft, den Rückhalt und die Unterstützung finden, mit deren Hilfe wir uns aus diesem Teufelskreis lösen können. Dazu brauchen wir Hilfe. (Mehr dazu im Anhang, siehe Seite 404.) Denn so schlimm es sich auch anfühlt, im Ich-Zelt von geliebten Menschen vergiftet zu werden, es kann sich noch schlimmer anfühlen, sie bewusst auszuschließen. Dieses Dilemma kann uns isolieren, weil wir andere von uns stoßen, die unsere Abhängigkeit von den Problemen unserer Kinder in Frage stellen. Auch dafür fehlen uns Denkmuster. Ein Restchen Selbsterhaltungstrieb wirft in so einer Situation unsere Kontaktschaltkreise wieder an. Er treibt uns aus dem Haus, damit wir wenigstens mal wieder im Kaufhaus stöbern gehen, mit einer Verkäuferin reden, eine Therapiestunde vereinbaren oder gar eine Einladung von Leuten annehmen, die wir normalerweise ausschlagen würden. Wenn wir solche Impulse überhören oder sie nicht ernst nehmen, lässt uns das Nervensystem durch den Sog der Besessenheit in tiefe Melancholie versinken.

»Als ich aus meiner Beziehung zu Chris wieder aufblickte, war ich vollkommen allein«, sagte Wendy. »Andere Eltern erzählten mir, wie toll ihre Kinder zurechtkämen. Ich wusste nicht, wie ich mit ihnen reden sollte, ohne seine Probleme anzusprechen. Und ich wusste nicht, wie ich Zeit mit anderen verbringen sollte, ohne ständig nachzusehen, ob und was er mir für Nachrichten schrieb. Ob er noch am Leben war. Außerdem war ich eifersüchtig, weil ihre Kinder gut klarkamen. Damit war ich nicht die beste Gesellschaft. Meine Nerven waren derart auf sein Wohlergehen eingestimmt, dass ich kein eigenes Leben mehr hatte und das Gefühl für mich selbst verlor. Ich war am Ende.«

Isolierte Menschen mit ramponiertem Ich-Zelt greifen zu unterschiedlichen Gegenmaßnahmen. Wendy entschied sich, etwas zu verändern, und ging zu Al-Anon. »Ich habe intensiv mitgearbeitet, um zu lernen, wie ich mich von meinem Sohn abgrenzen und wieder für mich selbst da sein könnte. Vor zwei Jahren vollzog ich dann den härtesten Schritt, den ich in meinem ganzen Leben getan habe. Ich änderte meine Telefonnummer und zog um. Ich teilte Chris nicht mit, wo ich nun wohnte. Endlich habe ich akzeptiert, dass ich nicht die Macht habe, ihm zu helfen. Mit 35 kann ich ihn ziehen lassen. Ihm nahe zu bleiben hinderte mich am Leben. Es schadete meiner Beziehung zu meinen anderen beiden Kindern und hielt ihn davon ab, sich echte Hilfe zu suchen. Ich musste den Weg freimachen, damit er seinen eigenen gehen konnte. Seine Geschwister machten sich Sorgen, was Chris' Krankheit mir noch antun würde, zumal er mich auch körperlich bedroht hatte. Als ich diese Entscheidung traf, hatte ich zu fast allen Freunden den Kontakt abgebrochen. Niemand außerhalb von Al-Anon hatte eine Vorstellung davon, welche Hölle ich durchlebte.«

Das Nervensystem ist über unsere sozialen Kontakte auf bestimmte Reaktions- und Verhaltensweisen programmiert. Wenn es nun mit einem geliebten und vertrauten Menschen verknüpft ist, der uns schadet, weil er süchtig, psychisch krank oder jähzornig ist, kann es sich entsetzlich anfühlen, diese Verbindungen innerhalb des Ich-Zelts aufzulösen. In den ersten Wochen und Monaten nach einer derartigen Trennung setzt oft ängstliche Langeweile ein. »Nachdem ich umgezogen war und mich eingelebt hatte, wusste ich nichts mit mir anzufangen«, erzählte Wendy. »Ich war so daran gewöhnt, meine ganze Existenz nach Chris' Bedürfnissen auszurichten, dass der Kontaktabbruch wie eine Identitätskrise war. Wer war ich eigentlich ohne dieses Chaos?« Wendys Nervensystem verlangte nach etwas Vertrautem, und es fiel ihr schwer, diese Lücke nicht zu füllen, indem sie sich in eine coabhängige Krisenbewältigungsmaschine verwandelte, die nach Dramen suchte und diese notfalls selbst erzeugte.

Wenn das Ich-Zelt unbewusst von der tiefgreifenden Störung eines Kindes gefesselt ist, ist das für das Upgrade wie ein Kurzschluss. Sobald uns jedoch bewusst wird, wie Nervensystem und Gehirn uns Feedback geben, indem sie unser »Ich« errichten, können wir besser steuern, wen wir in unser Zelt einlassen und wie viel Einfluss wir einer Person zugestehen. Wendy erkannte, dass sie Chris nicht nur einen Ehrenplatz in ihrem Zelt eingeräumt hatte. Sie hatte ihm auch »die Mittelstange überlassen. Es war, als hätte er die Kontrolle über meine Selbstachtung und meine täglichen Prioritäten. Ständig reagierte ich auf einen seiner Anrufe, bekam Besuch von ihm, oder es gab eine Krise. Ich konnte nichts mehr planen und musste alles andere absagen. Damals dachte ich, das sei schon richtig so. Heute weiß ich, dass ich mich viel mehr um mich selbst kümmern muss.«

Das Upgrade ist unsere Chance, Stärke und Güte auszustrahlen, die sich aus der Weisheit und dem Mut speisen, dem erwachsenen Kind und seinem Weg Freiraum zu geben. Das erfordert Geduld.

Und wenn sie vor Schmerz um sich schlagen, tut es weh. Aber wenn die Kinder erst einmal den passenden Platz in unserem Gefüge gefunden haben, ist ihre Unzufriedenheit für uns nicht länger identitätsgefährdend. Dann können wir den Raum für uns und für sie endlich auf gesunde und durchaus innige Weise getrennt halten.

Das Omi-Gehirn

»Die größte Euphorie und der massivste Dämpfer für meine Familienbeziehungen war die Geburt der Enkelkinder«, erzählte mir Ceci beim gemütlichen Kaffeetrinken.

Ich hatte danach gefragt, was sie im Upgrade am meisten durchgerüttelt habe. »Interessant«, sagte ich etwas verdutzt. Da ich bisher keine Enkelkinder habe, muss ich mich auf das stützen, was ich als Neurowissenschaftlerin weiß und was mir andere berichten. »Man hört immer nur von dem großen Glück. Eine Freundin aus Brasilien witzelt immer, dass Kinder das notwendige Übel seien, um Enkel zu bekommen. Erzähl mal, was daran so schwierig ist.«

»Als ich diese Winzlinge auf dem Arm hatte, dachte ich, mir würde gleich das Herz zerspringen«, berichtete Ceci. »Ich ahnte ja nicht, wie tief diese Liebe sein kann. In mir brach etwas auf. Der Wunsch, meinen Enkeln nahe zu sein, ist unfassbar stark. Unsere Gespräche sind so persönlich, voll von bedingungsloser Akzeptanz und gegenseitigem Respekt, wir hören uns so aufmerksam zu. Ich bin verliebt. Anders kann ich es nicht beschreiben.«

Die Echos der Mami-Schaltkreise sind sehr mächtig und selbst mit weniger Bindungshormonen leicht zu reaktivieren. Die segensreiche biologische Distanz eröffnet Raum für bedingungslosere Liebe, die von weniger Ängsten, Verantwortung und Urteilen geprägt ist, als wir es mit den eigenen Kindern erlebt haben. Das Nervensystem im Gehirn baut Enkelkinder nicht auf dieselbe Weise ins Ich-Zelt ein wie bei unseren Kindern, nicht mit dieser täglichen Dringlichkeit. Deshalb können wir uns ihren Nöten leichter öffnen und ruhig zuhören, anstatt sofort das Ruder an uns zu reißen, alles zu reparieren und uns einzumischen. Dennoch ist dieses Band unglaublich stark.

Es ist die Reaktivierung der Kümmer-Schaltkreise, die von klein auf ins weibliche Gehirn und Nervensystem eingehämmert werden, die Oxytocinflut, das behagliche Gefühl des Progesteron, die Erinnerung des Nervensystems an die angenehmen Seiten der Bindung. Dieses Echo kann friedlich stimmen, und so hatte Ceci es offenbar erlebt. »Das klingt wundervoll, Ceci. Es ist schwer, sich die Schattenseiten vorzustellen.«

»Oh, aber die gibt es«, antwortete sie. »Die lernst du sehr abrupt kennen. Sobald du das erste Mal Nein sagst, wenn deine Kinder dich bitten, ein Enkelkind mal für einen Tag oder über Nacht zu dir zu nehmen. Nach der Geburt des ersten Enkelchens habe ich oft Ja gesagt. Aber irgendwann hatte ich das Gefühl, die Ziele aus den Augen zu verlieren, die ich mir für diesen Lebensabschnitt gesetzt hatte. Ich bin beruflich immer noch stark eingespannt, und es ist anstrengend, sich um aktive Enkelkinder zu kümmern. Ich brauche Zeit für Spaziergänge, zum Nachdenken, zum Ausruhen und um mir über das Leben, meine Prioritäten und meine Möglichkeiten klar zu werden. Wenn ich mich bewusst weiterentwickele, kann ich für alle besser sein. Wenn ich glücklich und mit mir im Reinen bin, tut das anderen um mich herum gut. Es hat lange gedauert, bis ich wirklich begriffen habe, dass mein Glück nichts mit Selbstsucht zu tun hat, sondern auch zum Glück von anderen beiträgt. Damit meine ich nicht einfach nur Zufriedenheit. Was ich meine, ist das unbändige Glück, das du spürst, wenn Aussehen, Kleidung, Geld und Besitz unwichtig werden. Wenn du die Freuden und auch die erschreckende Unsicherheit des Lebens getrost annehmen kannst. Daran will ich meine Zeltstange jetzt ausrichten und sie verstärken, und das liegt jetzt für mich an. Ich bin es wert. Und ich habe das Recht, darauf zu bestehen.«

Ich spürte das drängende Jetzt-oder-nie in ihren Worten, ein Gefühl, als würde sie aus dem Gefängnis ausbrechen. Und das dürfte durchaus die richtige Analogie sein.

Spätestens mit einem Jahr bekommt ein Mädchen seine erste Puppe und lernt, sie mit einer Spielflasche zu füttern. Schon in diesem zarten Alter formt uns die Kultur zu Märtyrerinnen, die unwiderruflich die Hauptverantwortung für das Leben ihrer Familie tragen. Wir werden auf das vorbereitet, was sich zeitweise wie ein Kerker aus Erwartungen und Verpflichtungen anfühlen kann, den wir aus Liebe glücklich auf uns nehmen – aber auch um dem sozialen Preis und den Schuldgefühlen zu entgehen, die folgen, falls wir uns nicht fügen. Doch in der zweiten Lebenshälfte, dem Upgrade, können wir diese Ketten sprengen. Wir sind nicht mehr primär für das Überleben kleiner Kinder verantwortlich, auch wenn die Gesellschaft und der Nachhall der alten Verdrahtung uns etwas anderes einreden wollen.

Die Schaltkreise der Märtyrermami sind sehr hartnäckig. In uns selbst ruhen können wir erst, wenn wir in der Lage sind, den Sog in den Spuren der alten Wellen wahrzunehmen und ihm zu widerstehen. Dann können wir die Ziele für unser Ich-Zelt von äußerer Bestätigung auf das eigene Wohlergehen verschieben und auf eine Weise für uns einstehen, die uns und allen um uns herum tatsächlich guttut.

»Wenn ich diese Zeit jedoch für mich beanspruche«, so Ceci, »oder wenn ich zu viel zu tun habe und deshalb Nein sage, reagieren mein Sohn oder meine Tochter so, als hätte ich gerade gesagt, ich hasste sie und wolle sie nie wieder sehen. Du kannst dir gar nicht vorstellen, was sie mir alles an den Kopf werfen! ›Wie üblich. Als wir klein waren, warst du nie für uns da. Wie konnte ich nur auf die Idee kommen, dass du als Großmutter anders sein könntest?‹ Zu ihrem Vater sagen sie so etwas nie. Und ihn bitten sie auch nicht so oft darum wie mich.«

»Puh, das klingt hart«, sagte ich. »Da kommen viele alte Emotionen wieder hoch. Aber wie fühlt sich das körperlich an, dieser Zug seitens der Enkelkinder und der Ärger deiner Kinder?«

»Ziemlich lange war es wie der erste Schusswechsel im schlimmsten inneren Kampf, den ich je ausgefochten habe.« Cecis Gesicht umwölkte sich. »Diese Kümmerimpulse sind sehr real. Es weckt starke Schuldgefühle, ihnen nicht nachzugeben.« Da Frauen insgesamt 78 Prozent der gesamten Care-Arbeit übernehmen, lässt sich ihr Eindruck von Daten untermauern. »Und die Worte meiner Kinder haben mich tief getroffen. Aber dann komme ich wieder auf deine Zeltmetapher zurück. Ich achte wirklich darauf, wer die zentrale Stange hält. Das wurde mir bei meinen morgendlichen Spaziergängen bewusst. Ein paarmal in der Woche ziehe ich allein los, nicht mit meiner Gruppe. Während ich aktiver und kräftiger wurde, ging mir auf, dass ich keineswegs immer die Oberhoheit über meine Zeltstange hatte. Ich merkte, wem ich alles Zugriff darauf gewährt hatte, und das war ein ziemlicher Schock. Meine Kinder zerrten daran, meine Freundinnen, sogar meine verstorbene Mutter. Also ging ich weiter spazieren, trieb Sport, machte Yoga und Atemübungen und führte Tagebuch. All das half mir zu erkennen, was vor sich ging.«

Weil ich zuständig bin!

Diane kenne ich seit Jahren aus beruflichen Zusammenhängen. Sie ist Internistin und fährt ihre Praxis langsam zurück. Ihren Mann hat sie schon während des Studiums kennengelernt und ist seit 37 Jahren mit ihm verheiratet. Sie haben zwei Kinder über 20, und wie so viele kümmert sich Diane nebenbei auch um die betagten Eltern, die in der Nähe leben. Ihr Leben lang hat sie sich um die Bedürfnisse anderer gekümmert, und es war nie leicht, ein bisschen Zeit mit ihr zu verbringen. Neuerdings jedoch ist sie leichter zu erreichen, und ich habe mich gefragt, wie das kommt. »Natürlich spüre ich das Zerren aus einer Million Richtungen«, sagte sie. »Es ist ganz leicht, in die Kümmerfalle zu tappen und auf ein eigenes Leben zu verzichten.« Sie zögerte, weil ihre Smartwatch eine Nachricht anzeigte. »Warte kurz. Josh hat mir gerade geschrieben. Er hat seinen Pass verloren.«

Ich wusste, dass ihr 26-jähriger Sohn auf Europareise war, und griff schon nach dem Autoschlüssel, um wieder zu gehen. Sie hatte immer intensiv am Leben ihrer Kinder Anteil genommen, darum ging ich davon aus, dass mein Besuch vorbei wäre. »Oh nein!«, sagte ich. »Musst du ihn anrufen?« Doch zu meiner Überraschung sagte sie: »Ach was. Ich bin gleich wieder da.« Diane verschwand in der Küche und kam mit ihrem Handy zurück. Sie wirkte ungerührt. »Und jetzt?«, fragte ich.

Sie reichte mir eine Tasse Tee und sagte: »Ich habe ihm geschrieben: ›Du bist erwachsen. Am Flughafen wirst du sicher Leute finden, die dir weiterhelfen können.‹«

Ich war beeindruckt. Ich bin mir nicht so sicher, ob ich ebenso viel Selbstbeherrschung hätte. Noch hängt mein Sohn fest an meiner Zeltstange, und wenn ich nicht auf das reagiere, was ich bei ihm als Krise einstufe, fühlt sich das mitunter verkehrt an.

Diane hatte die Frage auf meinem Gesicht erkannt. »Vor zwei Jahren hätte ich dich noch verabschiedet und wäre losgerannt, um ihn zu retten. Aber dieses Verhalten behinderte ihn, und mich erschöpfte es. Das gilt auch für meine Mutter, die mich ständig anruft, buchstäblich alle anderthalb Stunden. Früher habe ich immer zurückgerufen, ganz gleich, was ich gerade tat. Inzwischen habe ich ein paar Dinge gefunden, mit denen sie beschäftigt bleibt, und ich nehme nicht mehr jeden Anruf an. Als ich nicht mehr dranging, fing sie an, mir mehr Nachrichten zu schreiben. So konnte ich sehen, was dringend war und was nicht. Nicht ans Telefon zu gehen fühlte sich anfangs wie Verrat an, bis mir klar wurde, dass ich mit einem Suchtverhalten brach. Wie bei einer Coabhängigkeit. Und bei meinem Mann überhöre ich inzwischen jede Frage aus der Küche, die mit ›Wo ist denn …‹ oder ›Wie soll ich …‹ anfängt. Er findet das, was er sucht, nämlich durchaus selbst. Ich muss nur lange genug die Füße stillhalten.«

Vor den Wechseljahren kam es Ihnen vielleicht genau richtig vor, einem Haufen Menschen die Kontrolle über Ihre Zeltstange zu überlassen. Sie dachten, Sie müssten alles kitten: Menschen, Situationen, Beziehungen und das Leben anderer. Dieser Impuls war ein wichtiger Teil des Ich-Zelts. Er schenkte uns Zutrauen in unsere Kompetenz und Handlungsfähigkeit, so lange, bis unsere Pläne mal nicht aufgingen oder sich rächten. Wenn etwas schiefgeht, bekommt unser Gefühl, alles unter Kontrolle zu haben und mächtig zu sein, einen Dämpfer. Wir verspüren Angst, Furcht, Unruhe und Traurigkeit, denn das Ich-Zelt ist ganz oder teilweise eingestürzt. Wenn wir uns etwas Unmögliches in den Kopf setzen, bekommt unser Ich-Zelt ständig negatives Feedback.

Im Upgrade erkennen wir an, dass unsere zentrale Zeltstange niemand anderem gehört als uns, und wir sehen ein, dass wir die Denkweise eines anderen nicht »reparieren« können. Es gibt nur einen Kopf und die eine Zeltstange, um die wir uns kümmern müssen, nämlich unsere eigene. Jahrzehntelang haben wir versucht, andere zu steuern. Jetzt ist es befreiend zu akzeptieren, wie wenig Macht wir über fast alles haben, und wir können endlich uns selbst erkennen. Wenn es mal an der Zeit sein wird, meinen Grabstein auszusuchen, wird mein Sohn hoffentlich die Inschrift gutheißen: »Am Ende hatte sie gelernt, sich nicht mehr einzumischen.« Daran arbeite ich noch.

KAPITEL 9

Das Beziehungsgehirn

Der sicherste Indikator für deine Gesundheit mit 80 ist die Zufriedenheit mit deinen Beziehungen mit 50.

Von Geburt an ist das weibliche Gehirn eine professionelle Beobachtungsmaschine. Dank ihrer Fähigkeit, Gesichtsausdrücke und Stimmlagen zu deuten, scheinen Frauen Gedanken lesen zu können. Dabei verdanken sie dieses spezielle Talent nur einem beeindruckend fein abgestimmten Nervensystem und der richtigen Mischung aus Neurochemikalien. Wenn Sie dieses Buch lesen, haben Sie die Fähigkeit, die Bedürfnisse und Stimmungen anderer zu erahnen, wahrscheinlich ein Leben lang perfektioniert. Sie spüren die Erschöpfung, den Hunger oder die Traurigkeit der anderen, bevor diese es tun, und schon springen Sie auf, um das Problem zu lösen. Ein Teil dieser Fähigkeit ist gesellschaftlich bedingt (Studien zufolge entwickeln sie alle Menschen in einer untergeordneten Position), ein Teil ist in unserem weiblichen Gehirn vorprogrammiert.

Diese Fähigkeit kann sehr mächtig sein, aber auch sehr anstrengend.

Bei diesen Worten denke ich an Sylvia und Robert zurück, von denen ich bereits in meinem Buch *Das weibliche Gehirn* erzählt habe. Ihre langjährige Ehe war zerbrochen, aber mich interessierte, ob Sylvia in ihren Ehejahren ähnlich empfunden hatte, wie so viele Frauen es aus ihren langen Partnerschaften kennen. Irgendwann hat man das Gefühl, das Nervensystem des Partners derart assimiliert zu haben, dass es die Signale des eigenen Nervensystems überlagert – eine Art extremer Empathie. Sylvia war inzwischen 77. Sie erzählte mir: »Es fiel mir immer schwer, die Emotionen meines Mannes nicht körperlich wahrzunehmen. Wenn ich ins Zimmer kam und er erledigt und frustriert war, zog sich mein Magen zusammen. Ich spürte, wie meine Brust enger wurde und meine Handflächen schwitzten, wenn er Angst hatte oder wütend war. Ich konnte aber auch spüren, wenn er glücklich und zufrieden war; das war der Vorteil. Die meiste Zeit hatte ich allerdings das Gefühl, meine eigene Mitte verloren zu haben, denn meine eigenen Emotionen und mein Unbehagen konnte ich nicht mehr fühlen. Es war wie ein Riss in meiner Seele. Als hätte ich kein Selbst, das nicht von seiner Realität überlagert wurde.«

»Das muss ziemlich beunruhigend gewesen sein«, merkte ich an, weil ich dieses Gefühl von mir selbst kannte. Emotionale Ansteckung ist ein großes Forschungsgebiet. Was das Nervensystem betrifft, so agieren Oxytocin und unsere Spiegelneuronen als Verstärker und Antennen für die Gefühle anderer. Die Nähe in einer Partnerschaft erschwert es noch mehr, den emotionalen Zustand eines geliebten Menschen nicht prompt zu spiegeln. »Es war furchtbar, ja. Nach 40 Jahren schaute ich auf und merkte, dass ich ihn in- und auswendig kannte. Ich selbst hingegen war mir fremd geworden. Unter anderem deshalb bin ich gegangen. Ich musste mich wiederfinden und für mich einstehen.«

Wenn wir uns auf eine Partnerbeziehung einlassen, ist unser Liebes- und Bindungssystem im Gehirn darauf gepolt, die Gewohnheiten, den Geschmack und die Vorlieben der Person, die wir zunehmend mehr mögen, als unsere eigenen zu betrachten. Schuld daran sind die Neurohormone – mehr Oxytocin bei Frauen, mehr Vasopressin bei Männern. Wenn das Ich-Zelt sich erweitert, um diese neue Person und ihre Gefühle aufzunehmen, einschließlich dessen, was sie mag und was nicht, und ihrer Erfahrungen, verändert sich unsere Bild von uns selbst. Wenn wir oder unsere bessere Hälfte dann mal etwas länger auf Geschäftsreise ist, ist das Gefühl, dass uns etwas fehlt, ein Signal vom Nervensystem, dass ein gewisses elementares Feedback ausbleibt. Oft bringt die erste Umarmung beim Nachhausekommen alles wieder ins Lot, weil sie die Beruhigungsschaltkreise der Zugehörigkeit aktiviert.

Eine derart tiefe Verbundenheit hat aber auch ihre Kehrseite. Häufig registriere ich bei mir Verhaltensweisen oder Einstellungen, die sich nicht wie »meine« anfühlen und auf die ich nicht unbedingt stolz bin. Neurowissenschaftlich lässt sich nachweisen, dass wir viele unserer Einstellungen und Gewohnheiten von nahestehenden Menschen übernehmen, bis hin zur Physiologie. Was wir denken oder sagen oder tun, entspricht nicht immer uns selbst, auch wenn es sich in diesem Moment so anfühlen mag.

Dieses tief verwurzelte, unbewusste Übernehmen fremder Nervensystemmuster wird während der fruchtbaren Phase durch Östrogen verstärkt. Der Orgasmus ist leichter erreichbar, und unser Körper wird mit mehr Oxytocin überschwemmt. Wenn diese Bindungs- und Sorgenschaltkreise während des Upgrades langsam zur Ruhe kommen, haben wir mehr Verschaltungen frei für die Innenschau, können analysieren, was wir für uns tun sollten, und uns darauf konzentrieren. Das kann uns darin bestärken, nicht den Echos der alten Kümmerimpulse zu erliegen, die uns angetrieben hätten, allen und jedem zu Hilfe zu eilen. Dazu müssen wir vor allem die neurowissenschaftliche Basis der Empathie begreifen.

Empathie bedeutet, die Gefühle einer anderen Person zu spüren, und ist zentraler Bestandteil des Mitgefühls. Laut Studien des Max-Planck-Instituts und der University of Wisconsin in den USA hat sie aber auch eine potenzielle Schattenseite. Dass wir die Gefühle anderer mitempfinden (besonders ihr Leid), klingt edel und tugendhaft. Aber was passiert, wenn wir mit dem Leid von uns nahestehenden Menschen konfrontiert sind? Fühlen wir uns nicht am Boden zerstört, weil sie Schlimmes durchmachen? Drohen wir nicht, in ihrem Schmerz zu ertrinken? Wir brauchen keine fMRT-Aufnahmen (funktionelle Magnetresonanztomografie), um zu wissen, dass die Schmerzschaltkreise im Gehirn aufleuchten, wenn jemand anders leidet. Eine solche passive Resonanz kann leicht in Empathiestress übergehen, eine starke Reaktion des Nervensystems, die einen Tsunami an Stresshormonen freisetzt und unsere Fähigkeit, klar zu denken, normal zu funktionieren und vernünftige Problemlösungsstrategien anzuwenden, beeinträchtigt. Sylvia hatte damit zu kämpfen, dass sie für Roberts Stimmungen zu durchlässig war. Ähnlich erging es Ceci mit ihrem Ex-Mann und so ziemlich jeder Frau in einer langen Partnerschaft, mit der ich je gesprochen habe. Ich selbst kenne dieses Gefühl sowohl gegenüber meinem Mann als auch gegenüber meinem Sohn. Selbst in einer gesunden Beziehung tut es weder uns noch dem Partner gut, wenn wir uns in dessen Depression mit hineinziehen lassen. Der Stress des Gegenübers kann unser Angstzentrum, die Amygdala, anwerfen, und wenn dieses mandelkerngroße Organ das Zepter übernimmt, unterbindet es den Zugriff auf das klare Denken. Und wir gehen mit fliegenden Fahnen in den Rettungs- und Überlebensmodus über.

Das Streben nach einem unabhängigen Nervensystem wurde für Sylvia zum entscheidenden Punkt ihrer Selbstfürsorge. Als Sie zuletzt von ihr hörten, hatte sie im Upgrade neue Freiheit gefunden. Sie hatte begonnen, Grenzen zu ziehen, und war entschlossen, mit Mitte fünfzig noch einmal beruflich neu anzufangen. Diese Veränderungen machten Robert Angst, und ihre 40 Jahre währende Ehe geriet ins Wanken. Sylvia zog aus, und sie ließen sich scheiden. Ich nahm später wieder mit beiden Kontakt auf, um zu hören, ob sich etwas verändert hatte.

Wie sich zeigte, hatten sich die Dinge nach sechs Monaten so weit beruhigt, dass sie freundschaftlich miteinander umgehen konnten. Sie gingen zwar mit anderen aus, aber bei Problemen konnten sie sich immer noch aneinander wenden. Als Robert eine schwere Grippe bekam, fuhr Sylvia zwei Wochen lang täglich zu ihm, um ihm zu helfen. Als Sylvias Mutter rechtlichen Beistand brauchte, unterstützte Robert seine ehemalige Schwiegermutter nach Kräften. Seine Versuche, neue Beziehungen einzugehen, waren wenig erfolgreich. »Einmal stand eine Frau abends im Restaurant einfach auf«, erzählte Robert, »weil ihr klar wurde, dass ich Sylvia immer noch liebte. Ich würde mich eindeutig nicht mehr auf eine andere einlassen können. Also versprach ich Sylvia, die Therapie fortzusetzen, um herauszufinden, ob wir unsere Schwierigkeiten überwinden könnten.«

Sieben Jahre nach der Trennung zog Sylvia wieder ein, und sie witzelten mir gegenüber, dass sie nun in Sünde lebten. Zusammen bereisten sie die Welt und hatten es richtig gut miteinander. Sylvia arbeitete weiter. Sie gründete und leitete eine gemeinnützige Organisation für psychische Gesundheit, die sie später an die nachfolgende Generation übergab. Allerdings bot sie weiterhin

Workshops für Familien und Lehrkräfte an. Robert blieb Anwalt, schraubte seine Tätigkeit jedoch zurück und verlegte die Kanzlei ins häusliche Arbeitszimmer.

Er ist 14 Jahre älter als Sylvia, und sein kognitiver Abbau hatte starke Auswirkungen auf ihr Leben. Sylvia ging beruflich noch auf Reisen, aber Robert wurde allmählich immer ängstlicher und bedürftiger. Da er krank vor Sorge war, Sylvia könne ihn noch einmal verlassen, womöglich für einen jüngeren Mann, nahm sie ihn jedes Mal mit. Und als er noch gebrechlicher wurde, blieben sie zu Hause.

Als sein Gedächtnis weiter nachließ, kam zunehmend der alte, besitzergreifende Robert zum Vorschein, der sich ständig beschwerte. Für ein unabhängiges Leben ging es ihm nicht gut genug, aber er beharrte stur darauf, er könne alles selbst schaffen. Was ihn glücklich machte, waren seine Gewohnheiten: Frühstück in der Küche, dann ein paar Stunden am Computer, Mittagessen in der Küche und den Rest des Tages Nachrichtensendungen in der Bibliothek. Da er den Fernsehton nicht mehr hören konnte, las er den Nachrichtenticker mit. Um halb fünf gab es einen Martini, was ihn zum Abend hin reizbar stimmte und ihn schlecht einschlafen ließ.

Sylvia gab sich große Mühe, ihn in der Gegenwart zu halten und Begegnungen mit Freunden und Familie zu ermöglichen. Je mehr sein Gedächtnis litt, desto isolierter lebte sie, denn jetzt saß sie nicht nur zu Hause fest, sondern konnte nicht einmal mehr ein normales Gespräch führen. »Ich verlor meinen Freund«, sagte sie zu mir. »Ich konnte mit ihm nicht mehr über aktuelle Ereignisse oder über Politik reden. Alles außer den Gesetzen entfiel ihm. Nur auf diesem Gebiet war sein Verstand noch messerscharf.«

Sylvia wurde depressiv und wütend. Doch obwohl sie selbst Expertin für psychische Gesundheit war und anderen Frauen in vergleichbaren Situationen zu therapeutischer Begleitung geraten hätte, sah sie bei sich keinen Handlungsbedarf. Sie konnte nicht erkennen, dass sie jemanden zum Reden brauchte, eine Person, die sich mit alten Menschen im Prozess der Demenz auskannte und ihr helfen könnte, Strategien zu entwickeln, um sich einen Teil ihrer hart erkämpften Unabhängigkeit zu bewahren. An diesem Punkt kontaktierte mich ihre Tochter. Das Alter nagte an Roberts kognitiven Fähigkeiten. Isolation und Einsamkeit setzten auch Sylvias Nervensystem zu und drohten, ihr Upgrade in ein Downgrade zu verwandeln.

Um das eigene Nervensystem vom Nervensystem des Partners abzukoppeln, kann man die Gleichschaltung über bestimmte Techniken bewusst unterbrechen und so das eigene Ich-Zelt erhalten. So viel wusste ich. Also fragte ich Sylvia, wie es ihr gelang, zu Robert Verbindung zu halten, ohne von seinen Launen überwältigt zu werden. »Ich habe mit einer Yogalehrerin geübt zu erkennen, wann seine Emotionen in meinem Zelt des ›Ich‹ zu stark wurden«, erzählte sie mir. Wenn sie sich von Roberts Emotionen mitreißen ließ, sollte sie erst bewusst die Atmung verlangsamen und die Aufmerksamkeit auf ihren Bauch richten, auf einen Punkt dicht unter und hinter dem Nabel. Sobald sie diese Verbindung spürte, sollte sie sich sanft auf diesen Punkt konzentrieren. Die Aufmerksamkeit auf die eigene Körpermitte, die für ihr Gleichgewicht verantwortlich war, half ihr, insgesamt zentriert zu bleiben. Und solange ihre Aufmerksamkeit beschäftigt war, konnte sie sich vor dem gewohnheitsmäßigen Suchen nach Signalen bewahren, dass es Robert nicht gut ging. Das ermöglichte ihr, nicht ständig auf ihn zu reagieren.

Mit dieser Atem- und Achtsamkeitsübung konnte Sylvia ihre Zeltklappe leise herunterlassen – nicht verschließen, sondern lediglich ihr Nervensystem so weit schützen, dass die Schaltkreise erhalten blieben, die ihr ein körperliches Gefühl von sich selbst vermittelten. »So konnte ich meine Integrität bewahren«, berichtete sie mir, als sie beschrieb, wie stark sie sich mit dieser Meditationstechnik fühlte. Damit konnte sie nicht nur auf ihren Mann, sondern auch auf das Auf und Ab des Lebens besser eingehen.

Ich stelle mir diesen Prozess gern so vor, als würde ich in meinem eigenen Hula-Hoop-Reifen bleiben. Das ist ein Bild, das mir hilft, wenn ich merke, dass ich sehr in die Emotionen meines Mannes hineingezogen werde. Wir Frauen verwenden viel Energie darauf, in die Hula-Hoop-Reifen anderer zu steigen, um das, was wir dort vorfinden, nach unseren Vorstellungen in Ordnung zu bringen. Damit nehmen wir dem anderen allerdings auch die Würde der eigenen Gefühle und der Autonomie. Wenn ich in meinem Kreis bleibe – wie bei denen, die während der COVID-19-Pandemie auf den Boden gemalt wurden, um den nötigen Abstand zu vermitteln –, bedeutet dies, dass ich meine eigene Integrität und die all derer, die mich umgeben, unterstütze.

Veränderung und die Furchtschaltkreise

Sylvias Übungen, mit denen sie sich von Roberts Launen abkoppelte, fühlten sich für sie zunächst falsch an. Jede Veränderung, ob gut oder schlecht, kann die Homöostase im Gehirn stören. In den frühen Stadien des Übergangs ins Upgrade muss sich das Nervensystem an die neue Form des Ich-Zelts und die neue, festere Platzierung der Zeltstange noch gewöhnen. Das erfordert Übung, genau wie bei jeder neuen Fertigkeit oder dem Umzug in ein anderes Land. Anfangs fühlen sich die neuen Gewohnheiten praktisch immer falsch an.

Standardmäßig evaluiert das Gehirn Veränderungen durch die Linse der Furcht. Wir sind dafür geschaffen, unablässig danach

Ausschau zu halten, ob etwas unsere Normalität bedroht, und suchen nach dem kleinsten Hinweis auf Abweichungen. Wenn sich etwas verändert, sind wir jederzeit bereit, dies als potenziell lebensgefährlich einzustufen. Der Prozess, über den sich schlechte Nachrichten so tief in uns einbrennen, wird als *Negativitätsbias* bezeichnet. Das kann sinnvoll sein, weil es gesunde Furcht auslöst, um realen Gefahren aus dem Weg zu gehen. Und es könnte wirklich lebensgefährlich sein, solche Signale zu ignorieren. Ohne Negativitätsbias wären wir wie Menschen ohne Schmerzrezeptoren, die sich an der heißen Pfanne schwer verbrennen. Allerdings sollten wir uns jeden Tag bewusst vor Augen führen, dass das Gehirn auf negative Signale sofort anspringt, positive hingegen eher übersieht. Bei einer Veränderung gleicht die mangelnde Vertrautheit dem Schrillen des Feuermelders. Diese Voreingenommenheit kann dazu führen, dass das Gehirn auch eine gesunde Veränderung – jemanden kennenzulernen, der anders ist, aber besser für uns wäre – als gefährlich einstuft.

Vor den Wechseljahren verlangen unsere Hormone von uns, die Welt zu erobern. Die Entdeckungsschaltkreise, der Dopamin- und Adrenalinrausch des Neuen, sind stärker als die Furcht des Negativitätsbias. Angetrieben von der Begeisterung für das Neue und den nächsten Schritt bewältigen wir jede Herausforderung. In und nach den Wechseljahren jedoch ist es anders. Ohne den starken Druck von Androgenen wie DHEA und Testosteron reagieren die Entdeckungsschaltkreise zögerlicher. Veränderungen, die wir wahrnehmen, können in dieser Zeit massive Angst auslösen. Was sich jetzt gefährlich anfühlt, hätten wir mit Ende dreißig, Anfang vierzig vielleicht noch als harmlos betrachtet.

Dank unserer kulturellen Prägung sind Vorsicht und erhöhte Wachsamkeit Kernbestandteile des weiblichen Wesens, aber der Naturzustand ist das nicht. Es ist lediglich die Verschaltung, die bei jedem Menschen in untergeordneter Position entsteht. Wir reagieren extrem aufmerksam auf die Bedürfnisse der übergeordneten Person und sind in der Lage, Bedürfnisse vorherzusehen und das Gegenüber zu besänftigen. So reagieren Frauen seit Urzeiten, wenn uns unser Zugang zu Nahrung, Kleidung und Obdach gefährdet erscheint. Wir halten es für den Inbegriff einer erfolgreichen, perfekt funktionierenden Frau, immer auf dem Sprung und hilfsbereit zu sein, aber das ist eine zeitlich begrenzte Bewältigungsstrategie, deren Schaltkreise sich während der Wechseljahre auflösen. Plötzlich bekommen wir die Chance, nicht mehr rund um die Uhr auf die Bedürfnisse anderer reagieren zu müssen. Das ist echte Freiheit, und als Sylvia das begriff, war sie bereit dafür.

Warum das Gehirn von Gruppen profitiert

Der Druck auf eine langjährige Partnerbeziehung, so viele unserer Bedürfnisse erfüllen zu müssen, kann der Kognition im Upgrade sogar schaden. In einer Studie an alternden weiblichen Mäusen setzten Forschende der Ohio State University die Tiere zwei unterschiedlichen sozialen Situationen aus. In einer Gruppe lebten die Mäuse je zu zweit in einem Käfig – das klassische alte Paar im trauten Heim –, die anderen hingegen zu sechst in einem Käfig. Nach drei Monaten wurden Gedächtnis und Kognition getestet. Die sechs Mäuse, die als Gruppe zusammenlebten, gewannen haushoch. Ihre Gehirne funktionierten wie die Gehirne gesunder, junger Mäuse. Bei den paarweise untergebrachten Mäusen hatte sich nicht nur die Gedächtnisleistung verschlechtert, sondern sie hatten auch vermehrt Entzündungen im Gehirn, was in starker Korrelation zu schlechterer kognitiver Gesundheit steht. Die Gehirne der gruppenweise untergebrachten Mäuse hingegen wiesen weniger Entzündungszeichen auf. Ihre Gehirne sahen nicht nur besser aus als bei den weniger interaktiven Mäusen, sondern sie funktionierten auch besser. Der Teil ihres Gehirns, der für das Gedächtnis zuständig war, war physisch robuster.

»Schon in meinen Vierzigern wollte ich gern in einer Gemeinschaft leben«, erzählte mir Ceci. »Es würde mir Spaß machen und wäre auch praktisch. Ich habe immer davon geträumt, ein paar Leute zusammenzutrommeln und ein Haus in Santa Fe zu kaufen. Da bin ich sehr verwurzelt. Zehn, zwölf Wohnungen und natürlich ein Fahrstuhl. Man könnte ein Apartment für jüngere Bewohner vorsehen, die bei Reparaturen und Erhaltungsmaßnahmen helfen. Wir könnten vieles teilen und tauschen, lesen, über Bücher reden und darauf achten, einander geistig auf der Höhe zu halten. Es wäre auch einfacher, sich gegenseitig unter die Arme zu greifen, wenn bei einer Partei der Partner Probleme bekommt. Es wäre ein System mit gegenseitiger Unterstützung, ohne im Altenheim zu leben!«

Der Erhalt der geistigen Fähigkeiten ist der Schlüssel zum Upgrade, und die Menschen, mit denen wir in Verbindung stehen, sind für die Kognition langfristig der stärkste Faktor. Selbst Mäuse verraten uns, dass das Hirn weniger stimuliert wird und mehr Schaden nimmt, wenn man allein oder nur zu zweit zu Hause festsitzt. Die Entzündungen, die im Gehirn der paarweise zusammenlebenden Mäuse so gegenwärtig waren, könnten für den kognitiven Abbau verantwortlich sein. Unser soziales Umfeld möglichst breit zu fächern erhält nicht nur das Upgrade selbst, sondern nimmt auch Druck aus der Paarbeziehung.

Wir meistern das, was wir wiederholen – zum Besseren wie zum Schlechteren. So wie sich bei einer Violinistin die zunehmende Geschicklichkeit der linken Hand in einer erhöhten Konnektivität im rechten motorischen Cortex niederschlägt, sind Frauen mit größeren sozialen Netzwerken besser darin, neue Kontakte zu knüpfen. Einer Studie zufolge profitieren sie davon wiederum, indem sie weniger wahrscheinlich dement werden als Frauen mit kleineren Netzwerken. Bei täglichem Kontakt mit Freunden und Familie war das Demenzrisiko nahezu halbiert. Kontakte und Zugehörigkeit setzen einen beruhigenden, ausgleichenden Neurotransmittercocktail in Gang, der wie ein Puffer gegen Stress und Angst wirken kann. Im Freundeskreis zusammenzukommen nährt das Gehirn. Spätestens im Upgrade werden die Freundinnen zum Lebenselixier. Solche Kontakte können den Alterungsprozess sogar rückgängig machen.

1979 richtete die Psychologin Ellen Langer in New Hampshire für Männer Ende siebzig, Anfang achtzig einen Bereich her, in dem diese in das Jahr 1959 eintauchen konnten. Eine Woche lang hielten sich die Männer in einer Umgebung auf, in der im Radio Nat King Cole lief, die Schlagzeilen von Castros Machtergreifung in Kuba berichteten, neue Bücher von Ian Fleming und Leon Uris vorgestellt wurden und Jackie Gleason im Fernsehen auftrat. Im Vergleich zu einer Kontrollgruppe, die diesen Ausflug nicht machen durfte, und ihren eigenen Ergebnissen aus früheren Untersuchungen zeigten sich bei diesen Männern erkennbare Verbesserungen bei Gedächtnis, Seh- und Hörvermögen und Körperkraft. Auf Vorher-nachher-Fotos sahen die Männer nach dem gemeinsamen Aufenthalt in der Scheinwelt von 1959 objektiv jünger aus. Alles, was die Uhr des Altwerdens zurückdreht und Entzündungen reduziert, ist Balsam für das Gehirn. Sehen Sie also ruhig die alten Lieblingsfilme im Fernsehen. Hören Sie Musik aus der Teenagerzeit und tanzen Sie dazu, und fahren Sie unbedingt zu dem Treffen, vor dem Sie sich scheuen. Alte Erinnerungen sind ein ausgezeichnetes Mittel, um die Uhr zurückzudrehen.

Einige Effekte dieses Experiments können wir reproduzieren, indem wir bewusst gesunde Schaltkreise in Gehirn und Nervensystem aktivieren. Besonders gut eignet sich dafür die Visualisierung, mit der die schnellsten Veränderungen zu erreichen sind. Setzen Sie sich hin und atmen Sie ein paarmal in Ruhe tief durch, bis der Körper sich entspannt. Suchen Sie nach einem Augenblick in Ihrer Kindheit, Jugend oder der Zeit als junge Erwachsene, in dem Sie rundum glücklich waren und jede Menge Spaß hatten. Vielleicht war es eine Party, eine Übernachtung bei Freunden oder der erste große Karriereschritt. Vielleicht war es auch die liebevolle Begeisterung der Eltern, als Ihnen etwas Wichtiges gelungen war. Rufen Sie sich die Einzelheiten ins Gedächtnis, als befänden Sie sich jetzt in diesem Augenblick: Geräusche, Gerüche, Menschen, Umgebung und Gefühle, die körperlichen wie auch die Emotionen. Hören Sie die Musik und das Lachen. Spüren Sie das Glück des jungen Körpers in Bewegung. Nehmen Sie wahr, wie wichtig Ihnen die alten Freunde waren. Und dann versenken Sie sich ein paar Minuten ganz in dieser Erinnerung. Kann es sein, dass sich in Ihrem Körper etwas verändert? Manchmal lässt sich der Körper erst nach mehreren Anläufen dazu verleiten, die Kaskade der Wohlfühlhormone auszuschütten, aber möglich ist es. Und wenn wir das oft genug tun, wenn wir ganz bei uns sind, kann daraus mehr Resilienz für harte Zeiten erwachsen. Das zumindest besagen Studien der Emory University. Ich selbst mache diese Übung inzwischen täglich und empfehle sie auch meinen Patientinnen.

Die Echos alter Beziehungsschaltkreise aus dem Ich-Zelt sind stark, und nicht jede Frau schafft es, sie ins Upgrade hinüberzuretten. Aber in dem neuen Raum, den das Upgrade uns eröffnet, haben wir die Wahl. Wir können uns den Sorgen und der Verzweiflung ergeben, die mit den alten Mustern einhergehen, der Machtlosigkeit gegenüber dem Altern und der Hilflosigkeit gegenüber den Lebensentscheidungen unserer Kinder. Oder wir stellen uns der neuen Realität und freunden uns mit ihr an. Viele Frauen, die gern Dinge in Gang bringen, fühlen sich in ihrer Kompetenz bedroht, wenn sie im Upgrade feststellen, wie viel sich unserer Kontrolle entzieht. Aber dieser Lebensabschnitt hält so viel mehr bereit. Wir können neue Schaltkreise festigen und in Beziehungen Rollen einnehmen, die uns weitaus mehr Freiheit lassen, wir selbst zu sein. Wir können unsere eigenen Gefühle spüren, unsere eigenen Wünsche erkennen und uns von dem abgrenzen, was den Menschen zustößt, die uns am nächsten stehen. Wenn wir im Upgrade unsere neue Mitte finden, schenkt uns das den Raum, die Dinge so anzunehmen, wie sie sind, und zuversichtlich auf den Wellen zu reiten, anstatt uns ihnen entgegenzustemmen.

KAPITEL 10

Eine neue Mitte finden

»Und wie geht es dir damit, sie alle wiederzusehen?«, fragte ich meine Freundin Diane (58), als sie sich anschickte, zu ihrem 40. Highschoolabschluss-Jubiläum zu gehen. Für mich zählten derartige Anlässe zu den gefürchtetsten Veranstaltungen meiner Wechseljahre. Ich stellte mir die Angst und Unsicherheit vor, die Diane empfinden musste, während ihre Insula (jener Teil des Gehirns, der uns in der Pubertät zu martern begonnen hat, als wir uns mit anderen verglichen und merkten, was uns alles fehlte) Erinnerungen an soziale Hierarchien aktivierte, bei denen man sich ausgeschlossen fühlte, wenn man nicht zur richtigen Party eingeladen wurde oder sich weniger hübsch vorkam als die beliebten Mädchen. Ich hatte Diane angerufen, um ihr ein bisschen moralische Unterstützung zukommen zu lassen und mich zu vergewissern, dass es ihr nicht so erging wie vielen anderen Frauen, wenn sie sich zu einem Wiedersehen mit anderen anschicken, die uns wahrscheinlich nur in bester Jugendfrische in Erinnerung haben.

Das Highschoolselbstbild, das sich der Insula als Grundmuster dessen, wer wir sind und wie wir aussehen sollten, einprägt, entsteht im Teenageralter. Seine Verdrahtung steht bereit, um uns jederzeit Abscheu vor uns selbst einzuflößen, wenn jemand uns ein ungeschöntes aktuelles Foto von uns zeigt, wenn wir uns in einem Videocall auf dem Bildschirm sehen, wenn im Schrank die Kleider hängen, die uns nicht mehr passen, wenn wir alte Freunde treffen, die wir 40 Jahre nicht gesehen haben, und das Gefühl haben, dass sie jünger wirken als wir. Derartige Begegnungen können das Nervensystem des weiblichen Gehirns völlig überfordern, und ich befürchtete, die alten Pfade könnten bei Diane Furcht und Sorge auslösen.

Aber meine Freundin reagierte auf unerwartete Weise. »Oh, wie lieb, dass du anrufst«, sagte sie, »aber es geht mir gut.« Ich hörte, wie sie bei unserem Gespräch in ihrem Kleiderschrank stöberte. Dann wurde es still.

»Diane, Liebes, bist du noch da?«, fragte ich.

»Was macht das denn noch hier?«, sagte sie plötzlich leise. »Ich dachte, das hätte ich längst weggeworfen.«

»Was hast du gefunden?«

»Ein altes Cocktailkleid, das mir schon lange nicht mehr passt. Das ist mit der Erinnerung an ein Drama verbunden«, gestand sie. »Erinnerst du dich an die Phase, in der du noch dachtest, du könntest deinen Körper noch einmal deinem Willen unterwerfen?« Ich erinnerte mich bestens. Auch an die Tränen, die ich damals vergossen hatte.

»Für die Hochzeit meiner Nichte wollte ich mich noch einmal in dieses Kleid zwängen«, fuhr Diane fort. »Bei dem Versuch, den Reißverschluss zu schließen, hat mein Mann sich an der Hand verletzt. Er wusste aber, dass ich es unbedingt tragen wollte, also gab er nicht auf. Er lief in die Garage und holte eine Zange. Damit zog er am Reißverschluss.« Sie begann zu kichern. »Erst brach der kleine Pinöppel zum Ziehen ab. Dann bekam er das Verschlussteil selbst zu packen. Am Ende war der Reißverschluss zu, perfekt – und dann zerriss das ganze Kleid!«

Als sie mit ihrer Geschichte fertig war, lachten wir beide Tränen. Ich wusste, dass Diane in ihrem Leben einiges verändert hatte, aber ich wusste nicht, wie intensiv sie daran gearbeitet hatte, die neurologischen und neurochemischen Verbindungen in ihrem Gehirn neu zu justieren. Dabei hatte sie in der Insula neue Pfade angelegt, die ein Selbstbild zuließen, das zu ihrer gegenwärtigen Realität passte und nicht mit dem Ich der Vergangenheit rang. Die Insula nimmt wahr, was in einer Kultur als »schön« gilt, und vergleicht uns unablässig mit diesem Ideal. Diane war das Upgrade ihrer Teenager-Insula 18.0 auf die aktuelle Insula 58.0 geglückt. Sie war gesund, ernährte sich aufmerksam, trieb Sport und setzte sich keine unrealistischen Ziele (zum Beispiel, das Gewicht anzustreben, das sie mit 18 hatte). Sie hatte sich mit einer breiteren Taille, Fältchen um Augen und Lippen, einem runzligen Hals und leichten Hängebäckchen angefreundet, denn sie hatte beschlossen, dass das Leben zu kurz sei, um sich wegen ihres Halses schlecht zu fühlen.

»Es hat ein bisschen gedauert, bis ich so weit war«, räumte sie ein, als ich sie fragte, wie sie mit den Wechseljahren klarkäme. »Damals konnte ich gar nicht darüber lachen. Ich probierte zwei weitere Kleider an, aber keines davon passte. Ich war am Heulen, und die Wimperntusche hinterließ schwarze Linien auf meinem Gesicht. Eine Stunde Arbeit an Frisur und Make-up ging den Bach hinunter. Ich liebe meine Nichte, und wir stehen uns sehr nahe, aber als ich mich in das dritte Kleid zwängte, wollte ich nicht mehr zu der Hochzeit. Mein Mann war ein Schatz. Ich war so aufgelöst, und er tröstete mich unablässig. Er wusste, dass ich es mein Leben lang bereuen würde, nicht hingegangen zu sein. Am Ende fand ich etwas Bequemes in Schwarz. Ja, man soll bei einer Hochzeit kein Schwarz tragen, aber sonst hätte ich meine Yogahosen anziehen müssen. Wir kamen eine volle Stunde zu spät und verpassten die eigentliche Zeremonie, und ich hatte keine Ahnung, was ich meiner Schwester sagen sollte. Also blieb ich möglichst nahe bei der Wahrheit und sagte meiner Familie, es sei mir plötzlich ganz schlecht gegangen. Ich glaube, erst wenn sie eines Tages diese Passage hier lesen, werden sie wissen, was wirklich passiert ist.«

Ich konnte mich genau in ihre Situation einfühlen. Im frühen Upgrade in meinen 50ern hatte ich ähnliche Szenen erlebt, und als ich jetzt Diane zuhörte, spürte ich, wie sich die Selbstverachtung meiner eigenen Insula 18.0 wieder anpirschte. Der Kampf mit dem Körper und dann die Akzeptanz der neuen Realität ist eine Entwicklungsphase des frühen bis mittleres Upgrades, über die wir Frauen nicht gern reden.

Wie Ceci hatte auch Diane danach beschlossen, alles zu verschenken, was nicht mehr passte, und sich einen neuen Stil zuzulegen, mit dem sie sich gegenwärtig wohlfühlte. »Ich musste die Erinnerungen loswerden«, gestand sie. »Sonst wäre ich durchgedreht. Und die Finger meines Mannes hatten genug gelitten.«

Aus der Perspektive des Upgrades erscheint Dianes Vorgehen vernünftig. Zweimal am Tag den Kleiderschrank zu öffnen und all die Dinge zu sehen, die nicht passten, rief die vergleichsfreudige Insula auf den Plan, deren Aktivität nur allzu leicht in Selbstvorwürfen und Selbstgeißelung endet. Dies fordert die Hypophyse auf, ein Hormon zu erzeugen, das die Nebennieren dazu veranlasst, alle Schleusen für die Stresshormone zu öffnen. Diese Hormone treffen auf Gehirn und Nervensystem und machen uns fahrig, ängstlich und reizbar. Wenn wir den alten Nervenbahnen das Feld überlassen, kann dies Hoffnungslosigkeit und unerklärliche Niedergeschlagenheit auslösen. Bei einer echten Depression läuft dieses Hypophysensignal an die Nebennieren ohnehin dauerhaft auf Hochtouren, und es strömen unablässig Stresshormone nach. Ohne Medikamente kommen nicht alle Frauen aus diesem Teufelskreis heraus, aber viele sind keineswegs hilflos, so wie Diane. Strategien zu entwickeln, um die Schienen der Insula 18.0 neu zu verlegen, war ein wichtiger Schritt beim Upgrade der Insula, damit sie zu Dianes Selbstgefühl im Ich-Zelt ihrer 58 Jahre passt.

»Ich dachte, ich hätte meinen Kleiderschrank gründlich entrümpelt«, erzählte sie mir, »aber dieses Kleid habe ich wohl übersehen. Gleich morgen kommt es in die Kleiderspende.«

Viele Patientinnen und Freundinnen haben mir erzählt, dass in den Wechseljahren und im frühen Upgrade Geschichten wieder hochkamen und ihr Nervensystem mit unerwarteter Wucht überrollten, mit denen sie ihrer Meinung nach längst abgeschlossen hatten. Die Energie, sich da durchzukämpfen, ist verflogen.

Auslöser kann eine Kleinigkeit sein – jemand widerspricht uns oder übergeht uns. Vielleicht reagieren andere auch nicht mehr auf die Person, die wir zu sein glauben. Oder wir werden an ein altes Trauma erinnert. Jeden Tag bedrohen die Lebensumstände, alte Verletzungen und die Reaktionen anderer Menschen unser Ich-Zelt. In den Wechseljahren und im Upgrade gilt das umso mehr. Es passiert auch den stärksten Frauen, die viele Jahre Therapie hinter sich haben und wacker große und kleine Probleme bewältigt haben. Es passiert, wenn wir die alten Kümmerrollen satthaben und plötzlich doch wieder in sie hineinrutschen. Und ich kann bezeugen, dass es auch zehn Jahre später noch passieren kann, obwohl wir eigentlich endlich Frieden mit dem Körper geschlossen hatten. Es passiert, wenn wir uns zusätzliche, unbezahlte Arbeit aufbürden, weil jemand erfolgreich unseren »Braves Mädchen«-Knopf betätigt hat. Schwupp, melden wir uns freiwillig. Es passiert, wenn wir merken, dass diejenigen, die unserer Zeltstange am nächsten stehen, uns die Kontrolle darüber entrissen haben (oder wir haben sie wieder einmal freiwillig hergegeben), und plötzlich stimmen unsere Prioritäten nicht mehr.

Wellen hinterlassen Spuren im Sand. Wenn wir durch ruhiges Wasser waten, spüren wir die Riffeln im Sand unter unseren Füßen, die davon zeugen, dass hier Wellen waren. Im Upgrade kommen die Hormonwellen zwar zur Ruhe, aber das Ich-Zelt trägt immer noch ihre Spuren. In bestimmten Situationen verstärkt sich dieser Nachhall und aktiviert Pfade, die in einem anderen Lebensabschnitt angelegt wurden. Bestimmte Signale provozieren eine emotionale und neurohormonelle Reaktion, bringen uns aus dem Gleichgewicht und lassen uns aus gesunder Selbstfürsorge in Traurigkeit, Furcht und Isolation (»Ich wollte sowieso nicht zu dieser Hochzeit«) und mitunter gar Selbsthass trudeln.

Die eigene Mitte zu finden ist ein Geschenk des Upgrades, aber unerkannte Echos der alten Wellen bedrohen unsere Fähigkeit, dieses Geschenk umzusetzen. Die gewohnten Verhaltensmuster der Person, für die eine Frau sich in der fruchtbaren Phase hielt – wie sie aussehen, sich fühlen, mit anderen in Kontakt treten, Sport treiben, essen und sich um andere und um sich kümmern sollte –, reißen sie mitunter schneller aus der Wohlfühlzone, als sie »Hitzewallung« sagen kann. Ins optimierte Upgrade überzutreten erfordert Aufmerksamkeit und Intelligenz, denn dazu braucht sie die volle Kontrolle über ihre Zeltstange und muss lernen, wie man verhindert, dass diese ihr vom Echo der Wellen, die gar nicht mehr an ihre Küste branden, entrissen oder gar zerbrochen wird. Das gelingt uns Frauen nur, wenn wir Ruhe bewahren, auch wenn der Widerhall alter Verletzungen versucht, uns aus unserer Mitte zu ziehen. Ein Hindernis wirft uns nicht mehr so leicht aus der Bahn. Wenn uns etwas emotional aufwühlt, wird uns bewusst, dass wir nur weiter einen Fuß vor den anderen setzen müssen. Innerhalb von 48 bis 72 Stunden ebbt der Schmerz von selbst ab. Wir entwickeln die Stärke, unseren Raum zu bewahren und abzuwarten, was geschieht, ohne gleich aktiv werden zu müssen. Und wenn die Wellen abflauen, können wir zusehen, wie sie sich in warmen, sanften Schaum auflösen, während wir gemächlich die Küste entlangwaten, an der wir einst grübelnd sitzen blieben.

Sechsundzwanzig Jahre lang spielte die Schauspielerin Tina Sloan in der Serie *Springfield Story* die Krankenschwester Lillian Raines. In ihrem Buch *Changing Shoes: Getting Older – NOT OLD – with Style, Humor, and Grace*, erzählt sie von dem Tag, an dem sie sich schlagartig alt fühlte. Es war in der Drehpause einer Partyszene. Sie und ihre Serientochter holten sich im Ballkleid einen Kaffee. Tina Sloan hatte schon als Jugendliche von der Crème der französischen Gesellschaft gelernt, wie man alle Blicke und die Aufmerksamkeit der Männer auf sich zieht, und als Soap-Opera-Star setzte sie diese Kunst sehr bewusst ein. Doch an diesem Tag in jenem Café im Zentrum von Manhattan spürte sie mit ihren knapp 50 Jahren, dass etwas nicht stimmte. Es war beunruhigend, und sie war sich nicht sicher, was los war, bis ihr klar wurde, dass die Aufmerksamkeit der anwesenden Männer ihrer jüngeren Kollegin galt und nicht ihr. Sie fühlte sich haltlos, denn ihr gewohntes Ich-Zelt schien von einem Sturm mitgerissen zu werden.

Ihre Insula registrierte die Abweichung, weil ihr Nervensystem auf die gewohnten bewundernden Blicke wartete. Als diese Signale ausblieben, schlugen ihre Erinnerungsschaltkreise Alarm: *Hier läuft etwas verkehrt!* Parallel dazu nahm das ausgedehnte vagale Nervensystem, das sowohl für die Aktivierung als auch für die Beruhigung des Bedrohungssystems im Körper zuständig ist, den Alarmruf auf. Als Schnelltrasse zwischen Darm, Herz und Gehirn löste der Vagus das buchstäbliche Bauchgefühl aus, dass etwas nicht so war wie immer. Die Nerven bestürmten ihr Gehirn:

Tu doch was, damit wir wieder gemütlich auf dem vertrauten Kissen in der Mitte des Ich-Zelts ruhen können.

Der Drang, etwas unternehmen zu müssen, beruht auf dem Signal des Gehirns, Neurohormone zu erzeugen, die das Verhalten steuern. Es gibt eine Unmenge von Reaktionsmöglichkeiten auf den Hunger nach einer vertrauten Reaktion. Welche wir auswählen, ist unter anderem davon bestimmt, ob wir unsere Insula bereits upgraden konnten oder nicht. Solange wir dem Druck der Insula 18.0 unterworfen sind, können diese Signale eine Qual sein. Wenn eine Frau sich gern als die begehrenswerteste Option in jeder Situation sieht, schlägt ihre Insula Alarm, sobald eine attraktivere Konkurrentin auftaucht (denn jetzt bekommt sie womöglich nicht mehr die besten Spermien). Die Insula funkt dem Selbstwertgefühl ein *Ungenügend* zu und verpasst damit dem Nervensystem einen heißen Stich, damit der präfrontale Cortex gefälligst seiner Aufgabe als Problemlöser nachkommt. Die alten Fruchtbarkeitshormone mögen verschwunden sein, aber selbst ihr Nachhall kann uns in hektische Aktivität verfallen lassen. Ich habe miterlebt, wie sich solche Impulse bei Freundinnen, Patientinnen und bei mir selbst äußern, wenn die Insula 18.0 am Zeltpfosten rüttelt und unser stabiles Ich-Gefühl erschüttert.

Es ist nicht einfach, sich dem Impuls zu widersetzen, auf ihre barschen Befehle an den präfrontalen Cortex zu reagieren, aber wenn wir es schaffen, den Fuß vom Gaspedal zu nehmen, ist das eine Entscheidung für mehr Lebensqualität. Als Jacqueline de La Chaume mit ihrem Mann Yul Brynner einst von Paris in die Vereinigten Staaten zog, gab ihr alter Freund Karl Lagerfeld ihr eine Warnung mit: Sie solle nicht dem Hollywooddruck zu kosmetischen Operationen erliegen. Auch Yul war dagegen. Er sagte, so ein Eingriff würde die Karte ihres Lebens ausradieren, die in ihr Gesicht eingraviert sei. Dieser Druck kann sich sehr real anfühlen.

Dutzende Male habe ich Termine für solche Eingriffe vereinbart und wieder abgesagt.

»Es ist nicht leicht mitanzusehen, was unter den Frauen hier abgeht«, sagte Sarah nach ihrem Umzug nach Houston. »Du siehst Frauen Ende achtzig, die nicht vernünftig essen und stark geschminkt und mit Perücke auf hohen Absätzen herumstöckeln. Ihre Wangen und Lippen sind prall aufgespritzt. Viele aus meiner Generation, die jetzt zwischen 50 und 60 sind, machen da einfach nicht mehr mit. Es hat etwas Tragisches, wenn man Frauen sieht, die so weit von ihrem wahren Wesen entfernt sind, dass sie nicht zeigen können, wer sie wirklich sind.« Sarah hat recht. Statistisch betrachtet verlagert sich die Altersgruppe der Frauen, die sich kosmetischen Operationen unterziehen, und liegt jetzt vor den Wechseljahren. Ob Frauen im frühen Upgrade solche Eingriffe nicht mehr vornehmen lassen, weil sie diese bereits in jüngeren Jahren durchführen ließen, oder ob sich hier ein echter Trend abzeichnet, lässt sich derzeit noch nicht beurteilen.

Wenn wir unsere Mitte finden und in uns selbst ruhen, um die Frau zu ehren, die sich gerade herausschält, befreit uns die neurologische Umstellung des Upgrades von dem Dauerkampf, das Erscheinungsbild der fruchtbaren Phase aufrechtzuerhalten. Solche Entscheidungen sind sehr persönlich, und ich lehne jedes Urteil von Außenstehenden darüber ab. Dennoch bewundere ich die Schauspielerin Tina Sloan dafür, dass sie ihr Gesicht nie einem kosmetischen Eingriff unterzogen hat. Ich schließe daraus, dass sie beschlossen hat, ihre Zeltstange und mit ihr das sichere Bauchgefühl bezüglich ihres Wesenskerns keinem anderen zu überlassen.

Was das Erscheinungsbild im Upgrade angeht, so spreche ich hier über mehr als Akzeptanz. Es geht mir um liebevollen Dialog und bedingungsloses Umarmen. Ein zähneknirschendes Verhältnis zu uns selbst ist und bleibt destruktiv – als würden wir weiterhin heimlich die Insula 18.0 füttern, obwohl wir offiziell längst versuchen, das Ich-Zelt 2.0 einzurichten. Und da unsere Altersgenossinnen unterschiedliche Entscheidungen treffen, bei denen sich die einen für das Upgrade entscheiden, andere hingegen den Kampf gegen die Natur antreten, verändern sich auch Freundschaften.

Äußere Widerstände

Die weibliche Fruchtbarkeit steht im Kern unseres sozialen Wesens. Als Kinder spielten wir »Mutter und Kind« und stritten dabei um die Rollenverteilung. Mit dem Beginn unserer Menstruation und den ersten sexuellen Erfahrungen schlossen wir heimliche Bündnisse. Viele von uns gründeten eigene Familien, und rund um die Kinder entwickelten sich über die Eltern ihrer Altersgenossen weitere Netzwerke. Kinderlose bauten über Arbeitsplatz und Ehrenamt Bindungen auf. Der erste Schnitt kann mit einer Scheidung einhergehen, wenn verheiratete Freundinnen uns plötzlich nicht mehr einbeziehen. Oder wir kommen für bestimmte Berufsbilder nicht mehr in Frage. Und wenn die Kinder erwachsen werden und aus dem Haus gehen, bröseln auch die sozialen Bindungen, die sich um sie rankten, und die Rollen, die wir dabei spielten.

Ältere Frauen werden oft an den Rand gedrängt und nicht mehr als ernst zu nehmende Menschen wahrgenommen. Man bezeichnet sie als goldig, als »Mädel« oder als »Engelchen«, wie zwei junge Frauen in Atlanta einmal zu Terri (54) sagten, als sie Kleidungsstücke in die Reinigung brachte. Falls wir unserem Nervensystem gestatten, dieses Narrativ aufzunehmen, verstärkt es das Signal, dass wir irrelevant sind. Es ist ein Hinweis darauf, dass wir nicht mehr auf uns zu achten brauchen, und weist uns den Weg in die soziale Isolation. Dabei geht es jedoch nicht um gewöhnliche Einsamkeit, sondern das Nervensystem verliert allmählich die Fähigkeit, den Schaltkreis zu aktivieren, der uns weiterhin Kontakt suchen lässt, damit die Gemeinschaft uns die lebenswichtigen Gehirnvitamine spendet, die in uns den Wunsch wecken, jeden Tag einen Fuß vor den anderen zu setzen. Wahrscheinlich trägt dies zur alarmierend ansteigenden Suizidrate bei Frauen über 60 bei. Im Laufe ihres Lebens ist jede vierte Frau mit einer klinischen Depression konfrontiert. Wenn eine Frau vor den Wechseljahren eine schwere depressive Episode durchlebt hat, besteht ein zwei- bis dreifach erhöhtes Risiko, danach noch einmal betroffen zu sein. Melancholie beruht häufig darauf, dass wir die Botschaft verinnerlichen, dass wir nicht zählen. Unsere Einstellung gegenüber dem, wie die Welt uns sieht, kann das Upgrade anstrengend machen.

An einem Freitagmorgen Anfang März 2020 hörte ich im Sender NPR von einem Bericht aus einem Entwicklungsprogramm der Vereinten Nationen (UNDP) über Einstellungen zu Frauen. Diese Studie war in 75 Ländern durchgeführt wurden und kam zu dem Ergebnis, dass fast 90 Prozent aller Menschen gegenüber Frauen am Arbeitsplatz, in der Regierung, aufgrund ihrer Meinungen und in jedwedem Lebensbereich Vorbehalte hegten. Das löste zwei Reaktionen bei mir aus. Erst dachte ich: *Habe ich mich wirklich nicht verhört? 90 Prozent?* Ich rief eine Freundin an, die mir den *Guardian*-Artikel zu dem Bericht heraussuchte. Doch, ich hatte richtig gehört.

Und tief in meinem Inneren überraschte mich das nicht. Die eigentliche Überraschung war eher, dass dieses enorme Hindernis, freimütig unsere Menschenwürde zu beanspruchen und für unsere gleichwertigen Rechte und Bedürfnisse einzustehen, endlich einmal ausgesprochen wurde.

Erst da traf mich die noch härtere Wahrheit wie ein Donnerschlag. Der Bericht besagte nicht etwa, dass 90 Prozent aller Männer gegenüber Frauen Vorurteile hätten. Nein, es ging darum, dass knapp 90 Prozent aller Menschen derartige Vorurteile hegen. 86 Prozent der Frauen sind gegenüber Frauen voreingenommen! Womit sich mir die Frage stellte, wer zu den 14 Prozent zählte. Mit einem Mal wurde mir bewusst, dass es bei einem so hohen Anteil voreingenommener Frauen aller Wahrscheinlichkeit nach auch Männer in der kleinen Gruppe unvoreingenommener Personen geben musste. Und ich musste mich der Möglichkeit stellen, dass ich womöglich ebenfalls zu den 86 Prozent Frauen zählte, die gegenüber ihren eigenen Geschlechtsgenossinnen voreingenommen sind.

Als Psychiaterin habe ich mich in meiner Ausbildung mit dem Konzept der Introjektion auseinandergesetzt: Ein Individuum übernimmt die Perspektive eines anderen Individuums oder der Kultur und assimiliert sie. Besonders häufig kommt dies bei Personen in einer schwächeren Position vor, die das Bedürfnis haben, dem Stärkeren zuzustimmen, um selbst zu überleben. Ich wusste, dass ich zu verschiedenen Zeitpunkten, besonders in meinen 20ern, gewisse Formen von feindseligem Sexismus introjiziert hatte. In der Epoche des Wettstreits um das beste Sperma geschieht dies unbewusst. Wir können noch so feministisch eingestellt sein – die Hormone, die unseren Körper in der fruchtbaren Phase durchfluten, fordern das Gehirn beständig zu Verhaltensweisen auf, die unsere Fortpflanzungschancen optimieren sollen. Junge Frauen, die ihren Neurohormonen ausgeliefert sind, wenden sich häufig von allem ab, was Männer ihrer Meinung nach anwidert. Wenn jüngere Männer Sexismus und Feminismus für lächerlich erklären, tun wir es ihnen gleich. Ich weiß noch, dass ich Frauengruppen mitunter blöd fand. Ich war davon überzeugt, dass ältere Frauen nur eifersüchtig auf uns jüngere wären, weil sie nicht mehr sexy seien. Dass ich heute vom Gegenteil überzeugt bin, liegt nicht nur an meiner Ausbildung, Erfahrung und dem Umstand, dass ich jetzt selbst eine ältere Frau bin. Es hat auch viel mit dem Abflauen der Neurohormone zu tun, die diese früheren Einstellungen provoziert haben. Im Upgrade ist auch dies ein Bias, der getrost entfallen kann.

Neue Validierungsquellen

Viele Frauen klagen darüber, dass sie in jüngeren Jahren besser auf sich geachtet hätten und disziplinierter gewesen wären. Nach den Wechseljahren kommen uns unsere Bemühungen sporadisch und unzureichend vor. Damals waren die Signale, uns zu pflegen, allerdings von Fruchtbarkeitshormonen und kulturellen Botschaften durchsetzt, die uns aufforderten, mit unserer Gesundheit und Fortpflanzungsfähigkeit zu prahlen, ganz gleich, für wie aufgeklärt wir uns hielten. Für das Überleben der Spezies ist es wichtig, in der Jugend gesund zu sein, und der kulturelle Jugend- und Schönheitswahn ist lediglich ein Symptom. Es ist kein Zufall, dass uns Frauen in der zweiten Lebenshälfte die permanente Selbstfürsorge schwerfällt. Schließlich scheint auch der Gesellschaft nicht mehr viel an unserer Gesundheit zu liegen. Wir erinnern uns nicht mehr so leicht daran, was wir dazu brauchen oder welche Menschen wir bei bestimmten Problemen früher um Hilfe gebeten haben. Die Signale zu unserer Bedeutung, die wir nach den Wechseljahren von der Kultur erhalten, sind erschütternd: Sobald wir keine Eier mehr liefern, zählen wir nicht mehr. Wir sollen uns einfach aufgeben, zumal nahezu jeder Mensch, dem wir tagtäglich über den Weg laufen, Vorurteile gegenüber Frauen hegt. Der UNDP-Bericht hat den Bias nicht in Altersgruppen zerlegt, aber es liegt nahe, dass die Latte für Frauen über 45 oder 50 noch höher liegt.

Jede Entscheidung kostet das Gehirn Energie. Wir dürfen wählen, wie viel Bandbreite wir für Ernährungspläne, Haarfarbe, kosmetische Behandlungen und Make-up freihalten wollen. In der Fruchtbarkeitsphase erschienen uns einige dieser Entscheidungen unabdingbar, doch jetzt können sie weniger wichtig werden. »Ich trage nur noch diese Stretchhosen und Shirts«, sagte Ceci. »Dabei war Modebewusstsein in meinem Umfeld sehr wichtig. Ich habe sehr darauf geachtet, flog zum Shoppen nach Italien und betrachtete meine Garderobe als wertvolle Investition. Aber ab einem gewissen Punkt wurde mir klar, was für eine Zeit- und Geldverschwendung das war. Heute genieße ich dieselbe Freiheit wie damals in der Schuluniform. Das war keine Einschränkung. Es war befreiend. Ich musste nicht darüber nachdenken, was ich anziehen soll.« Ab dem Upgrade trug Katharine Hepburn schwarze Hosen und eine schlichte weiße Bluse mit Kragen. Dreißig Jahre lang. Jacqueline de La Chaume, die in den 1960ern für den Designer André Courrèges und für *Vogue Paris* arbeitete, entwarf mit über 60 ihre eigene schlichte Garderobe. Ich entschied mich im gleichen Alter für sportliche Kleidung. Mit dem Entschluss, mich nicht länger mit Entscheidungen herumzuplagen, die für mich unwichtig geworden sind, gebe ich zusätzliche Bandbreite im Gehirn frei.

Viele Frauen im Upgrade entdeckten diese Freiheit während der Lockdowns im Rahmen der COVID-19-Pandemie. Plötzlich sahen wir, wie viel Energie wir aufwendeten, um künstlich erzeugten Standards zum Erscheinungsbild gerecht zu werden. Heute wissen wir, dass wir ohne Kontakt zu anderen tragen, was immer wir mögen. Die enorme Erleichterung, die viele dabei empfanden, eröffnet den Ausblick darauf, wie es wohl wäre, solche Entscheidungen unter normalen Umständen zu treffen.

Wenn wir uns nicht länger bemühen, alles zu erreichen, und wenn wir anerkennen (und akzeptieren können), dass das Erreichbare reale Grenzen hat, können wir uns von den unrealistischen Zielen lösen, die hartnäckig außer Reichweite bleiben. Plötzlich sehen wir nicht mehr den Mangel, sondern die Freiheit, die uns das Upgrade bringt.

Anstatt den Verlust der Fruchtbarkeit zu betrauern, können wir die Freiheit genießen, keine Energie mehr auf Verhütung, Stimmungsschwankungen, Blutungen oder Unterleibskrämpfe verwenden zu müssen. Auf der Straße können wir uns frei bewegen, ohne den lüsternen Blicken der Männer, ihren Pfiffen und Bemerkungen ausgesetzt zu sein. Und wir können uns mit eingeschränkten Öffnungszeiten im Drogeriemarkt zufriedengeben, weil es einen kompletten Gang gibt, den wir nie mehr aufsuchen müssen – sofern nicht die Schwiegertochter oder die Enkelin zu Besuch kommen.

Denken Sie daran: Biologie ist nur Schicksal, solange wir nicht verstehen, was mit uns passiert. Wenn wir die biologischen und neurochemischen Prinzipien anerkennen, die das weibliche Gehirn steuern, können wir sehen, welche Schaltkreise wir durch unsere körperlichen, geistigen und emotionalen Gewohnheiten verstärken. Achtsamkeit und Aufmerksamkeit verschaffen uns in diesem Lebensabschnitt eine einzigartige Gelegenheit, die Schaltkreise neu zu justieren. Das Upgrade unterstützt uns bei diesem Unterfangen. Und mit etwas Glück wird die innere Stimme der sich neu ausrichtenden Schaltkreise so stark, dass sie für die alten Gewohnheiten nicht länger empfänglich sind. Unsere Zeltstange wird unerschütterlich. Und was Sie mit Ihrem Ich-Zelt anstellen wollen, interessiert mich sehr.

KAPITEL 11

Was der Körper für die Psyche tun kann

Nehmen wir einmal an, ich sei wegen eines Streits mit meinem Mann, meinem Sohn oder einer Freundin aufgewühlt schlafen gegangen. In dieser Nacht komme ich einfach nicht zur Ruhe. Ich wache auf und denke immer noch darüber nach, spiele den Wortwechsel noch einmal durch, übe die Sätze, die ich gern gesagt hätte, wenn ich geistesgegenwärtig genug gewesen wäre, wünsche mir mit aller Macht einen anderen Ausgang und wappne mich schon für mehr Ärger und den nächsten Streit.

Über Nacht tischt uns der Verstand in Form von Träumen alle möglichen Impulse auf, und wenn wir aufwachen, sind es noch mehr. Das ist völlig normal. Mitunter steigt eine komplette, sehr verstörende Szene aus meiner Vergangenheit urplötzlich in mir auf und kapert meine Gedankengänge. Der Versuch, solche Gedanken oder Erinnerungen zu unterdrücken, funktioniert nicht. Für gewöhnlich kehren sie auf andere Weise wieder, manchmal noch intensiver. Während wir uns größte Mühe geben, alten Ärger nicht wieder hochkochen zu lassen, lassen wir ihn womöglich an jemand anderem aus.

Den stärksten biologischen Einfluss auf Emotionen haben Hormone. Sie drängen uns zu bestimmten Verhaltensweisen. Ghrelin weckt den Wunsch zu essen. Testosteron weckt den Wunsch nach Sex. Oxytocin fordert uns dazu auf, eine Beziehung zu reparieren. Progesteron will, dass wir uns unter der Decke zusammenrollen. Die Stresshormone Kortisol und Adrenalin, die bei Frustration, Gefahr, Furcht oder Wut ausgeschüttet werden, wecken den Wunsch, um uns zu schlagen und uns zu wehren.

Ein Schub Kortisol nach einem heftigen Streit kann Körper und Gehirn stundenlang beschäftigen – sofern kein weiterer Stressauslöser hinzukommt, der die nächste Runde freisetzt. In diesem Fall kann es bis zu fünf Tage dauern, ehe das Gehirn sich wieder auf den Normalzustand einstellt und die Schaltkreise für Vernunft und Urteilsvermögen wieder voll zugänglich sind. Im Upgrade hält die Wirkung von Kortisol noch länger an, besonders wenn Sie einen gestressten Partner haben.

Heißt das, wir sollten auf die alte Regel zurückgreifen, die Gemüter in einer stark aufgeladenen Situation 24 Stunden zur Ruhe kommen zu lassen? Das ist nicht annähernd lange genug. Besser wäre eine Woche plus ein Tag. Eine Reaktion oder der Versuch einer Problemlösung, solange wir unseren Hormonen ausgeliefert sind, führt eher zu etwas, das Psychologen als emotionale Inkontinenz bezeichnen. Wir können nicht mehr an uns halten, kommen mit den Extremen unserer Emotionen nicht mehr zurecht, und schon werden wir verbal ausfällig oder knallen mit den Türen. Eskalation vermehrt den Stress, und schon beginnt der Kortisolzyklus von Neuem.

Als klassisches Stresshormon steigt Kortisol im Körper natürlicherweise frühmorgens an. Damit unterstützt es das Wachwerden, lässt den Blutdruck steigen, erhöht die Wachsamkeit und macht uns bereit, Neues zu lernen. Mental sind wir jetzt optimal leistungsfähig. Kortisol steigt aber auch an, wenn wir eine irgendwie geartete Bedrohung wahrnehmen, ob aus den Nachrichten oder wegen eines Beinaheunfalls. Im Alter kann der Kortisolspiegel weiter in die Höhe schnellen und bei älteren Frauen wiederum stärker als bei älteren Männern. Zudem können chronisches Grübeln oder Depressionen den Kortisolspiegel weiter erhöhen, bis wir nicht mehr klar denken, geschweige denn Probleme lösen können. Gleichzeitig kann dadurch eine Kettenreaktion in Gang kommen, die sterile Entzündungen in Gewebe und Gefäßen hervorruft und sogar das Gehirn erfassen kann. In Kombination mit weniger Östrogen, das in jüngeren Tagen die Wirkung von Stress auf kognitive Prozesse abgefedert hat, kann uns damit ein rascherer geistiger Abbau bevorstehen. Selbst mit einer Hormontherapie können Stress und Grübeln die schützende Wirkung von Östrogen überrollen. In der zweiten Hälfte des Lebens zählt Stress zu den gefährlichsten Feinden unserer geistigen Fähigkeiten.

Als Ärztin, die sich auf das Gehirn spezialisiert hat, liegt mir dessen Gesundheit natürlich besonders am Herzen. Das ist ein natürlicher Bias, wenn man etwas so sehr liebt, wie es mir mit dem weiblichen Gehirn ergeht. Es ist aber auch zutiefst gerechtfertigt. Gesunde und starke kognitive Fähigkeiten sind der Schlüssel zur Entwicklung der besten Seiten des weiblichen Gehirns im Upgrade. Wenn wir Entscheidungen treffen, die das Gehirn daran hindern, rundum fit zu bleiben, versinken wir nur allzu leicht in engeren, traurigeren Welten, die uns in Isolation und Depression abgleiten lassen. Das habe ich in meiner Praxis im Laufe der Jahre viel zu oft gesehen. Viel zu viele Frauen sind in einem vermeidbaren Downgrade versunken. Dabei leisten schon einfache Veränderungen – zum Beispiel mehr körperliche Aktivität – einen großen

Beitrag zur Erhaltung der kognitiven Fähigkeiten, und das ganz besonders angesichts von Stress.

Körperlich und geistig beweglich

Meine Patientin Rhonda (68) ist Sozialarbeiterin. Mit ihrem Alter ist sie sehr zufrieden und hat ihr Haar schon Anfang sechzig weiß werden lassen. Seitdem wirkt sie zehn Jahre jünger und konnte ihre Nebentätigkeit als Schauspielerin wieder aufnehmen und ein paar kleinere Rollen in großen Filmen ergattern. In dieser Hinsicht verschob sie ihr Ich-Zelt so, dass es auch ihre veränderte körperliche Identität umfasst. Außerdem beschloss sie, ihr Gesicht keinerlei kosmetischen Eingriffen zu unterziehen.

Rhonda nimmt ihr Upgrade ernst. Sie ist extravertiert und humorvoll, freundlich und großzügig – bis eine jüngere Frau oder ein jüngerer Mann sie als »junge Dame« zu bezeichnen wagt. »Als ich Mitte fünfzig war, ging das los«, erzählte sie mir. »Erst reagiere ich nicht darauf, wenn mich jemand fragt: ›Und, wie geht's, junge Dame?‹ Wenn das aber so weitergeht, kommt eine scharfe Replik: ›Ich hoffe, Sie reden gerade nicht mit mir. Als ›junge Dame‹ hat mich zuletzt meine Mutter bezeichnet, wenn ich mit fünf etwas ausgefressen hatte. Ich bin eine erwachsene Frau und stolz auf jedes Jahr und jede Falte. Sagen Sie Ma'am zu mir. Das reicht völlig.‹«

Rhonda hat immer regelmäßig Sport getrieben, Yoga und Krafttraining gemacht und Herz und Kreislauf mit langen, flotten Spaziergängen fit gehalten. Ihre Körperkraft hebt ihre Zuversicht, dann fühlt sie sich besser in der Lage, trotz aller Schwierigkeiten in ihrer Mitte zu bleiben. Aber das Leben hat es ihr nicht leicht gemacht.

Ihre Tochter Seana (34), die an einer bipolaren Störung leidet, setzte nach einer langen, stabilen Phase ihre Medikamente ab und glitt völlig ab. Sie verließ ihren Mann und die vierjährige Tochter, lebte in Los Angeles auf der Straße und prostituierte sich wie schon als Jugendliche im Tausch gegen Drogen. Nach ein paar Wochen tauchte sie unter und war nicht mehr ausfindig zu machen. Rhonda war verstört und fassungslos. Sie konnte nicht mehr klar denken oder reden. Der Mutteranteil ihres Ich-Zelts war kollabiert. Als Sozialarbeiterin konnte sie sich natürlich sagen, dass die Krankheit ihrer Tochter nicht ihre Schuld sei und dass sie auch nicht die Macht habe, sie zu heilen. Als Mutter jedoch geißelte sie sich mit jedem Fünkchen Schuld, das sie finden konnte. Das änderte weder die äußeren Umstände, noch half es bei der Suche nach ihrer Tochter. Es intensivierte lediglich Stress und Leid.

Unter massivem Dauerstress kann das Corticotropin-Releasing-Hormon (CRH) auf hohem Niveau stagnieren und damit das System und dessen Kreisläufe, die uns morgens munter aus dem Bett treiben sollen, überlasten, als würde man einen Motor ständig auf höchster Drehzahl laufen lassen, bis er schließlich schlappmacht. Inzwischen geht die Wissenschaft davon aus, dass eine von Melancholie geprägte Depression nach der Transition das Bewegungssystem beeinträchtigt. In Extremfällen sagen solche Patientinnen, dass sie sich am liebsten nur noch in Fetalposition zusammenrollen würden. Früher dachten wir, ihnen fehle einfach der Wille zur Bewegung. Heute wissen wir, dass eine Depression nicht nur Motivation und Stimmungslage betrifft, sondern auch das motorische System. Deshalb empfehle ich als Psychiaterin, nachdem ich alles andere probiert habe, bei schweren Depressionen ein integratives Konzept, das Körper und Geist gleichermaßen anspricht.

Da Rhonda eine ehemalige Patientin von mir war, wusste ich, dass Antidepressiva bei ihr schlimme Nebenwirkungen hatten. Als ihr Mann Mike mich kontaktierte, weil er sich Sorgen um Rhondas Gemütszustand machte, war mir daher klar, dass Medikamente keine Option waren. Neuere Informationen über das Kleinhirn eröffneten jedoch eine andere Möglichkeit, ihr zu helfen.

Wenn Babys das Krabbeln lernen, robben sie sich anfangs nur mit der Armkraft über den Boden und ziehen den Unterkörper hinter sich her. Wie sie die Knie unter den Körper bekommen und abwechselnde Bewegungen koordinieren – rechter Arm, linkes Bein, linker Arm, rechtes Bein –, muss der stirnbandförmige motorische Cortex austüfteln, der sich um den oberen Teil des Gehirns schlingt und für die Bewegungskoordination mit dem tiefer gelegenen Kleinhirn kommuniziert. Im ersten Lebensjahr werden die verschiedenen Systeme im Gehirn zu unterschiedlichen Zeitpunkten aktiv, und manchmal braucht die Natur ein wenig Hilfe von Mama und Papa. Oft ist es ganz einfach: Das Baby liegt auf dem Rücken, und man greift spielerisch nach den Füßen und lässt die Beine Rad fahren. Danach stellt man es auf die Beine und hält es fest, während es mit den Füßen stampft. Die eigenen Bewegungen zu spüren und zu sehen sendet dem Kleinhirn über die Nerven der Augen und der Muskeln die Meldung: *Hallo, da oben! Wirf endlich den Motor für diese Körperteile an. Ich muss mich bewegen!* Normalerweise dauert es nicht lange, bis die Nervenbahnen ein starkes, beständiges Signal entwickeln, das dem Kleinhirn den Anstoß gibt, die Signale aus dem motorischen Cortex vernünftig zu organisieren. Das Kind läuft los, und schon bekommen die Eltern mehr Bewegung als gedacht, weil sie ihm nachflitzen müssen.

Nachdem Mike Rhonda überredet hatte, sich auf ein Telefonat einzulassen, wollte ich testweise etwas Ähnliches für sie tun und sie durch Bewegung emotional stabilisieren. »Rhonda, würden Sie bitte auf Videocall umschalten und das Telefon ablegen?«, bat ich schon während des ersten Gesprächs. Ich wusste, dass sie jahrzehntelang Yoga gemacht hatte. Deshalb setzte ich auf ihr Muskelgedächtnis. Sie legte das Telefon auf den Tisch, und ich bat sie, sich daneben zu stellen. »Spüren Sie nach, wie Ihre Füße auf dem Boden stehen. Nehmen Sie das Gefühl in den Fußsohlen wahr. Schließen Sie die Augen und lenken Sie Ihre Aufmerksamkeit für einen Moment dorthin.«

»Oh Gott, meine Beine zittern!«

»Ich weiß«, antwortete ich. So etwas kann geschehen, wenn die Aufmerksamkeit die Nerven zum Feuern bringt, damit eine Person ihre Beine deutlicher fühlt und sich damit, wie in Rhondas Fall, von ihren Emotionen ablenkt. »Das ist nicht schlimm. Sie dürfen zittern. Fühlen Sie Ihre Füße.«

»Okay«, sagte sie nach kurzem Schweigen. »Es hat aufgehört. Ich bin so weit. Und jetzt?«

»Stellen Sie die Füße hüftbreit nebeneinander. Bleiben Sie so stehen. Und wenn es Ihnen damit gut geht, verlagern Sie langsam das Gewicht auf eine Seite.«

»Das fühlt sich sehr instabil an. Ich habe das Gefühl, ich könnte stürzen.«

»Okay. Öffnen Sie ein Stück weit die Augen. Schauen Sie nichts Bestimmtes an. Lenken Sie alle Aufmerksamkeit auf den Fuß, auf dem Ihr Gewicht gerade lastet. Sagen Sie mir, wenn es Ihnen damit gut geht. Sie müssen sich nicht beeilen.«

»Okay. Es geht mir gut.«

»Jetzt heben Sie den anderen Fuß an. Bleiben Sie ein Weilchen so stehen. Halten Sie das Gleichgewicht. Konzentrieren Sie sich mit dem Blick auf einen Punkt am Boden und atmen Sie ein paarmal ein und aus. Spüren Sie die Fußsohle des Standbeins. Dann setzen Sie den angehobenen Fuß langsam wieder ab. Spüren Sie, wie er mit dem Boden in Kontakt kommt. Wenn Sie so weit sind, verlagern Sie das Gewicht auf das andere Bein und heben den ersten Fuß an.« Diese Übung wiederholten wir einige Male, bis Rhonda einigermaßen zuverlässig auf einem Bein das Gleichgewicht halten konnte. Während sich ihr körperliches Gleichgewicht langsam stabilisierte, hörte ich Hoffnung in Rhondas Stimme aufkeimen. Als sie das Telefon wieder aufnahm, sah ich, dass ihr Gesicht sich etwas entspannt hatte.

»Wunderbar, Rhonda«, sagte ich. »Jetzt probieren wir es mit etwas mehr Bewegung. Wie ist das Wetter draußen?«

»Es ist bewölkt«, sagte sie, »aber man könnte rausgehen.«

»Können Sie Ihre Kopfhörer aufsetzen und das Telefon in die Tasche stecken?«, fragte ich.

»Ja, natürlich.«

»Gut. Dann los. Ich möchte, dass Sie langsam zum Ende des Blocks gehen und zurück und dabei auf jeden Schritt achten. Mehr nicht.«

»Das ist alles?«

»Ja, das ist alles.« Ich redete nicht auf sie ein. Rhonda teilte mir mit, dass sie sich unsicher und nicht im Gleichgewicht fühlte. Ich riet ihr lediglich immer wieder, die Aufmerksamkeit auf die Fußsohlen zurückzulenken, die Bewegung ihrer Beine zu spüren und das Gleichgewicht zu suchen, indem sie sich auf den Punkt in der Körpermitte hinter dem Nabel konzentrierte, der im weiblichen Körper den Schwerpunkt bildet.

»Wow, das fühlt sich richtig gut an«, sagte sie nach einigen Minuten. »Aber wenn ich so langsam gehe, sind meine Beine etwas wackelig. So kann ich nicht das Gleichgewicht halten, wenn die Angst wieder hochkommt.«

»Ja, das ist normal. Atmen Sie langsam weiter und gehen Sie ganz bewusst«, erinnerte ich sie. »Und dann probieren Sie es noch einmal.«

Während Rhonda sich bewegte, wurde ihre Aussprache klarer, und die Worte kamen ihr leichter von den Lippen. Ihre Stimme entspannte sich und klang weniger eingeengt. Die Bewegung hatte Einfluss auf ihre Stimmungslage und ihre kognitiven Fähigkeiten.

Ich bat sie, jeden Tag Wechselatmung zu üben (siehe Anhang, Seite 381) und eine Gleichgewichtsübung zu machen. Danach sollte sie ganz langsam einen kurzen Weg im Freien zurücklegen. Sobald sie sich etwas stabilisiert hatte, forderte ich sie auf, so aufmerksam auf einer Diele ihres Fußbodens entlangzugehen, als bewege sie sich auf einem Drahtseil. Nach einer Weile konnte Rhonda wieder klar denken. Mike bestätigte, dass sie viel ausgeglichener geworden war und allmählich zu ihrem gewohnten, redseligen Selbst zurückkehrte.

Alte Narben, neuer Ansatz

Das Kleinhirn hat die Form von zwei großen Ovarien und sitzt tief im Hinterkopf an der Schädelbasis dicht am Hirnstamm. Dass es als Kommandozentrale für Bewegung, Gleichgewicht und Feinmotorik fungiert, wissen Neurologie und Neurowissenschaft seit über 100 Jahren. In Kombination mit visuellen Reizen und Innenohrinformationen ist dieser Teil des Gehirns dafür verantwortlich, dass wir neue Tanzschritte oder Fußballübungen lernen und wissen, wohin wir beim Gehen oder Laufen unsere Füße setzen sollen. Ergänzt um einen Spiegel verhilft uns das Kleinhirn zur Perfektionierung von Yoga- oder Balletthaltungen. Es zählt zu den ältesten Anteilen im Gehirn und ist auch bei Reptilien und sogar Fischen vorhanden, die damit ihre Bewegungen an die Strömung anpassen.

Auf Alkohol reagiert das Kleinhirn extrem empfindlich. Das ist der Grund, aus dem wir nach ein paar Gläschen Wein Schlangenlinien fahren und bei der Polizeikontrolle nicht mehr geradeaus laufen können. Wenn wir nervös oder sehr aufgewühlt sind, wird das Kleinhirn vom Alarmsystem des Körpers gehemmt. Deshalb erhöht seine Überflutung mit Kortisol und anderen Neurohormonen aus den Nebennieren unmittelbar nach dem Erhalt schlechter Nachrichten das Risiko, uns zu stoßen, Dinge hinunterzuwerfen oder das Auto in den Graben zu fahren. Bei einer Kleinhirnverletzung haben wir Schwierigkeiten, eine Knopfleiste zu schließen oder auch nur einen Löffel Haferflocken in den Mund zu schieben.

Die meisten Aufnahmen mittels funktioneller Magnetresonanztomografie (fMRT), mit denen sich Gehirnfunktion und Konnektivität darstellen lassen, können Bereiche über dem Kleinhirn, zum Beispiel Frontallappen, Sehrinde, Parietallappen, Amygdala und andere Hirnareale, gut abbilden. Darum kennen wir uns mit Durchblutung und den Verbindungen der Areale für Problemlösung, visuelle Reizverarbeitung, die Verarbeitung sensorischer Informationen und die Einleitung von Muskelbewegungen sowie dem Furchtzentrum des Gehirns besser aus. Das Kleinhirn liegt so tief und zudem unterhalb der großen Hirnhälften, dass es schwieriger ist, sich von ihm und seinen Verbindungen zu anderen Teilen des Gehirns ein klares Bild zu machen. Im letzten Jahrhundert hielten Neurowissenschaftler es für ausgemacht, dass das Kleinhirn für Bewegungskoordination und Gleichgewicht zuständig ist. Ansonsten ignorierten sie diesen Bereich des Gehirns.

2018 jedoch erlebten wir eine große Überraschung. Eine der wenigen Forschungseinrichtungen dieser Welt, die in der Lage war, das Kleinhirn über ein spezielles fMRT-Verfahren darzustellen, konnte nachweisen, dass seine Verbindung zu anderen Abschnitten des Gehirns weitaus komplexer war, als wir uns je ausgemalt hatten. So entdeckte ein Team der Washington University in St. Louis, dass die Bewegungskoordination nur ein Fünftel der Aufgaben des Kleinhirns ausmacht. Über die Beobachtung der Konnektivität mit anderen Teilen des Gehirns stellten sie fest, dass 80 Prozent der Kleinhirnfunktionen mit Arealen in Verbindung stehen, die mit Beurteilung, Problemlösung und abstraktem Denken, Emotionen und Stimmungslagen, Gedächtnis und Sprache zu tun haben. Praktisch alles, was wir unserem Gehirn abverlangen, wird vom Kleinhirn, dem Zentrum für Bewegung, Gleichgewicht und Koordinierung, editiert. Hier erfolgt nicht nur die Feinabstimmung von Muskelbewegungen, sondern auch von emotionalen und kognitiven Funktionen, die das Lernen und den Dialog mit anderen ermöglichen. Das Kleinhirn ist der Schlüssel zur Motivation, dem Gefühl, etwas aktiv zu wollen. Es umfasst nur zehn Prozent des Gehirnvolumens, enthält aber über 50 Prozent der Neuronen (Nervenzellen im Gehirn).

Östrogen stimuliert den präfrontalen Cortex, schärft den Verstand und verbessert den Zugriff auf die problemlösenden Funktionen im Gehirn. Progesteron hingegen verstärkt die Kleinhirnfunktion. Wenn das Kleinhirn optimal funktioniert, ist es eine Art Filter, der Gedanken, Emotionen und Sinneseindrücke auf Spam, Phishing oder Scam untersucht, ehe er uns handeln oder die jeweilige Emotion ausdrücken lässt. Wie es das Forschungsteam formulierte: Das Kleinhirn denkt nicht, wägt nicht ab und urteilt nicht, sondern es korrigiert Fehler und unterstützt die Teile des Gehirns, die für diese Aufgaben zuständig sind, dabei, diese möglichst reibungslos zu erfüllen. Ein gesundes Kleinhirn prüft aufkeimende Impulse, um sicherzugehen, dass sie unserem langfristigen Wohl dienen. Was dem Kleinhirn unklug erscheint, wird verworfen. Gute Ideen hingegen unterstützt das Kleinhirn, indem es Ressourcen in Gehirn und Nervensystem rekrutiert, die dem Impuls Ausdruck verleihen und entsprechende Handlungen einleiten. Ein vom Alkohol benebeltes Kleinhirn kann uns nicht daran hindern, impulsiv zu handeln oder zu sprechen. Ob wir betrunken am Steuer sitzen oder betrunken dumme Nachrichten schreiben, beides entspringt derselben Ursache.

Psychologie und Forschung wissen seit Langem, dass der positive Einfluss von Bewegung bei anhaltend bedrückter Stimmung und klinischen Depressionen mindestens so stark ist wie die Wirkung von Antidepressiva. Diese neuen Informationen über das Kleinhirn verraten uns mehr über mögliche Zusammenhänge. Aufgrund seiner Verbindung zu den Emotions-, Belohnungs- und Urteilszentren im Gehirn können wir das körperliche und emotionale Gleichgewicht nun als Teil desselben Prozesses begreifen – des permanenten Strebens nach Homöostase an sich.

Homöostase ist das dynamische Gleichgewicht, nach dem jedes lebende System strebt, um das Überleben zu optimieren. Dabei ist sie nie ein statischer Zustand, sondern vielmehr ein Prozess endloser Mikroanpassungen, mit denen das Lebewesen einem unerreichbaren Dauerzustand des Wohlbefindens so nahe wie möglich kommen will. Wie der Ballast, der bei starkem Wind ein Segelboot stabilisiert, hilft uns das Kleinhirn, dem zu widerstehen, was uns körperlich und emotional aus der Bahn werfen könnte. Sobald das körperliche Gleichgewicht beeinträchtigt ist, aktiviert das Kleinhirn stabilisierende Bewegungsschaltkreise und schärft sie so nach, dass wir wieder sicher aufrecht stehen oder sitzen können. Ist das emotionale Gleichgewicht beeinträchtigt, so können Muskelbewegungen uns dazu verhelfen, das Kleinhirn ins Spiel zu bringen. Deshalb können körperliche Gleichgewichtsübungen auch bei Depressionen hilfreich sein. Und in manchen Fällen können wir den Motor der inneren Stabilität womöglich neu starten, indem wir (wie bei Rhonda) Aufmerksamkeit und Bewegung kombinieren.

Dieses neue Verständnis für das Kleinhirn brachte mich dazu, es bei der Beurteilung meiner Patientinnen einzubeziehen, besonders bei Frauen mit Sturzneigung. Wäre Rhonda beispielsweise nicht in der Lage gewesen, ihr körperliches Gleichgewicht wiederzufinden, und wäre sie häufiger gestürzt als normal, so hätte ich nach einer MRT-Untersuchung des Gehirns vermutlich nach Hinweisen auf abnehmende kognitive Fähigkeiten Ausschau gehalten. Wenn das Kleinhirn Bewegung und Gleichgewicht nicht mehr koordinieren kann, hat es wahrscheinlich auch Probleme mit der Koordinierung von Sprache, Emotionsregulierung und Stressreaktion.

Bei Depressionen verordne ich heutzutage nicht einfach nur Medikamente. Wer diese Mittel benötigt, bekommt sie natürlich von mir. Zusätzlich verordne ich jedoch einen täglichen Spaziergang von zehn bis zwanzig Minuten mit Gehmeditation, Dankbarkeits- oder Gebetsritual, dessen Dauer nach Möglichkeit allmählich auf bis zu eine Stunde erweitert werden sollte. Auch das ist kein Allheilmittel, hilft aber, die Traurigkeit in einen Bereich zu verschieben, in dem sie auszuhalten ist. Danach können andere Strategien folgen, um wieder Zugriff auf unsere Zeltstange zu bekommen. Die Fähigkeit, erneut mit regelmäßiger Selbstfürsorge zu beginnen, stärkt unsere Resilienz angesichts bevorstehender Probleme.

Rhonda brauchte rund zwei Monate, bis sie ihr Fitnesstraining wieder aufnehmen konnte. »Ich mache mir nach wie vor furchtbare Sorgen um Seana«, erzählte sie mir. Inzwischen wurde ihre Tochter gefunden und hat eingewilligt, sich in einer Klinik behandeln zu lassen. Das war eine Erleichterung, aber an diesem Punkt hat Rhonda schon viele Male gestanden, und sie fragte sich nach wie vor, ob dieser Aufenthalt Seana endlich helfen würde. In harten Zeiten – ob persönlich oder global betrachtet – ist es normal, wenn die Angst hartnäckig auf Stufe 5 von 10 festhängt. Aber sobald die hormonellen Ausschläge der Wechseljahre geschafft sind, haben wir gute Chancen, etwas zu ändern. Diese neue Stabilität können wir nutzen, um uns ein paar Tricks anzueignen, mit denen wir das Gehirn auf Klarheit und Ruhe ausrichten können.

Mehr Spaß und Lebensfreude

»Dreimal die Woche lief ich meine fünf Meilen, und am Wochenende tobte ich mich im Studio aus«, erzählte Sarah (48). »Das war ich seit Jahren gewohnt, und es war wie Magie. Ich war zierlich, ernährte mich relativ gesund und wusste, dass ich mir alles abstrampeln konnte, wenn ich mal über die Stränge geschlagen hatte. Regelmäßiges Training morgens vor der Arbeit reichte lange aus, damit ich abends gut schlafen konnte. Aber kaum war ich in den Wechseljahren, da setzten die Schlafstörungen ein. Um drei Uhr früh lag ich wach und fand keinen Schlaf mehr. Auf einmal schien ich mit dem beruflichen Stress nicht mehr klarzukommen. Ich verlor meine Selbstsicherheit und fing an, mich unablässig zu hinterfragen. Die normalen Höhen und Tiefen des Lebens machten mir schwer zu schaffen. Wenn ich nach 20 Uhr noch Nachrichten sah, fand ich nicht zur Ruhe. Wenn mein Mann um 22 Uhr über Geld redete, fand ich auch nicht mehr zur Ruhe. Mit Sport hatte ich bisher zuverlässig Stress abgebaut und mein Gewicht gehalten. Aber als ich in die Wechseljahre kam und es mit den Blutungen und dem Zyklus gelinde gesagt chaotisch wurde, gab mir meine Ärztin einen niederschmetternden Rat: Ruh dich aus. Mach Yoga. Hör auf zu laufen. Meditiere. Geh gemütlich spazieren. Setz dich auf eine Bank und sieh dem Fluss zu. Ich habe niemals still gesessen!«

Ich wusste, was sie meinte und warum dieses Rezept sich so verkehrt anfühlte. Sarah fuhr fort: »Ich hatte keine Wahl. Ich musste ihren Rat befolgen, denn mir fehlte die Energie, mein altes Tempo aufrechtzuerhalten. Ich hatte Angst davor, unglücklich zu sein, weil mir die Endorphine vom Laufen fehlen würden. Ich hatte Angst, depressiv zu werden, wenn mein Körper sich ausdehnte. Und das tat er. In nur einem Jahr nahm ich zwölf Kilo zu.«

Sarah geriet in eine Abwärtsspirale. Sie sagte Veranstaltungen ab, sogar die Reise zum 50. Geburtstag ihrer Freundin Kim, was die enge Freundschaft in Gefahr brachte. »Meine Stimmungslage war unberechenbar, ich passte in keines meiner Kleider mehr, und die Vorstellung, dass jemand mich so sehen sollte, war mir unerträglich. Ich versuchte, Kim zu erklären, dass ich ihr das Fest mit meiner Niedergeschlagenheit nicht vermiesen wollte, aber sie sagte, es wäre viel schlimmer für sie, wenn ich nicht käme. Danach hat sie ein Jahr lang nicht mehr mit mir geredet.«

Schlafmangel, Unsicherheit und ein quälendes Selbstbild aktivieren unsere Alarmsysteme dauerhaft. Der daraus resultierende hohe Kortisolspiegel lässt uns giftig reagieren und Gewicht zulegen. Wir verspüren Trauer über den Verlust von allem, was mit der Fruchtbarkeitsphase einhergeht – Energie, Aussehen, Aufmerksamkeit, Ausstrahlung –, und das Gefühl für uns selbst beginnt zu bröckeln. Wieder schlägt die Insula 18.0 zu.

Die Wechseljahre können das Gehirn zutiefst verunsichern, weil unser Selbstbild sich aufzulösen scheint. Je länger wir übermäßig viel Kortisol und Adrenalin ausgeliefert sind, desto mehr verändert sich unsere Wahrnehmung der Motive anderer. Irgendwann sehen wir überall Angriffe und Beleidigungen. Wir schotten uns ab, isolieren uns, und die Stresshormone lassen uns in Grübeleien versinken. Spielerische Akzeptanz hingegen weckt Lebensfreude und Optimismus, und das ist ein weiterer Schlüssel für kognitive Gesundheit, der uns sogar vor dem Tod infolge von Herz- und Gefäßkrankheiten bewahren kann.

»Wir werden das jetzt nicht ausdiskutieren«, sagte Sarahs Mann Dan eines Abends zu ihr. Sarah hatte sich gerade in eine Tirade über alles und jeden in ihrem Buchclub hineingesteigert. Sie nahm die anderen derart negativ wahr, dass die beiden Schwierigkeiten hatten, sich als Paar noch dort einzubringen, weshalb es zu heftigen Auseinandersetzungen kam. Dan war entschlossen, diese Entwicklung zu durchbrechen, und der Druck machte ihn kreativ. Eines Abends war er durch das Wohnzimmer gegangen, als sie gerade *Grey's Anatomy* sah. Die beiden Hauptfiguren hatten über ihre Probleme geredet und auf einmal getanzt, anstatt die Unterhaltung fortzusetzen. »Steh auf«, sagte Dan nun zu Sarah. »Wir werden diese Geschichte nicht ausdiskutieren. Wir werden sie austanzen.« Sarah kam sich furchtbar dämlich vor und konnte sich zunächst nicht darauf einlassen. Teilweise lag das am Altersunterschied. Dan war 13 Jahre älter als sie, und die Musik, die er auflegte, entsprach nicht der, zu der sie als Teenager getanzt hatte. Doch als er von den Beatles zu Earth, Wind & Fire überging, konnte sie nicht mehr anders. Sie musste sich bewegen. »Ich strahlte über das ganze Gesicht«, sagte sie, »und ich hatte vergessen, worüber ich mich so geärgert hatte.«

Bewegung knüpft an unseren ersten Überlebenserfolg als Babys an. Wir suchen nach der Brust und finden sie. Wir greifen nach einem Stückchen Essen und führen es zum Mund. Das Belohnungssystem für Bewegung ist so mächtig, weil unser Überleben davon abhängt. Wir greifen, halten, üben, meistern. Ich habe den Schnuller. Ja! Ich werde leben. Der neuromuskuläre Basisschaltkreis fürs Überleben belohnt uns mit Erfolgsgefühlen.

Das Ausdrücken von Emotionen ist untrennbar mit muskulären Bewegungen verknüpft. Reißen Sie die Arme hoch und strecken Sie sie nach beiden Seiten aus, und schon beginnt der Prozess. Oder stellen Sie sich hin wie eine Superheldin und stemmen Sie die Hände in die Hüften – über neuromuskuläre Rückkopplungsschleifen stärkt diese Haltung nachweislich die Zuversicht und hebt die Stimmung. Ergänzt durch Musik springt bei solchen Bewegungen das gesamte Nervensystem an, übergeht kognitive Einwände und spricht Herz, Durchblutung und Atmung unmittelbar an. Ich liebe es, dröhnend laut die Rolling Stones zu hören, und hüpfe zu »Start Me Up« wie verrückt herum. Bei fast jedem Beat stoße ich die Arme in die Luft.

Spiel und Freude sind im Nervensystem fest miteinander verbunden. Fürs Spielen sind Sie zu alt? Dann möchte ich die Wissenschaft zur Hilfe rufen, um Sie zu überzeugen: Spielen zählt zu den ältesten evolutionären Instinkten und hat starken Einfluss auf unsere kognitiven Fähigkeiten. Für Kognition und Upgrade ist es unabdingbar. Die Neurobiologie des Spiels beeinflusst wichtige Schaltkreise, die mit sozialen Fähigkeiten, Kreativität, Anpassungsfähigkeit, Problemlösung und Intelligenz zusammenhängen. Nicht spielen zu können ist Studien zufolge bei Ratten ein Hinweis auf zu wenig gesunde soziale Interaktion, bei Menschen ein Hinweis auf eine psychiatrische Störung.

Wie stark unser Spielbedürfnis ist, kann altersabhängig sein – aber nicht so, wie Sie vielleicht denken. Am wichtigsten sind Spiel und Spaß in harten Zeiten oder nach Phasen der Isolation (zum Beispiel in den Jahren nach den COVID-19-Lockdowns), und dieses Bedürfnis kann bei Erwachsenen sogar zunehmen, weil sie häufig mit mehr Stress zu kämpfen haben. Wenn es privat oder gesellschaftlich schwierig wird, sollten wir mehr spielen denn je. Es ist das beste Mittel, um sich für das Unerwartete zu rüsten, neue Lösungen zu finden und optimistisch zu bleiben. Der Spielschaltkreis ist der Schlüssel zu einem hoffnungsvollen Gehirn.

Freude vermittelt dem Nervensystem neue Hoffnung, und Hoffnung ist für das Gehirn wie Heroin. Wenn Dopamin den Körper durchflutet, ist das ein starker kognitiver Reiz, der uns kreativ macht, die Problemlösungsfähigkeiten stärkt und in Beziehungen ansteckend wirkt. Das vertraute Geplänkel unter Freundinnen, bei dem wir irgendwann Tränen lachen oder uns vor Lachen in die Hose machen, gemeinsames Tüfteln an einem Puzzle oder Gesellschaftsspiele mit Freunden stimulieren die Ausschüttung aller möglicher Wohlfühlhormone.

Auch körperliche Aktivität sollten wir spielerisch angehen. Anstatt dem Körper Befehle zuzurufen, können Sie ihn um Erlaubnis fragen und sich vergewissern, dass alle Körperteile, Muskeln und das Nervensystem zustimmen. Vor meinem Schwimmtraining lächele ich all den Gliedern zu, die meine Bewegungen ermöglichen, und sage: »Auf, Mädels, lasst uns reinspringen!« So habe ich ab dem ersten Moment meinen Spaß, profitiere noch mehr vom Sport und stärke die Verbindung zu mir selbst. Ich bin besser auf das eingestimmt, was ich gerade tue. Wenn Sie dieses Zusammenspiel vertiefen, entdecken Sie dabei nicht nur neue Energie, Konzentration und Leistungskraft, sondern erweitern auch die Bandbreite für andere Personen. Sie haben nicht nur selbst mehr Spaß, sondern können erfreut wahrnehmen, was andere fröhlich stimmt.

Gönnen Sie sich jeden Tag ehrliche Freude, ob bei Bewegung zu Musik, einem Gang durch die Natur oder dem Sprung ins Wasser. Tun Sie jeden Tag etwas Spielerisches und etwas Neues oder Kompliziertes. Nehmen Sie sich diesen Raum. Wenn Sie ins Fitnessstudio gehen, setzen Sie sich auch mal an die Geräte. Die Kraftübungen vermitteln dem Gehirn, dass Sie stark sind. Lassen Sie sich vor lauter Begeisterung nur nicht hinreißen, Ihre Kraft zu überschätzen.

Neustart für die Spaßschaltkreise

Bewegung und Spielen helfen nicht jedem Menschen. Bei klinisch diagnostizierten Erkrankungen sind sie vielleicht nicht der richtige Weg. Frauen in der zweiten Lebenshälfte haben ein erhöhtes Depressionsrisiko, ganz besonders, wenn sie schon vor den Wechseljahren mit einer depressiven Episode zu kämpfen hatten.

Wenn die Amygdala eine Bedrohung wahrnimmt, bringt sie den Hypothalamus dazu, Corticotropin-Releasing-Hormon (CRH) an die Hypophyse zu schicken, die daraufhin adrenocorticotropes Hormon (ACTH) ausschüttet, das die Nebennieren brav zur Freisetzung von Kortisol und Adrenalin veranlasst. Dass das CRH bei einer Depression erhöht bleibt, wissen wir seit über 30 Jahren. Der übliche Rhythmus des Kortisols aus den Nebennieren, das einen morgens weckt, ab drei Uhr nachmittags abfällt und uns müde werden lässt, verwandelt sich unter zu viel CRH zu einem Nonstop-Kortisol-Bad. Die Stresshormone halten den Körper auf Trab, als nähmen wir Diätpillen oder Speed. Man ist hyperfokussiert, und die negativen Grübelschleifen laufen Tag und Nacht ohne Unterlass. Der Appetit lässt nach, und der Schlaf leidet. Das ist das beste Rezept für eine unerklärliche Schwermut. Wenn die Grübelschleifen von Pessimismus genährt werden, kann die Kognition in Mitleidenschaft gezogen werden. In Kombination mit den extremen Östrogenausschlägen der Wechseljahre läuft das Gehirn Amok.

Bei vielen Frauen in den Wechseljahren können Östrogen- und Progesterongaben den hohen Seegang abpuffern, indem sie das kurzfristige Verlangen des Gehirns nach den schwindenden Hormonvorräten der Eierstöcke beruhigen. Doch seit dem WHI-Bericht verschreiben Ärzte bei Stimmungsschwankungen und Hitzewallungen lieber mehr selektive Serotonin-Wiederaufnahmehemmer (SSRI) anstelle von Hormonen (mehr dazu im Anhang, siehe Seite 380). SSRI helfen bei diesen Symptomen leider nur 30 bis 60 Prozent der Betroffenen. Manche meiner Patientinnen sprachen gut darauf an, aber es kann durchaus sein, dass ausgerechnet Sie nicht ausreichend davon profitieren. Zudem existiert bisher keine vernünftige Langzeitstudie zu der Frage, wie diese Medikation die Wechseljahre verändert.

In den 30 Jahren meiner Tätigkeit in der Ambulanz der UCSF landeten Frauen in den Wechseljahren erst bei mir, wenn sie emotional absolut am Ende waren. Solche Patientinnen hatten in der Regel schon drei bis vier Ärzte und Ärztinnen aufgesucht und waren dabei, die Hoffnung aufzugeben, weil alle ihnen erklärt hatten, ihr Zustand sei »bloß Stress« und es sei »nichts Krankhaftes zu finden«. Ich hingegen erkannte, an welchem Punkt sie standen, denn ihre Geschichte war mir gut vertraut, und für viele waren SSRI zusammen mit Hormonen der beste Lösungsansatz. In solchen Fällen ging es in erster Linie um dauerhafte Niedergeschlagenheit und Freudlosigkeit. Aber die meisten Frauen hatten Angst vor der Gewichtszunahme, die oft mit der Einnahme von Antidepressiva einhergeht. Darum wählte ich die Hormone und Antidepressiva so aus, dass sie sich in der Kombination möglichst wenig auf den Appetit auswirkten. Ich will Frauen helfen, und ein höheres Gewicht ist nicht nur emotional belastend. Wenn die Betroffenen deshalb schlechter Sport treiben können, behindert auch dies die Qualität ihres Upgrades.

Es geht daher um die individuell passende Dosis und den richtigen Zeitpunkt. Fluoxetin hat die geringste Auswirkung auf das Gewicht und gestattet meiner Erfahrung nach unter den SSRI ein Höchstmaß an Flexibilität. Bei einer Depression liegt die durchschnittlich erforderliche Dosis zwischen 20 und 80 Milligramm. Für Frauen in den Wechseljahren ist dies allerdings häufig deutlich zu viel. Deshalb verwendete ich bevorzugt die flüssige Form, um meinen Patientinnen mit winzigen Anpassungen die individuell optimale Dosierung zu ermöglichen. Vielfach begannen wir mit Dosen zwischen zwei und fünf Milligramm, also lediglich einem Zehntel der Dosis, die bei einer klinischen Depression erforderlich ist.

Sowohl bei Hormonen als auch bei SSRI verordnete ich anfangs grundsätzlich eine extrem geringe Dosis. Mit etlichen Folgerezepten tasteten wir uns voran und erhöhten oder senkten dabei die Mengen in Trippelschritten. Dosierung und Zeitpunkt der Einnahme wurden täglich protokolliert. Zusätzlich notierten meine Patientinnen stichwortartig ihre Gefühle im Tagesverlauf und brachten diese Aufzeichnungen und das Einnahmeprotokoll zu jedem Folgetermin mit. Mitunter veränderten wir aufgrund ihrer Erfahrungen auch die Einnahmezeitpunkte. Ich wollte Frauen immer die bestmögliche Chance geben, dass ihr Antidepressivum mit den natürlichen Körperrhythmen und Hormonen kooperiert, und diese Rhythmen sind kontinuierlich im Fluss. Es kommt darauf an, die richtige Welle zu reiten, und es dauert ein wenig, bis man herausgefunden hat, was individuell passt. Frauen sollten wissen, dass es bis zu sechs Monate dauern kann, bis sich alles eingespielt hat.

Inzwischen schält sich ein neues Verständnis für die neurochemischen Einflüsse auf die Psyche heraus. Jahrzehntelang lag der Fokus auf SSRI, also Substanzen wie Fluoxetin, die Serotonin besser verfügbar machen. Man ging davon aus, dass man Serotonin braucht, um die Stimmung zu heben. Neue wissenschaftliche Techniken führten zu der Erkenntnis, dass Serotonin und Dopamin die entscheidenden Substanzen bei Stimmungslage, Entscheidungsfindung, Belohnungssystem, Depression, Bewegungsstörungen und Denkstörungen sind. Damit eröffnen sich ganz neue Möglichkeiten zur Behandlung von gedrückter Stimmung und Melancholie. Angesichts der gegenwärtigen Studien zu neuen Wirkstoffen und Behandlungsansätzen gehe ich davon aus, dass wir in einigen Jahren noch wirksamere Therapien anbieten können.

Ob Sie sich für oder gegen Medikamente entscheiden, in jedem Fall kann eine Beruhigung der Alarmsysteme von Amygdala und Hypothalamus (die über CRH die körpereigene Alarmreaktion in Gang setzen) dazu beitragen, das Gehirn wieder auszubalancieren. Je mehr wir Gefühle von Sicherheit, Geborgenheit und Freude stärken, desto leichter lassen sich Kortisol und Adrenalin absenken. Und wenn wir wissen, wie wir aus Grübelschleifen wieder herauskommen, kann uns das mitunter vor dem Abgleiten in eine Depression bewahren.

Denken Sie an die ärztliche Empfehlung für Sarah: zur Ruhe kommen, abschalten, schlafen. Solange sie sich schlecht fühlt, weil ihre Insula 18.0 ihr unablässig vorwirft, dass sie nicht mehr laufen kann, fühlt sie sich bedroht. Subjektiv ist sie nicht in Sicherheit. »Ich kam mir wie eine Versagerin vor«, sagte Sarah, »denn ich konnte nicht schlafen, und ich schien jeden Morgen unglücklicher aufzuwachen. Bei einer Freundin habe ich es mit Meditieren probiert. Mein Geist kam nicht zur Ruhe. Mich beschäftigte nur noch die Angst, dass diese Erschöpfung und das Bluten nie aufhören würden. Dass ich mein Leben nie mehr zurückbekäme. Ich dachte, ich wäre auf ganzer Linie gescheitert.«

Die weibliche Biologie prädisponiert zum Grübeln, weil unser Stresssystem länger braucht, um sich neu zu regulieren. Darum steckte Sarah in ihrem Unglück und ihren Selbstvorwürfen fest. Bedenken Sie, dass das Gehirn bevorzugt auf Negatives anspringt, aber nur zaghaft auf Positives. Jede potenzielle Gefahr wird aufgebauscht, alles Positive hingegen schrumpft. Wenn ich mit einem Wust negativer Gedanken und Szenen im Kopf erwache, können diese ein Eigenleben entwickeln, sofern ich das Grübeln nicht aktiv ausbremse, damit es mir nicht den Morgen, den Tag und den klaren Kopf ruiniert.

Manche Ereignisse erschüttern mich so sehr, dass ich mich kaum noch konzentrieren kann und mich nur schwer beruhige. In solchen Fällen versuche ich, etwas Distanz zu dem Problem zu gewinnen, indem ich einen Spaziergang mache, Sport treibe oder eine Freundin anrufe. Hauptsache, ich breche nicht zusammen und gehe auf dem Altar der Negativität in Flammen auf. Auch bewusstes Atmen kann das Kleinhirn aktivieren und den Vagusnerv dazu veranlassen, die Teile des Nervensystems anzuknipsen, mit denen wir uns beruhigen. Lernen Sie Techniken wie Wechselatmung oder die derzeit beliebte Boxatmung, auch als Quadratatmung bezeichnet. (Mehr dazu im Anhang, siehe Seite 381.)

Winzige Muskeln und der erste Gedanke am Morgen

Bei Veränderungen fange ich gern klein an.

Meine aktuelle Morgenroutine verläuft folgendermaßen: Ich wache auf, wackele mit den Zehen und lächele, auch wenn mir nicht danach ist. Das gilt ganz besonders an Tagen, an denen es mir mies geht, weil das Hamsterrad der Sorgen schon auf Hochtouren läuft, wenn ich die Augen aufschlage. Manchmal sehe ich eine Szene aus der Vergangenheit vor meinem inneren Auge. Wenn ich zu lange dabei verharre, versinke ich im abgrundtiefen Strudel des Grübelns über Dinge, die ich nicht ändern kann. Mit Lächeln bringe ich meine Negativitätsabwehr in Stellung, zum Beispiel die wichtigen ersten Gedanken am Morgen. Nach diesem echten, breiten Lächeln, bei dem ich bewusst die Augen einbeziehe, stelle ich mir vor, dass die Kraft des Guten, die unser Leben trägt, zu mir sagt: »Guten Morgen, Louann. Ich liebe dich. Heute arbeite ich für dich, und dazu brauche ich keine Hilfe von dir. Hab einen schönen Tag. Viele Grüße, Gott.« Emotional hilft mir das, meine Erwartungen auf das auszurichten, was ich an diesem einen Tag beeinflussen kann. Das Gefühl, geliebt und geborgen zu sein, gibt mir Raum für mehr Freundlichkeit anderen gegenüber. Und vieles von dieser Stimmungsveränderung hat mit der neurobiologischen Intervention meiner Muskelbewegungen zu tun.

Dass der Tag besser beginnen kann, wenn man zuallererst mit den Zehen wackelt und lächelt, klingt kindisch, aber jeder Aspekt dieser neuen Morgenroutine stößt neurologisch eine positive Rückkopplung an, die Stress und Entzündungen eindämmen kann. Und alles, was die Entzündungsaktivität reduziert, schützt das Gehirn. Weniger Entzündungsgeschehen korreliert mit der Erhaltung kognitiver Fähigkeiten. Diese Folgen für die Gesundheit werden dadurch verstärkt, dass kleine freundliche Gesten Einfluss auf Beziehungen haben. Das wiederum hilft mir, die sozialen Kontakte aufrechtzuerhalten, die mein Gehirn so dringend benötigt. Den Auftakt dazu liefern die gezielten Impulse kleiner Gesichtsmuskeln wie des *Levator anguli oris* und des *Musculus zygomaticus,* die zusammen die Mundwinkel anheben, und des *Musculus orbicularis oculi,* der Augenfältchen verursacht, was dem Gehirn (und unserem Gegenüber) mitteilt, dass unser Lächeln nicht falsch ist, sondern echte Wärme und Freundschaft vermittelt.

Die Theorie, dass Gesichtsmuskeln einen Stimmungswandel herbeiführen können, geistert durch die Welt, seit Darwin 1872 darüber geschrieben hat, und wurde in den letzten 50 Jahren wiederholt durch psychologische Studien untermauert. Ebenso lange sucht die Wissenschaft schon nach den neurologischen Auslösern für dieses Phänomen. Es gibt jede Menge Theorien zu der Frage, welche Gesichtsnerven dem Gehirn das entscheidende Signal für seine chemische Kaskade liefern: die Bewegung der Gesichtsmuskulatur, die Nerven in der Gesichtshaut oder die Kontraktion oder Expansion der Blutgefäße in den oberen Atemwegen, wenn sich die Belüftung ändert, wodurch das Gehirn eine Temperaturveränderung wahrnimmt. Bis heute ist es sehr schwierig, jeden dieser Mechanismen vollständig zu durchschauen. Nach allem, was wir über das Nervensystem wissen, ist es allerdings unmöglich, dass hier keine neurophysiologische Feedbackschleife abläuft. Wenn wir lächeln und darauf achten, dass die Augen mitlächeln, kann dies vorübergehend die Stimmung heben. Schon dies kann wie ein Fenster sein, das uns kurzfristig einen Ausweg aus schwierigen Emotionen wie Ungewissheit, Melancholie oder auch Wut aufzeigt. Wenn dies geschieht, haben wir die Chance, weitere Bewältigungsstrategien einzusetzen, zum Beispiel auf einem Bein zu stehen, womit sich für Rhonda ein Weg zu Bewegung und aus der Traurigkeit heraus eröffnete.

Mit den Zehen zu wackeln aktiviert den Ischiasnerv, den längsten Nerv des Körpers. Es schickt ein Signal vom großen Zeh zum Kreuzbein und in die Lendenwirbelsäule und macht das Gehirn bereit, die Beine aufzuwecken und in Bewegung zu kommen. Der Großzehballen ist ein wichtiger Gleichgewichtspunkt, der uns beim Stehen und Gehen stabilisiert und an jedem Schritt beteiligt ist. Auf diese Stelle konzentrieren wir uns bei jeder stehenden Yogaübung, um die Beine zu aktivieren und die Haltung zu stabilisieren. Zusätzlich kann das Wackeln mit den Zehen die Spaßschaltkreise anregen. Vielleicht weckt es Erinnerungen an Menschen, die mit diesen Zehen gespielt und Sie am Fuß gekitzelt haben, als Sie klein waren. Fußbewegungen sind der Schlüssel zur Kognition.

Floras Standardantwort auf die Frage »Wie geht es Ihnen?«, lautete immer: »Ich hüpfe noch.« Das meinte sie wörtlich. Selbst mit 98 Jahren war die Tänzerin noch in bester Verfassung. Mit Mitte achtzig hatte sie eine Stepptanzgruppe für ältere Menschen ins Leben gerufen, die regelmäßig Seniorenresidenzen besuchte, um andere zu mehr Bewegung zu animieren. Als ich fragte, wie sie all ihre Aktivitäten noch bewältigte, antwortete sie: »Ach, Dr. Brizendine, Bewegung hält die Geier auf Abstand.« Damit hatte sie recht – besonders in Bezug auf die geistige Klarheit. Die neuromuskulären Rückkopplungsschleifen jeglicher Bewegung sind extrem wichtig, um die Demenzgeier von uns fernzuhalten.

Floras »Bewegen« und »Hüpfen« sind ein entscheidender Beitrag zu ihrer geistigen Fitness. Eine Studie an 120 betagten Erwachsenen in Pittsburgh ergab, dass regelmäßiges Training, ob Kraft- oder Ausdauertraining, die Gehirnanatomie verändert, denn dabei entstehen neue Zellen, und Hippocampus und präfrontaler Cortex werden größer. Das hat unmittelbare Auswirkungen auf die Gehirnareale für Gedächtnis, logisches Denken und Entscheidungsfindung. Umgekehrt sind diese beiden Gehirnareale besonders anfällig für Abbau und Alterung.

Step, Ball Change. Cross, Cross. Skip und Slide, Jump und Clap. Arme pumpen, Punch und Curl, Spin around. Gleichgewicht und Koordination fordern das Kleinhirn, das daraufhin auch an Emotionen, Urteilsvermögen und Kreativitätszentren das Signal »Ich bin im Gleichgewicht« schickt. Einen komplexen Ablauf zu meistern stimuliert die Belohnungsschaltkreise und frischt die kognitiven Zentren im Gehirn auf. Der Intensitätswechsel zwischen Start und Stopp spricht gezielt die Nebennieren an, die genau die richtigen Mengen Stresshormone abgeben müssen, um diverse neurochemische Belohnungen auszulösen, die uns das Gefühl vermitteln, die ganze Welt besiegen zu können. Auch Intervalltraining kann ein Schlüssel sein.

Vor den Wechseljahren konnten wir mit einem schönen langen Lauf Endorphine freisetzen und damit gezielt gute Laune erzeugen oder zumindest die Stimmung heben. »Ich weiß, dass mir das Runner's High fehlt«, sagte Sarah. Da sie so erschöpft war und ihre Hüften so schmerzten, kamen fünf Meilen einfach nicht mehr in Frage, was sie sehr unglücklich machte. »Aber meine Trainerin hat mir ein 20-Minuten-Intervalltraining auf den Leib geschneidert. Das war wie Magie! Erst kommen zwei Minuten Gehen zum Aufwärmen, dann eine Abfolge von vier einminütigen Intervallen: schnelles Gehen, langsames Joggen, schnelleres Joggen oder gemächliches Laufen und dann Laufen, so schnell ich kann. Diesen Vier-Minuten-Ablauf wiederhole ich vier Mal, dann kommen noch zwei Minuten Gehen zum Abkühlen. Als sie es mir beschrieb, kam es mir wie gar nichts vor, aber ich geriet unglaublich schnell ins Schwitzen! In der Mitte des zweiten Vier-Minuten-Ablaufs fühlte ich mich so glücklich wie früher bei der zweiten oder dritten Meile.« (Zur Ergänzung: Wer Schwierigkeiten mit dem Gehen hat, kann ersatzweise nur die Armbewegungen ausführen.)

In Sarahs Gehirn geschieht bei diesem Training Folgendes: Bei den Eine-Minute-Intervallen geben die Nebennieren etwas Kortisol, Adrenalin und Norepinephrin ab und erhöhen damit geringfügig die Wachsamkeit. Sobald es so anstrengend wird, dass Stress einsetzt, bekommen die Nebennieren eine Pause. Sie dürfen sich beruhigen und müssen nicht hellwach auf Kampf oder Flucht eingestellt bleiben. Das Auf und Ab der Kortisolwellen bedeutet, dass Sarahs Gehirn nicht von Stress und Entzündung überschwemmt wird, ganz im Gegenteil. Es kommt gerade so viel an, dass die Ausschüttung von Dopamin und Endorphinen anspringt, wegen der wir Sport so lieben – das Hochgefühl des Laufens ohne die totale Erschöpfung. Solche Intervalle können Sie in alle aeroben Bewegungsformen einbauen, ob Radfahren, Walking, Rudern, Handcycling (wichtig für Rollstuhlfahrerinnen) oder Schwimmen. Tanzen birgt von Natur aus Intervalle.

Ich wusste, dass Sarah zwischendurch wegen einer Lungenentzündung sechs Wochen das Bett hüten musste. Darum fragte ich sie, wie sie dann wieder mit dem Sport angefangen hatte: »Haben Sie genauso trainiert wie vorher?«

»Gewissermaßen schon«, antwortete sie. »Aber ich habe mich etwas angepasst. Früher hätte ich ab Tag eins versucht, genauso intensiv wieder einzusteigen, und das wäre mir wohl auch gelungen. Aber seit den Wechseljahren gehe ich sanfter mit mir um. Wir haben kein Intervalltraining auf Tempo angesetzt, sondern mit Steigung gearbeitet. Ich bin langsam gegangen und habe zum Aufwärmen und Abkühlen eine geringe Steigung gewählt. Während der vier Minuten habe ich die Steigung erhöht und jedes Mal wieder auf der niedrigen Stufe angefangen. Es hat einen Monat gedauert, bis ich wieder ein wenig Energie hatte, und erst nach zwei Monaten konnte ich ein Stückchen joggen. Jetzt schraube ich die Anforderungen weiter hoch. Ich konzentriere mich auf Kurse wie Cardio Dance und ergänze sie durch Barre-Kurse mit leichten Gewichten und Pilates. In der Kombination verbrenne ich mehr Kalorien, und der Sport erschöpft mich nicht, sondern schenkt mir neue Energie.«

Schon nach nur einer Trainingseinheit setzt das Gehirn mehr Neurotransmitter wie Endorphine, Dopamin, Noradrenalin und Serotonin frei, die allesamt die Stimmung ankurbeln, noch während Sie sich abtrocknen. Das kann uns vor anhaltender Traurigkeit bewahren. Ein einziger Workout kann Konzentration und Reaktionszeit für mindestens zwei Stunden verbessern – das ist ein hervorragendes Mittel gegen die im Alter langsamer werdenden Reflexe. Selbst wenn man körperlich nie sonderlich aktiv war, tut Bewegung in jedem Alter gut. Eine Studie der Women's Health Initiative an 8206 Frauen ergab, dass Frauen, die im Alter von 70 bis 79 zu trainieren begannen, schon nach nur zwölf Wochen davon profitierten.

Bewegung erinnert das Kleinhirn daran, dass es die automatischen Funktionen einsatzfähig halten soll. Ansonsten stellt es diese Funktionen allmählich ein. Bei zu wenig Bewegung erhält das Kleinhirn nicht die nötigen Reize, um andere Funktionen wie Emotionsregulierung und Problemlösung zu stimulieren. Die Aktivierung des Nervensystems und die Motivation für das grundlegende körperliche Überleben gehen zurück. Herz, Lunge und Kreislauf bekommen nicht mehr das Signal, das sie brauchen, um optimal zu funktionieren, damit wir weiterleben. Die Muskeln werden nicht mehr ausreichend gefordert, und auch dies schwächt das Signal an das Gehirn, Herz-, Lungentätigkeit und Durchblutung aufrechtzuerhalten, um die grundlegenden Überlebensbedürfnisse des Nervensystems zu unterstützen. Damit dauert es nicht mehr lange, bis die Abwärtsspirale einsetzt.

Ohne Bewegung geht die Muskelmasse zurück. Es kommt zu Sarkopenie, und die wiederum ist ein Feind des Gleichgewichts und häufig ein Hinweis auf drohenden kognitiven Abbau. Ab dem 30. Geburtstag verlieren wir nicht nur Knochenmasse, sondern auch Muskelmasse, doch ab 60 kann daraus ein rascher, fortschreitender Abbauprozess werden, sofern wir unsere Muskeln nicht fordern. Bereits nach 24 Stunden Bettruhe verlieren Muskelfasern an Kraft. Wer mehrere Wochen im Bett bleiben muss, verliert etwa zwölf Prozent Muskelkraft pro Woche. Nach drei bis fünf Wochen ist fast die Hälfte der normalen Muskelkraft verschwunden. Ich weiß noch gut, wie es mir nach meiner Hüftgelenksoperation ging. Die Kraft kehrt schnell zurück, aber man muss Geduld aufbringen. Wenn man es übertreibt, werfen uns Verletzungen und Schmerzen leicht auf »Start« zurück.

Eine schwedische Studie an 60- bis 80-Jährigen ergab, dass die Teilnehmenden, die fitter waren (was über eine Ergometereinheit gemessen wurde), auf den größten Wortschatz zurückgreifen konnten. Im Tierversuch zeigte sich, dass Bewegung die Anzahl neuer Neuronen, die in einigen wichtigen Teilen des Gehirns gebildet werden, deutlich erhöhte. Das ist Neurogenese! Es ist in jedem Alter möglich, neue Neuronen zu bilden, und Bewegung unterstützt die Neubildung in den Gehirnarealen, die uns vor Gedächtnislücken und kognitivem Abbau schützen. Das weibliche Gehirn fleht uns an, im Upgrade körperlich aktiv zu sein. Diesem Ruf sollten wir Folge leisten.

Zu viel Sitzen schwächt die stabilisierenden Muskeln des Körpers. Die Gesäßmuskeln (die eigentlich nicht zum Sitzen dienen, sondern Bewegungen antreiben) vergessen dabei ihren Bestimmungszweck. Sie sind nicht nur dazu da, Sie dabei zu unterstützen, sich von einem Stuhl zu erheben. Wenn das in Vergessenheit gerät, sind Gleichgewicht und Kleinhirn in Gefahr. Falls Sie also das neue Knie- oder Hüftgelenk aufschieben: Um Ihres Gehirns willen sollten Sie sich zur Operation durchringen. Und wenn Sie (wie ich) stundenlang am Computer sitzen, dann spannen Sie Ihre Gesäßmuskeln an. Ihr Gehirn wird es Ihnen danken! Zwanzig tiefe Kniebeugen am Tag und dann 100-mal das Gesäß zusammenkneifen: zusammenkneifen, bis drei zählen, entspannen, bis drei zählen, wiederholen. Wenn nötig, können Sie das auch nur jeweils 25-mal am Stück machen. Ich mache meine Übungen beim Zähneputzen. Sie können sie im Sitzen, Stehen oder Liegen durchführen. In jedem Fall tut es Gleichgewicht und Urteilsvermögen gleichermaßen gut.

Also wackeln Sie mit den Zehen, stehen Sie auf und blicken Sie bewusst in den Spiegel. Lächeln Sie sich an. Die Augenmuskeln müssen mitmachen! Den Spiegel einzubeziehen aktiviert die Sehrinde und damit den größten Teil des Gehirns und setzt eine neurologische Rückkopplung in Gang, die Freude auslöst. Diese Wirkung spüren Sie schon nach zehn bis fünfzehn Sekunden, in denen Ihre Augen Sie anfunkeln. Also vergessen Sie Ihre Fältchen, oder lassen Sie diese so tief wie möglich werden. Wenn das Gehirn im Laufe des Tages urplötzlich negative Gedanken ausspuckt, die nichts mit der Gegenwart zu tun haben, reicht es normalerweise, sich dieses morgendliche Gefühl ins Gedächtnis zu rufen, um sich nicht den Tag verderben zu lassen.

Der Körper weiß, dass Bewegung dem Gehirn zufunkt: »Ich bin am Leben, und es geht mir gut.« Das Gefühl, dass es uns gut geht, folgt auf dem Fuß, denn Körper und Gehirn gieren nach Bewegungseinheiten. Wenn die Zeit für einen richtigen Workout fehlt oder es vor Ort einfach nicht geht, reichen schon fünf bis zehn Minuten. Sie sehen gerade fern? Stehen Sie in der Werbepause auf und laufen Sie zügig einmal ums Haus. Parken Sie ein ganzes Stück von Ihrem Ziel entfernt. Steigen Sie eine Station früher aus dem Bus oder wählen Sie zum Einsteigen die übernächste Haltestelle. Machen Sie zehn Kniebeugen, so oft es geht. Manche Menschen brauchen einen Anstoß, um sich ihre Portion Bewegung zu holen, besonders wenn sie nicht mal eben rausgehen können oder am Schreibtisch festsitzen. Mit einer passenden App oder einer Smartwatch können Sie sich daran erinnern lassen, aufzustehen und sich zu bewegen. Dann müssen Sie es nur noch tun. Zur Belohnung bleibt der Geist hellwach, und die kognitiven Fähigkeiten bleiben länger erhalten. Geistig anspruchsvolle Arbeit erledigen Sie am besten in den zwei Stunden nach einer mäßig anstrengenden Trainingseinheit. Falls Sie keine Hormone nehmen können, ist Bewegung ein besonderer Segen für die Hirngesundheit; so viel wissen wir heute. Und wenn Sie Hormone nehmen, legen Untersuchungen nahe, dass körperliche Fitness nicht nur die Wirkung von Östrogen auf das Gehirn verstärkt, sondern auch Risiken der Hormontherapie abfedert.

Wer längere Zeit inaktiv war oder sich von einer Krankheit oder Operation erholt, sollte mit kleinen Schritten beginnen. Gehen Sie einmal um den Esstisch. Danach gehen Sie in den Hausflur, bis Sie schließlich in der Lage sind, einmal um den Block zu marschieren. Das machen Sie jeden Tag. Sobald die Kraft zurückkehrt, können Sie die Strecke langsam vergrößern. Sie werden merken, dass Ihre Energie rasant zunimmt. Wer nicht mobil genug ist, um zu laufen, kann wenigstens die Arme trainieren. Heben Sie die Arme einige Minuten in die Höhe und bewegen Sie sie. Anfangs können Sie fünf Minuten anpeilen, später zehn. Machen Sie eine Sinfonie an und dirigieren Sie im Sitzen. Lassen Sie sich von Ihrer Spielfreude mitreißen. Körper und Gehirn betteln darum!

KAPITEL 12

Neuer Lebenssinn

Um den Esstisch mit Blick auf den East River von Manhattan saßen zahlreiche Frauen, unter ihnen zwei ehemalige Medienchefinnen, eine Risikokapitalgeberin, eine frühere Beraterin für das Weiße Haus, eine ehemalige Kuratorin eines Kunstmuseums von Weltrang und eine Designerin, deren Werke ihr Kultstatus eingetragen hatten. Altersmäßig lagen sie zwischen knapp 50 und Anfang siebzig. Sie hatten viel durchgestanden und viel verloren: Kinder, Ehepartner, berufliche Positionen, Geld, Status, Gesundheit, Aussehen und sozialen Rückhalt.

Jede Frau hatte mindestens einen absoluten Tiefpunkt hinter sich, an dem ihr Leben in Trümmern gelegen hatte und sie sehr demütig geworden war. Sie hatten alles hergeben müssen, was ihnen wichtig gewesen war, auch alte Bewältigungsstrategien wie Trinken, Reisen, Shoppen, extremes Körpertraining und zwanghafte Selbstverbesserungsversuche. Was ihnen einst überlebenswichtig und als für ihren Erfolg unverzichtbar erschienen war, war nun nicht mehr von Bedeutung.

Trotz sehr unterschiedlicher Herkunft und Lebensläufe – von der europäischen Oberschicht bis nach Hollywood, von der Arbeiterklasse an der Atlantikküste bis zur Mittelschicht in Manhattan –, waren sich alle in einem einig: Die Schicksalsschläge hatten ihnen die beste Chance geboten, mehr sie selbst zu werden. »Das meiste würde ich um nichts in der Welt eintauschen«, sagte Jean, die ihren Mann verloren hat. »Dieser Kampf hat mich zu der gemacht, die ich bin. Nichts daran war leicht oder hat Spaß gemacht. Und wenn damals jemand so etwas auch nur angedeutet hätte, hätte ich diejenige wahrscheinlich erschlagen.«

»Ja, es gibt nichts Schlimmeres, als wenn jemand dann mit spirituellem Blabla anfängt wie ›Irgendwann wirst du erkennen können, was für ein Segen das war‹«, warf Marian ein. »Besonders wenn du noch mitten in deinem Drama steckst. Menschen können sehr unsensibel sein, selbst wenn das, was sie sagen, sich später als wahr herausstellt. Heilung braucht Zeit. Ein Trauma heilt nicht von jetzt auf gleich.«

Nancy war Ende sechzig und eine bildschöne Frau. Zusammen mit zwei Schauspielerinnen, die über den Verlust ihrer Attraktivität klagten, war sie von einer Zeitung interviewt worden. In ihren Augen war das Älterwerden allerdings kein Manko, sondern sie freute sich darüber. »Endlich kann ich einen Mann dazu bringen, mir wirklich zuzuhören und meine Vorstellungen zu akzeptieren«, sagte sie. Seit sie keine männliche Aufmerksamkeit mehr erregte, konnte Nancy ihre Anliegen auch durchsetzen, wenn Männer anwesend waren.

Viele der anderen Frauen hatten neue Karrieren begonnen, neue Netzwerke gefunden und eigene Unternehmen gegründet. Die harten Zeiten hatten ihre besten Seiten zum Vorschein gebracht, und sie waren stolz darauf, sich auf zähe Kämpfe eingelassen zu haben. Sie hatten neuen Lebenssinn gefunden, und nichts davon wurde von etwas oder jemand anderem angetrieben als von ihrem innersten Wesen. Seit sie nichts mehr zu verlieren hatten, genossen sie im vollständigen Upgrade die Freiheit, absolut authentisch zu sein und dementsprechend zu handeln.

Die Aufmerksamkeit, die wir (unabhängig von unserer Position in dieser Welt) so lange Frisur, Make-up und Kleidung gewidmet haben, entsprang der Gehirnwäsche der Natur, denn mithilfe dieser Rituale wollten wir einen Partner anziehen und unsere Gene weitergeben. Der ganze Aufwand ist Teil der natürlichen Strategie für den Fortbestand der Spezies.

Die Verdrahtung des fruchtbarkeitsbedingten Überlebensimperativs drängt uns dazu, ständig Zustimmung von außen zu suchen. Gleichzeitig leben wir in quälender Anspannung: *Es hat funktioniert! Er sieht mich!* Und dann: *Er mag mich nur wegen meiner Brüste.* Der innere Schrei: *Hier geht es gar nicht um mich!* ist praktisch unüberhörbar. Für mich war das wirklich hart. Intellektuell wissen wir zwar, dass Aussehen nicht alles ist, aber das Gefühl, dass wir sterben, wenn wir nicht attraktiv sind, ist real. Die Natur sorgt dafür, dass wir über Lügen hinwegsehen, solange wir dadurch jemanden finden, mit dem wir uns fortpflanzen wollen. Wir wählen durchaus mal den Falschen. Also verzeihen Sie sich jetzt bitte gewisse Fehler, die Sie während Ihrer fruchtbaren Zeit begangen haben. Wir alle haben Fehler gemacht. Merkwürdige Vorstellungen von Beziehungen, charakterliche Fehleinschätzungen, falsche Prioritäten, das alles entspringt bis zu einem gewissen Grad der natürlichen Selektion. In alten Geschichten festzuhängen kann uns ins Downgrade abrutschen lassen.

Wenn wir die Transition erreichen, verfliegt der selbstsüchtige Impuls, die eigenen Gene weitergeben zu müssen. Dieses Spiel ist im Upgrade vorbei. Und damit naht ein Neuanfang mit neuen Regeln und einem ganz anders gearteten Lebensziel. Jede Frau erlebt das etwas anders.

»Ich war schockiert, wie sehr sich meine Denkweise veränderte«, sagte Alina (70). »Ich habe als Innenarchitektin für viele große Unternehmen gearbeitet. Aber als ich Enkelkinder hatte, wurde plötzlich alles anders. Es war, als wäre mein Herz explodiert, und mein Beschützerinstinkt umfasste alle Kinder. Das kam absolut spontan. Ich konnte kein Kind mehr ansehen, ohne zu denken: Das ist auch mein Enkel. Und gleich darauf kam der Gedanke: Verdammt, wir haben diesen Planeten ruiniert! *Wie sollen sie überleben?* Ich muss jetzt etwas tun, um meine Enkel zu beschützen!«

Alina leitete noch immer ihre Firma, verwendete inzwischen aber viel mehr Energie auf Umweltschutz und politischen Aktivismus. »Recycling nehme ich sehr ernst, und ich liege meinen Abgeordneten vor Ort und auf staatlicher Ebene ständig in den Ohren, die Gesetze umzusetzen. Mir ist es egal, ob ich damit nerve. Die Sache ist zu wichtig.«

Während ihrer Transition hatte Alina schlaflose Nächte gehabt. Ich wollte wissen, wie es ihr heute ging. »Können Sie gut schlafen, wenn Sie so viel auf dem Schirm haben?«, fragte ich.

»Ehrlich gesagt bin ich glücklicher, habe mehr Energie und kann mich besser konzentrieren«, sagte sie. »Mich für etwas einzusetzen, das so wichtig ist, hat meinem Leben einen neuen Sinn gegeben.«

Alinas ehrliches Engagement aktivierte zugleich schützende Schaltkreise im Gehirn, die einer Depression entgegenwirken. Ob diese Schaltkreise aktiv werden oder nicht, kann durch die Entscheidung beeinflusst werden, vor der manche Frauen an der Wegscheide der Transition stehen: dem Sirenenruf folgen, es sich in der Transition bequem zu machen, oder sich auf das Upgrade einlassen.

Länger leben

Als Jane 54 war, wurde klar, dass sie nie mehr als ein Enkelkind haben würde. Anfangs war sie todunglücklich darüber, weil sie Kinder liebt. Anstatt jedoch lange zu jammern, begann sie eine neue Ausbildung und spezialisierte sich am Ende auf die psychische Gesundheit in der frühen Kindheit und auf Spieltherapie. »Dadurch konnte ich in die Vorschulen gehen und den ganzen Tag mit Kindern spielen«, erzählte sie strahlend. »Und gleichzeitig unterstützte ich Risikokinder dabei, in der Pubertät und als Erwachsene stabiler zu sein. Wenn man bei kognitiven, emotionalen und Verhaltensproblemen frühzeitig eingreift, kann das diese Kinder ganz neu prägen.«

Die Stimulierung der Glücksschaltkreise durch regelmäßiges Spielen war wie ein Lebenselixier. Schließlich rief Jane eine Stiftung ins Leben, die sich auf die Förderung von Familien mit Klein- und Vorschulkindern konzentrierte. Die Erzieherinnen boten in benachteiligten Vierteln optimierte Lernbedingungen an. Mit 75 übergab Jane ihr Lebenswerk an eine jüngere Direktorin, engagiert sich aber weiterhin als Ausbilderin für Erwachsene, die sich als Mentoren und Stiefgroßeltern einbringen möchten. »Irgendwie finde ich nicht den Ausstieg. Ich liebe diese Arbeit!«

Wenn man weiß, wofür man lebt und was man noch erreichen möchte, senkt dies die Mortalität über andere Faktoren wie gesunde Ernährung und Lebensweise hinaus. Ernährung und Lebensstil bewahren uns umso besser vor Krankheiten, je früher wir darauf achten. Eine Studie in Kanada wollte herausfinden, ob das für den Lebenssinn ebenso zutraf. Die These lautete: Je früher ein Mensch herausfindet, wofür er brennt, desto größer der Einfluss auf die Gesundheit. Die größte Überraschung in der 14-jährigen Follow-up-Phase war, dass die Entdeckung des Lebenssinns immer ein langes Leben fördert. Die Beobachtung der 6000 Teilnehmenden zeigte, dass das Alter keine Rolle spielt, ganz gleich, wann man herausfindet, wofür man sich einsetzen will. Zudem profitieren Ältere davon gesundheitlich womöglich noch mehr als Jüngere. Es ist nie zu spät, sich die Frage zu stellen, was die eigene Aufgabe im Leben sein könnte. Im Upgrade haben wir endlich den Kopf dafür, obwohl uns schon mal das eine oder andere entfällt.

Einen neuen Lebenssinn fürs Upgrade zu finden ist ein Entschluss, der nicht immer klar auf der Hand liegt. Als ich 2016 meine Aufgaben an der Women's Mood and Hormone Clinic an der UCSF abgab, war ich anfangs extrem erleichtert. Zum ersten Mal seit Jahrzehnten musste ich mich nicht mehr um Studierende und Patientinnen kümmern, neue Leute ausbilden und Mittel für mein Anliegen und die Institution einwerben. Mir fiel eine Riesenlast von den Schultern. Endlich konnte ich aufatmen, und das tat ich auch. Ich blickte auf die San Francisco Bay hinaus und begann zu fotografieren. Weil mir gefiel, was ich sah, wollte ich mehr über Fototechnik lernen und den Umgang mit einer richtigen Kamera meistern. Also besuchte ich Kurse und bekam viel Anerkennung, konnte meine Bilder sogar mehrfach ausstellen. Einige Jahre erfüllte mich diese neue Tätigkeit, denn ich geriet dabei in einen kreativen Flow, lernte Neues und umgab mich mit Künstlern und Künstlerinnen, anstatt mit Medizinern. Ich lernte auch Ölmalerei und Textildesign, wofür ich mich schon in meiner Jugend begeistern konnte. Es fühlte sich so an, als hätte ich im Gestrick meines Lebens eine verlorene Masche wiederaufgenommen. Allerdings war mir nicht bewusst, dass die bequeme Transition mich letztlich in eine Sackgasse führte.

Irgendwann merkte ich, dass ich als Fotografin nur weiterkäme, wenn ich mich gründlich mit Photoshop auseinandersetzen würde. Aber das entsprach nicht dem, was ich mit meinem Leben anstellen wollte. Mir fehlte die gewohnte Orientierung nach außen, das Aufeinandereingehen in der Interaktion und die persönliche Zuwendung zu meinen Patientinnen. Das künstlerische Schaffen hatte mich beflügelt, doch urplötzlich fühlte ich mich deprimiert und allein. Mir fehlten meine Kolleginnen und Kollegen, das Leben und die Autorität, die ich mir über viele Jahre erarbeitet hatte. Wie bei den Runzeln und den kugelrunden Brüsten hatte ich immer gedacht: *Mir passiert das nicht.* Und auf einmal standen Isolation und Nutzlosigkeit im Raum. Wie bei den Übergangsbeziehungen zwischen meinen Ehen, die sich anfangs real und erfüllend anfühlten, musste ich feststellen, dass mein künstlerisches Schaffen eine Phase war – die bequeme Transition. Für mich gab es Bedeutsameres zu tun, zum Beispiel anderen Frauen Zugang zum Upgrade zu verschaffen.

Ich habe ein Faible für Tortendiagramme. Wenn ich mir die Bandbreiten im Gehirn vorstelle, nimmt in der Fruchtbarkeitsphase der Überlebensimperativ *Bleib gesund und attraktiv, damit du passende Partner findest und deine Gene weitergeben kannst* praktisch den gesamten Kreis ein. Die Neurohormone schreien uns zu, allem, was die Fruchtbarkeit unterstützt, volle Aufmerksamkeit zu schenken: Beziehungen, Aussehen, Fitness. Betrachte ich jedoch das Tortendiagramm für den Überlebensimperativ im Upgrade, so ist dort jede Menge Raum für neue Prioritäten. Wir können uns alles vornehmen und uns gezielt nach außen orientieren. Das ist ein wichtiger Bestandteil von Freude im Gehirn.

Wenn sich in meinem Tortendiagramm für den Überlebensimperativ eine eingeengte, furchtsame Version dieser Frage breitmacht und wir nur noch hören »Was soll bloß aus mir werden?«, prädisponieren wir uns damit gegebenenfalls für eine Depression. Natürlich muss ich mich ganz praktisch um mich kümmern. Aber wenn ich mir ständig Gedanken darum mache, was ich verliere oder wie schwer es sein wird, den bisherigen Status quo zu erhalten, aktiviere ich den neuronalen Schaltkreis für eine Depression. Und wenn sich unsere Sorgen nur nach innen richten, stoßen wir schnell an unsere Grenzen. Im Extremfall kann die übermäßige Sorge um sich selbst eine Frau durch tiefe Traurigkeit oder eine Zwangsstörung so schwächen, dass sie den Alltag nicht mehr bewältigen kann. Wählen Sie sich Ihre Ziele lieber im Außen! Wenn Sie sich für Dinge einsetzen, die für andere zählen, ernten Sie Energie und Verbundenheit. So entsteht ein neuer Lebenssinn.

Für mich ist dies das Gegenteil von Selbstverliebtheit (weil man sich auf andere konzentriert) und damit der optimale Weg. Warum das so ist, erklären die beteiligten Botenstoffe und Schaltkreise. Bei fMRT-Untersuchungen an Meditationserfahrenen wurden die Probanden gebeten, in sich Mitgefühl hervorzurufen, also den empathischen Zustand, in dem man anderen helfen möchte. In dem Moment, als während dieser Meditationen Mitgefühl in ihnen aufkeimte, feuerten die Freudeschaltkreise in der Hirnregion für höhere kognitive Fähigkeiten. Das ist nicht dasselbe wie Märtyrertum oder eine Existenz als Fußabtreter. Solche Lebensweisen vermitteln dem Gehirn kein Glück, sondern Frustration und auch gewisse Selbstvorwürfe. Wer langsam erlischt, kann anderen nicht helfen. Dazu braucht man innere Ruhe und klare Präsenz. Man darf in diesem Moment keinen anderen Wunsch hegen, als eine echte Hilfe zu sein.

Die passende Stelle zu finden, an der man sich nach dem Ausscheiden aus dem Beruf sinnvoll einbringen kann, kann unglaublich mühsam sein, nicht nur für das Ich-Zelt, sondern auch im Rahmen der gesellschaftlich üblichen Optionen.

Wenn Männer Führungspositionen aufgeben, werden ihnen für gewöhnlich bezahlte Aufsichtsratsposten oder Consulting-Aufträge angeboten, die für Frauen nicht verfügbar sind. »Du kannst dich ehrenamtlich engagieren«, sagte Alina. »Du kannst deinen Rat gern kostenlos anbieten. Aber dafür bezahlt werden? Ich kenne viele Männer, die das tun, aber selbst meine einflussreichsten Freundinnen mussten erkennen, dass man von ihnen stets erwartet, sich kostenlos um andere zu kümmern.«

Dabei spielt es keine Rolle, wo (oder ob) eine Frau gearbeitet hat und wie weit sie in der Hierarchie aufgestiegen war. Man wird sie um ehrenamtlichen Einsatz bitten, wohingegen gleichaltrige Männer die bezahlten Aufgaben bekommen. Es gibt reichlich Möglichkeiten, um ältere Menschen für Ehrenämter zu begeistern, aber was ist mit mittellosen Frauen? Was ist mit der Frau, die sich bei der Pflege der alten Eltern aufgerieben hat, nachdem ihr Mann sie verlassen hat und sie dann ihren Job aufgeben musste?

»Vor einem Jahr wurde ich aus Altersgründen aus meinem Job in der Bank gedrängt«, sagte Carole. »Ich wollte nur einen neuen Job. Stattdessen bot mir jede größere Menschenrechtsorganisation einen unbezahlten Vorstandsposten bei sich an. Die Frauen, die sich zum Lunch trafen, erwarteten von mir, für ihren guten Zweck mein Wissen kostenlos beizusteuern und ihre Finanzgeschäfte zu regeln. Aber ich war eine Frau, die das Geld für diesen Lunch noch selbst verdienen musste. In dieser Zeit fühlte ich mich sehr isoliert.«

Die Isolation weiblicher Fachkräfte im Upgrade ist nicht zu unterschätzen. Während ihrer Berufstätigkeit kann das Gemeinschaftsgefühl unter Kolleginnen stärker als echte Verwandtschaft erscheinen, aber wenn unsere Stelle entfällt oder wir in Rente gehen, bricht diese Welt in sich zusammen. Männer kennen dieses Phänomen schon länger, aber für Frauen ist dieser emotionale Tiefschlag noch relativ neu. Es ist eine neue Entwicklungsphase, und wenn wir diese nicht angehen, bleiben wir psychisch in den Wechseljahren hängen.

In dem Moment, in dem wir nicht mehr Teil der Gemeinschaft sind, werden alte Gefühle aus der Jugendzeit reaktiviert und wir durchleben wieder, wie es war, ausgeschlossen zu werden. Dieses Erleben geschieht unabhängig vom sozialen Status oder der erreichten Karrierestufe. »Selbst als Aktivistin ging es mir so«, sagte Alina. »Wenn ich merkte, dass ich zu einem Treffen nicht eingeladen war, kam ich mir schlagartig vor wie eine Zwölfjährige, die von den coolen Leuten nicht zur Party eingeladen wurde.«

Denken Sie an dieser Stelle an Sherry, die während der Wechseljahre begann, an Sportgruppen teilzunehmen, um nach dem Umzug von der Ostküste nach Arizona zu ihrem Sohn David und dessen Familie neue Leute kennenzulernen. Sherry fand eine neue Lebensaufgabe. »Nachdem ich nach Arizona gezogen war, um näher bei David und seiner Familie zu sein, hat es mir gegen meine Traurigkeit geholfen, Leute zu unterstützen, die ein Café oder ein Restaurant führten«, erinnerte sie sich. »Gegen eine kleine Gebühr half ich ihnen, ihre Geschäftsorganisation besser zu strukturieren. Meistens arbeitete ich von zu Hause aus. Viele Meetings erfolgten per Videochat. Als mir klar wurde, dass ich die Sportkurse besuchte, weil ich meine Kollegen vermisste, mietete ich mich in einem fantastischen Co-Working-Space ein, das nur Leute aufnahm, die schon mindestens drei Jahre selbstständig waren. Die meisten von uns waren Frauen und gehörten Minderheiten an. Das war eine geniale Mischung. Durch die neuen Kontakte und die Flurgespräche wurde mir wieder klar, was ich an meiner Arbeit liebte, und damit begann mein erster Wachstumsschub, seit ich die Ostküste verlassen hatte. Dieses Wachstum geschah, indem ich Subunternehmerinnen anheuerte, Frauen, denen es bisher schwerfiel, auf eigenen Beinen zu stehen, und die noch den nötigen Anstoß brauchten, um sich beruflich mutig zu entfalten und dabei neue Fähigkeiten zu entwickeln. Das Wissen, wie vielen

Frauen ich tagtäglich helfen konnte, trieb mich jeden Tag aus dem Bett.«

Keine überflüssigen Sorgen mehr

Bis zu den Wechseljahren ist das weibliche Gehirn darauf gepolt, überall Gefahren zu wittern und wachsam zu bleiben, um die Wehrlosen um sich herum zu beschützen. Hohe Östrogenwellen und das Stresshormon Kortisol sorgen dafür, dass dieser Instinkt vordringlich bleibt, und hemmen den Zugang zu nachrangigen Fragen wie *Was mache ich eigentlich nach den Wechseljahren?* Diese Frage ist für das männliche Gehirn nicht nur irrelevant, Männer sind dank Testosteron auch risikotoleranter. Je höher der Testosteronspiegel, desto lockerer gehen sie mit Risiken um. Wenn Sie mit einem Mann zusammenleben oder mal mit einem Paar mitgefahren sind, das schon lange zusammen ist, kennen Sie sicher den klassischen Streit, der von einer unterschiedlichen Risikobewertung herrührt: »Fahr doch langsamer, um Himmels willen! Du bringst uns noch alle um! Die Kinder sind im Wagen.« – »Was regst du dich so auf, Schatz? Ich fahre ganz normal. Wann hatte ich den letzten Unfall? Noch nie. Genau. Und jetzt hör auf, mich zu kritisieren.«

Der Unterschied in der Risikowahrnehmung beruht auf dem Östrogen, das das weibliche Gehirn in seinem Drang, Schwächere zu schützen, zur erhöhten Wachsamkeit antreibt. Wenn die Hormonwellen abflauen und das Östrogen zurückgeht, lässt auch die ständige Wachsamkeit nach.

Mit dem Verstummen der Sorgensirene wird es stiller in uns. Wir hören wieder die eigene Stimme und haben mehr Kapazität frei, um darüber nachzudenken, was für uns zählt. Es schält sich klarer heraus, wer wir sind und wie wir leben wollen.

Anfangs kommt uns dieser Drang, die Welt allein zu erkunden oder eine Firma zu gründen, Berge zu besteigen oder Alleingänge zu unternehmen, fremd vor: »In meinem Alter?« Aber sobald man sich auf diese neuen Abenteuer einlässt, wird man süchtig danach. Und auf die Frage: »Oma, kann ich dich nach Japan begleiten?«, sagen Sie vielleicht manchmal: »Ja, klar«, zu anderen Zeiten denken Sie spontan: *Spinnst du? Im Leben nicht! Das will ich ganz allein erleben.* Und Sie sagen: »Ach nein, mein Schatz, diesmal nicht. Meine Art zu verreisen wäre furchtbar langweilig für dich. Vielleicht beim nächsten Mal.«

Neue Ziele zu haben aktiviert alle Aspekte von uns. Bei der Arbeit geht es nun um Berufung, bei Entscheidungen spielt Neugier eine große Rolle, und selbst in schwierigen Momenten schwingt eine neue Leichtigkeit mit. Das bedeutet nicht etwa, dass die Sorgenschaltkreise nie wieder anspringen – natürlich hatte ich in Bezug auf meinen Sohn damit zu kämpfen. Das ändert sich vermutlich nie. Aber ihr Einfluss lässt ausreichend nach, damit wir neue Wege erkunden können, uns proaktiv von der lebenslangen Gehirnwäsche zu lösen, die uns vorgegeben hat, wer wir sind und was wir beisteuern können.

Den eigenen Zielen treu bleiben

Als ich klein war, hatte ich es ziemlich gut. Natürlich habe ich auch Schwierigkeiten gehabt, aber ich war Klassenbeste und in fast allem, was ich anpackte, erfolgreich. Als ich jedoch meine Periode bekam, veränderte sich alles. Wie unfair die Biologie mir gegenüber war, traf mich bis ins Mark – dass ich das jetzt offenbar für den Rest meines Lebens durchmachen musste, die Jungs hingegen nie! Als meine Biologie sich bemerkbar machte, war ich zwar aufgeklärt, aber trotzdem nicht darauf vorbereitet. Ich wusste nicht, wie massiv Unterleibskrämpfe und schlechte Laune meine Welt ab jetzt jeden Monat tagelang verändern würden. Ganz ähnlich erging es mir während meiner Schwangerschaft, als die morgendliche Übelkeit mit so starkem Erbrechen einherging, dass ich an nichts anderes mehr denken konnte. Danach programmierten die Neurochemikalien der Mutterschaft meinem Gehirn einen mächtigen Beschützerinstinkt und eine tiefe Panik vor einem möglichen Verlust der Beziehung zu meinem Kind und meinem Mann ein.

Der Evolutionsbiologe Richard Dawkins veröffentlichte 1976 ein epochales Buch (deutsche Übersetzung von Karin de Sousa Ferreira unter dem Titel *Das egoistische Gen* [1989]). Darin argumentiert er, dass es Mutter Natur nur darum gehe, Sperma an die nächste Generation weiterzugeben – das sei das Hauptziel aller Männer. Das Buch, das über die weibliche Biologie geschrieben werden müsste, trüge den Titel *Das selbstlose Gen*. Denken Sie darüber nach. Da das Erbgut von Mutter und Kind nicht übereinstimmt, muss das weibliche Immunsystem ausgebremst werden, damit es das Baby nicht abstößt. Das Upgrade ist der erste Zeitpunkt im Leben der Frau, an dem sie biologisch und psychisch nichts mehr unterdrücken muss, damit andere überleben können. Die soziale Erwartung, dass sie dennoch so weitermacht und ihre eigenen Ziele hintanstellt, besteht jedoch fort. Sogar sie selbst erwartet weiterhin Care-Arbeit von sich. Dieser Druck erfasst Frauen so unausweichlich wie die Pubertät.

»Ich weiß noch, wie fertig ich war«, sagte Mariana (52). »Meine Schwiegermutter hatte einen Schlaganfall und war in der Reha. Ich war die Hauptverdienerin, denn die Buchhaltungsfirma meines Mannes war pleitegegangen, bei mir hingegen lief es wie am Schnürchen. Trotzdem kontaktierte man für organisatorische Dinge oder Behandlungsfragen weder ihn noch seinen Bruder.

Die Therapeutinnen und Sozialarbeiter warteten, bis ich zu Besuch kam, und fragten nicht sie, sondern mich: ›Und wie werden Sie sie versorgen, wenn sie entlassen wird?‹ Ich hatte doch keine Ahnung! Ich hätte mir auch nie vorstellen können, dass mein heutiger Ex-Mann nutzlos sein würde, genauso wie sein Bruder. Ich verdiente das ganze Geld, und trotzdem war *ich* dafür zuständig, ihre Wäsche in der Klinik abzuholen – was eine Stunde Fahrzeit bedeutete –, nach Hause zu bringen, zu waschen und wieder dort abzugeben. Auch den Pflegedienst musste ich organisieren, als sie bei uns einzog. Das allein war ein Vollzeitjob. Ich hatte so viel um die Ohren, dass ich mehrere Angebote für mein eigenes Fortkommen ausschlagen musste. Sogar eine Beförderung habe ich in den Wind geschrieben.«

Solche Berichte höre ich ständig. Chantal (50) war eine einflussreiche Nachrichtenmoderatorin. Sie tobte vor Verzweiflung, als ihr Bruder sich weigerte, ihr bei der Pflege der Mutter zu helfen, als diese ihre Alzheimer-Diagnose bekam. Chantal behielt ihre Mutter so lange wie möglich bei sich. Als sie schließlich einen Vertrag für ein Pflegeheim unterschrieb, weinte sie den ganzen Tag, teils vor Kummer über das Gefühl, nicht genug getan zu haben, teils vor Einsamkeit. Chantal hatte sich in den Medien behauptet und parallel dazu ihrer inkontinenten Mutter hinterhergeputzt, reagiert, wenn diese um drei Uhr früh Mittagessen verlangte, und ihr Kind durchs College begleitet. Alle ihre Freundinnen sahen, dass sie so viel Liebe, Kraft und Zuwendung aufbrachte, wie sie nur konnte, und sie fanden es erschütternd, wie viele Vorwürfe sich Chantal machte, ihre Mutter im Stich gelassen zu haben. Aber diese Gefühle waren sehr real und sehr massiv. Das ist ein Indiz dafür, dass ein Mami-Schaltkreis die Realität kapert und Scham und sozialen Rückzug mit sich bringt. Zum Glück konnte eine Freundin ihr die bittere Wahrheit beibringen – dass niemand mehr hätte leisten können und dass ihr Bruder ein Mistkerl war – und sie in die Welt zurückholen.

Manche Frauen sehen ihren Lebenssinn darin, sich um andere zu kümmern. Sie tun es gern, das ist ihr Leben. Das meine ich an dieser Stelle nicht. Mir geht es darum, wie viel Frauen aufgebürdet wird, ohne dass sie sich bewusst dafür entscheiden. Die meisten Menschen wünschen sich, am Ende zu Hause versorgt zu werden, aber wenn keine Frau dazu bereit ist, wer springt dann ein? Wenn ich als Frau dement werde und der Partner sich von mir abwendet und ich nur Brüder habe – wer sorgt dann für mich? Wer soll das bezahlen? 78 Prozent der Care-Arbeit für Kinder wird von Frauen geleistet, selbst wenn diese Vollzeit arbeiten. Das gilt auch für die Betreuung am Ende des Lebens. Die unausgesprochenen Erwartungen sind hoch, und es gibt in Amerika noch nicht einmal Statistiken darüber. (Zum Vergleich: 2019 wurden laut Angaben des Statistischen Bundesamts 76 Prozent der Pflegebedürftigen in Deutschland zu Hause versorgt, meist von Angehörigen, teilweise unterstützt von Pflegediensten.)

Für manche Frauen ist das Einspringen ein Reflex. Meine Patientin Natalie (63) kann noch so viele Termine haben, wenn jemand Hilfe braucht, ist es, als würden sich die Wolken teilen, und ihr Kalender sei der klare blaue Himmel. Sie trägt die alleinige Verantwortung für ihre alten Eltern, die Schwiegermutter und ihre Schwägerin, die mit Mitte fünfzig einen Schlaganfall erlitten hat. Es gibt noch andere Geschwister und Ehepartner, aber Natalie kümmert sich um alles. Wenn bei ihr das angeschaltet wird, was ich als »Helferschaltkreise« bezeichne, kann sie kaum widerstehen.

Schon als kleine Mädchen fühlen wir uns bei dem Satz »Kannst du Mami bitte dabei helfen?«, wichtig und nützlich. Später verlassen sich viele auf diese Helferschaltkreise, wenn sie ins Blaue rufen: »Wo ist denn ...?«, oder »Wie muss ich denn ...?« Schon stehen wir bereit und helfen ihnen, auch wenn uns das von unseren eigenen Anliegen ablenkt, als wären wir die wandelnde Suchmaschine der Familie und hätten rund um die Uhr Rufbereitschaft.

Vor ihrer Ehe hatte Natalie bei einem international tätigen Consulting-Unternehmen gut verdient. Diese Karriere hatte sie nur ungern aufgegeben, fühlte sich jedoch dazu verpflichtet, um ihrem Mann dabei zu helfen, seine extrem erfolgreiche Fitnesskette auszubauen. Sie plante Events für große Treffen und die besten Franchise-Partner, übernahm die Kindererziehung und kümmerte sich um die ältere Generation. »Heute sehe ich, wie meine Tochter Kinder und Beruf vereinbart und sich mit ihrem Partner die Aufgaben teilt. Dann denke ich darüber nach, was ich damals aufgegeben habe«, erzählt Natalie. »Sie muss das nicht mehr. Und es ist verdammt hart. Genau das hatte ich mir immer gewünscht. Ich lasse diese Gefühle zu, nehme sie unter die Lupe und sperre sie dann wieder ein, denn was bleibt mir anderes übrig?« Die Angst vor Kritik, falls sie nicht mehr ständig für die anderen bereitsteht, ist überwältigend. Dabei behindert Stress durch Care-Arbeit nachweislich nicht nur die Suche nach eigenen Lebenszielen, sondern kann das Leben einer Frau auch verkürzen.

Unser Leben verdanken wir unter anderem der Zellteilung. Am Ende der DNA-Stränge, aus denen unsere Chromosomen bestehen, sitzen Telomere, die die Enden der Chromosomen wie eine schützende Kappe vor dem Zerfasern schützen und klebrig machen. Man vergleicht diese Gebilde gern mit der Kunststoffummantelung am Ende eines Schnürsenkels. Für gesundes genetisches Material sind intakte Telomere unverzichtbar. Inzwischen lässt sich ihre Länge messen, und je länger sie sind, desto geringer ist der Einfluss der Alterung auf alle Zellen, auch die von Gehirn und Nervensystem. Eine Studie aus Wisconsin an Frauen, die unbezahlt ihre Angehörigen pflegten, zeigte eine signifikante Verkürzung der Telomere. Das bedeutet: Pflegestress beschleunigt die Alterung.

Äußerlich betrachtet erscheint Natalie wie der Inbegriff einer Powerfrau. Kratzt man jedoch an der Oberfläche, so ist sie von ihrer Care-Arbeit zutiefst erschöpft und muss sich wegen Fatigue oft hinlegen. Der aufreibende Dienst birgt aber auch Belohnungen. Es tut gut, ein mitfühlender Mensch zu sein, denn Frauen erhalten für ihre übermäßig entwickelten Empathie- und Schuldschaltkreise sozial und kulturell positives Feedback. Wir retten die Lage, alle klatschen Beifall, unser Erfolg wird mit einem Dopaminschub belohnt, und so werden wir zur chronischen Retterin und stehen allzeit bereit. Damit wird unser Lebensziel (sofern es nicht ausdrücklich ein Dasein für andere war) erneut untergraben.

Die Erwartungen der Kultur werden uns genauso unausweichlich übergestülpt wie die der Biologie. In Bezug auf meine Periode hatte ich keine Wahl, aber in Bezug auf Pflegeaufgaben hat man eine. Wenn wir vorab darüber nachdenken, andere einbeziehen und überlegen, was wir leisten können und was nicht, haben wir eine Chance, in der zweiten Lebenshälfte nach unseren Vorstellungen zu leben, ohne uns von biologisch und soziologisch bedingten Schuldgefühlen überwältigen zu lassen. Natürlich werden wir diese Pläne teilweise ändern müssen, wenn etwas im Argen liegt. Die Sorge um einen kranken Partner oder enge Familienangehörige verändert automatisch die Beziehungsdynamik. Dennoch ist es gut, sich vorher zu informieren und Hilfsnetzwerke zu bilden, damit Pflege keine Daueraufgabe wird.

Das Wort ergreifen

In meiner Kindheit gab es niemanden, der so ungeschminkt die Wahrheit aussprach wie meine Großmutter. Bei Thanksgiving gab sie Familiengeheimnisse zum Besten und fragte einen Cousin von mir vor allen Gästen, warum er den Keks stibitzt hätte, obwohl man ihm gesagt hätte, er solle vor dem Essen keinen nehmen. Ja, natürlich hatte sie ihn gesehen. Diese mangelnde Zurückhaltung schoben alle auf ihr exzentrisches Wesen oder einen möglicherweise nachlassenden Verstand. Das stimmte jedoch nicht. Meine Großmutter fühlte sich in ihrer eigenen Haut ausgesprochen wohl, seit die hormonell bedingte Nettigkeitspflicht bei ihr entfallen war.

Kleine Mädchen zwischen vier und sechs Jahren werden öfter zurechtgewiesen, wenn sie älteren Verwandten rundheraus mitteilen, sie hätten Mundgeruch, wären dick oder hätten ein hässliches Muttermal. So etwas sprechen Kinder nicht etwa aus, weil sie schlecht erzogen sind, sondern weil die Schaltkreise für Urteilsvermögen und Konfliktvermeidung noch nicht ausgebildet sind. In der Pubertät verändert sich das weibliche Gehirn dramatisch, wobei noch immer nicht geklärt ist, warum es dazu kommt. Die Amygdala – das Zentrum für Furcht- und Wutreaktionen – bildet sich in diesem Zeitraum weiter aus und reagiert sehr sensibel auf Östrogen und Testosteron. Da Männer mehr Testosteron haben, kommen Ärger und körperliche Aggressionen bei ihnen schneller in Gang. Bei Frauen hingegen, die mehr Östrogen und viel weniger Testosteron erzeugen, sind die Signale, in den Ring zu steigen, weniger unmittelbar. Sobald der Fruchtbarkeitszyklus ernsthaft ins Laufen kommt, wird deshalb aus dem Mädchen, das kein Blatt vor den Mund nahm, ein verwirrtes, frustriertes, bedrücktes Kind, das nicht einmal erklären kann, was gerade verkehrt ist.

Diese Entwicklung ist der natürlichen Selektion geschuldet. In der Wildnis war eine verminderte Aggressionsbereitschaft für das kleinere Geschlecht wahrscheinlich mit besseren Überlebenschancen verknüpft. Sich mit viel größeren Männern zu prügeln war vermutlich nicht die beste Erfolgsstrategie. Darum versah die Evolution die weibliche Aggression mit einer höheren Hemmschwelle. Wenn das Östrogen im Upgrade absinkt, tut es auch diese Hemmschwelle. Der Teil des Gehirns, der bis dahin unseren Ärger bezähmte und uns vieles schlucken ließ, wird neurologisch befreit. Angesichts der weiblichen Sprachbegabung messen wir uns lieber mit Worten als mit Fäusten, wägen aber nicht mehr so lange ab. So kommt es zu gemeinen Sticheleien, und die Großmutter redet endlich Tacheles. Sie durchschaut die Situation und handelt.

Wenn Frauen versuchen, die neue Freiheit im Upgrade zu beschreiben, höre ich oft, sie würden das Kind wiederentdecken, das sie einst waren, sein Verhalten und seine Einstellungen. Das würde allerdings bedeuten, dass wir seit dem neunten Lebensjahr nichts dazugelernt hätten. Die lebenslangen Gezeiten der Hormone haben unsere Schaltkreise aber dauerhaft verändert. Die Erfahrungen eines ganzen Lebens haben Weisheit mit sich gebracht. Vielleicht haben Sie alte Träume, Hoffnungen und Wünsche, die Sie unbedingt noch verwirklichen wollen, aber das bedeutet keineswegs eine Rückkehr in die Kindheit. Vielmehr sind Sie endlich in der Lage, das kleine Mädchen von damals in die Person zu integrieren, die Sie heute sind, anstatt es einsam am Straßenrand stehen zu lassen. Der Antrieb von damals könnte die heutige Sinnsuche speisen.

Die Stimme in unserem Kopf, die uns ständig verurteilt hat, die uns ermahnte, still zu sein, damit wir niemanden beleidigen oder ärgern, wird im Upgrade leiser. Die unablässige Aufmerksamkeit gegenüber den Bedürfnissen anderer zerrt weniger an uns, und wir entdecken neue Durchsetzungskraft, von der wir bisher nichts ahnten. All diese Power ist anfangs schwer zu beherrschen. Deshalb sollten plötzliche Explosionen niemanden verwundern. Es ist, als würden Sie plötzlich im Maserati über die Rennbahn düsen, nachdem Sie sich jahrzehntelang abgemüht haben, einen VW Käfer mit abgefahrenen Reifen auf den vereisten Berg zu bugsieren. Diese Kraft ist notwendig. Wenn ein Kind auf die Straße läuft, ist der laute Warnschrei (oder die Kraft, mit der wir es zurückreißen) kein bisschen sanft. Und wenn wir uns Raum für unsere ureigenen Anliegen verschaffen, um ganz wir selbst zu sein, ist das ebenso lebensnotwendig. Diese Kraft ist von Grund auf weiblich.

»Nein« ist ein vollständiger Satz

»Tut mir leid«, sagte Lisa (65), nachdem sie sich Luft gemacht hatte. Mit zwei anderen Frauen war ich in ihrem großen Haus zu Gast. Als Köchin führte Lisa ihr eigenes Restaurant und hatte uns bisher nach allen Regeln der Kunst bekocht. Aber nach vier Tagen wollte sie nun, dass wir uns selbst um unser Abendessen kümmerten. Sie war müde, wir alle hatten unsere Wagen vor der Tür und konnten es uns leisten, auswärts essen zu gehen. Für Lisa fühlte sich diese Bitte aggressiv an, aber wir anderen fanden das nicht nur vernünftig, sondern hatten auch gewisse Schuldgefühle, dass wir nicht schon früher angeboten hatten, etwas für alle zu besorgen.

Lisa und ich saßen in der Küche, wo man einen schönen Blick auf den Wald hatte, und tranken Tee. Bei dieser Gelegenheit fragte ich, warum sie sich dafür entschuldigt hatte, dass sie eine in meinen Augen gesunde Grenze gesetzt hatte. »Es kam mir so gemein vor«, sagte sie. »Ich war verärgert. Es ist einfach aus mir herausgebrochen, und ich dachte, ich hätte euch alle verletzt.«

Ich konnte ihre Sichtweise nachvollziehen, aber keine von uns hatte sie als wütend wahrgenommen. Dass sie überlastet war, war klar, und ich wunderte mich, warum sie überhaupt so lange freiwillig so viele Leute bekocht hatte. Sie rührte nachdenklich ihren Tee um und sagte: »Ich bin gar nicht auf die Idee gekommen, dass ich Nein sagen könnte.«

Zu den wichtigsten Lektionen, die ich im Upgrade gelernt habe (besonders wenn man eigene Ziele verfolgt), gehört: »Nein« ist ein vollständiger Satz. Diesen Satz haben viele von uns allerdings womöglich seit der frühen Kindheit nicht mehr ausgesprochen, dabei ist »nein« für viele Kinder das erste Wort. Diese Willensbekundung müssen wir nicht lernen. Wie wir – erst körperlich, dann verbal – zeigen, dass uns etwas unangenehm ist, wissen wir von Geburt an. Wir winden uns und nutzen Arme und Beine, um einer Gefahr oder aus einer unbequemen Lage zu entkommen. Im Kleinkindalter lernen wir, unser »Nein« hinunterzuschlucken, und damit öffnet sich die Tür zu defekten Grenzen und Entscheidungen, die uns schaden könnten. Überrascht es wirklich jemanden, dass wir kaum noch wissen, wie sich dieses »Nein« anfühlt, wenn wir endlich das Upgrade erreichen? Oder dass es aus uns herausplatzt, wenn wir am wenigsten damit rechnen, und auch uns selbst überrascht? Es kann uns so vorkommen, als hätten wir keine Ahnung, wo diese Reaktion gerade herkam, als hätte sie bisher tief in unserem Nervensystem hinter Schloss und Riegel gesessen. Wenn sie sich im Upgrade wieder einstellt, entspringt sie jedoch dem gehärteten Stahl des Alters, nicht kindlicher Sturheit. Das ist keine Regression, sondern eine Integration, bei der wir den Teil neu mit uns verflechten, den Kultur und Biologie bisher unterdrückt hatten.

In der Fruchtbarkeitsphase fühlte ich mich dazu gezwungen, zu allem Ja zu sagen und das zeitliche Korsett des Tages regelmäßig prall auszufüllen. Irgendwann übersteigt dieses »Ja« die eigenen

Kräfte und bricht jedes Versprechen, das wir uns selbst für unser Leben gegeben haben.

Als Kinder mussten wir nicht lernen, Nein zu sagen. Aber von wem sollen wir es uns als Erwachsene abschauen? Wenn wir das Neinsagen gründlich verlernt haben, müssen wir dieses Problem im Entwicklungsstadium der Posttransition beheben. Auch ich musste diese Lektion meistern, um gesund genug zu werden, meinen neuen Plan *Wieder schreiben* und *Frauen helfen* umzusetzen. Als ich ins Flugzeug stieg, um eine Freundin in New Mexico zu besuchen, hatte ich grauenvolle Schmerzen von einem eingeklemmten Nerv im Nackenbereich. Diese Schmerzen waren nicht neu, ich kämpfte schon einen knappen Monat damit, aber sie setzten mir massiv zu. Meine Termine mit den Patientinnen hatte ich nur durchgehalten, indem ich mich regelmäßig in die andere Seite kniff, um mich abzulenken, damit ich präsent bleiben konnte. Meine Freundin feierte einen runden Geburtstag und freute sich sehr auf die gemeinsame Zeit. Weil ich sie nicht enttäuschen wollte, hatte ich eingewilligt und die Reise angetreten, obwohl ich eigentlich hätte sagen müssen: »Das tut mir gerade nicht gut.« Damals arbeitete ich bereits an diesem Buch und musste diese Arbeit dann lange unterbrechen.

Das war ein Weckruf für mich, bei jeder Bitte daran zu denken, mich zu fragen: *Ist das gut für mich? Entspricht das meinen Lebenszielen?* Normalerweise übergehen wir derartige Zweifel gegenüber zusätzlichen Aufgaben mit Gedanken wie: *Ich bin selbstsüchtig. Mit den Schmerzen werde ich schon fertig. Dieser Anlass ist wichtiger als meine Schmerzen.* Irgendwann ist jedoch der Kipppunkt überschritten. Die Reserven sind aufgebraucht, und jetzt hat Durchhalten ernste Folgen. Sich ernsthaft zu fragen: »Ist das gut für mich?«, kann uns Angst machen, denn mitunter führt die ehrliche Antwort zu einem Streit oder einem Bruch in der Beziehung, weil andere ein »Nein« von uns nicht gewohnt sind. Aber im Upgrade stellen wir unsere Gesundheit, unser Wohlergehen und unsere Lebensziele nicht mehr hintan.

Ich musste das Neinsagen bewusst üben, indem ich Frauen beobachtete, die das besser konnten. Anfangs schrieb ich mir Sätze auf, mit denen ich ein spontanes »Ja« leichter umgehen konnte. Mit etwas Übung gewöhnten sich Gehirn und Nervensystem an eine neue Antwort. Wenn ich nicht rundheraus absagen wollte, reagierte ich mit: »Lass mich eine Nacht darüber schlafen. Dann gebe ich Bescheid.« So gewann ich Zeit, um all meinen Mut zusammenzunehmen. Und wenn ich diesen Satz nicht herausbekam, innerlich aber sofort bereute, dass ich etwas zugestimmt hatte, was ich nicht wirklich wollte, schob ich zum Beispiel nach: »Aber ich möchte noch mal darüber schlafen«, oder: »Ich muss aber noch meinen Kalender überprüfen« (oder mit der Familie darüber reden oder so).

Grenzen zu ziehen, die uns helfen, unsere eigenen Ziele im Blick zu behalten, fällt Frauen rein biologisch schwerer. Die komplette Verkabelung im weiblichen Gehirn, auch unsere Reaktion auf potenzielle Gefahren, ist auf Bindungen ausgerichtet. Schon vor über 20 Jahren entdeckten Forschende der University of California (UCLA), dass Frauen auf Stress anders reagieren als Männer. Bei Frauen geht es nicht nur um Kortisol und Adrenalin, die unsere Muskeln zum Kampf-oder-Flucht-Modus animieren, sondern wir setzen auch Oxytocin frei. Angesichts von Bedrohungen geben wir uns größte Mühe, Beziehungen aufrechtzuerhalten. Diese weibliche Stressreaktion wird als »sich kümmern und anschließen« bezeichnet (»tend and befriend«).

Wenn Sie früher nach einem Streit mit einem Kind, dem Partner oder einer guten Freundin je das zwanghafte Bedürfnis verspürt haben, alles zu klären, bis die Beziehung sich wieder gut anfühlte, lag das wahrscheinlich am Oxytocin, das zum sofortigen Friedensschluss drängte. Das entspricht unserer Prägung durch die Wogen der Fruchtbarkeitshormone und ist ein Nachhall des Lebens in der Savanne, wo jeder Beziehungsabbruch Ausstoßung und Tod bedeuten konnte. Wenn die Hormonwellen im Upgrade zur Ruhe kommen und dieser intensive Bindungsdrang unser Gehirn nicht länger überwältigt, können wir freier eigenen Zielen nachgehen, falls wir die lange Prägung auf neurochemisch getriebene Verhaltensmuster überwinden.

Das gewohnheitsmäßige Sich-kümmern-und-Anschließen kommt zur Ruhe und erleichtert respektvolle Freiräume in Beziehungen. Wir müssen nicht mehr zwanghaft alles reparieren, lösen und kontrollieren. Jetzt bekommen alle Beteiligten die Chance, die Stressschaltkreise zur Ruhe zu bringen und neue, rationale Entscheidungen zu treffen. Ganz nebenbei respektieren wir damit auch die Prozesse unseres Gegenübers. Fragen Sie Mann und Kinder ruhig einmal, ob sich dieses Sich-kümmern-und-Anschließen (»Wir müssen reden«) womöglich übergriffig anfühlt. Sie werden es bestätigen. Man braucht ausgeprägte Zuversicht, an dieser Stelle loszulassen und darauf zu vertrauen, dass manches sich mit Zeit und Abstand wieder einrenkt.

Es gibt eine Lernkurve für Zurückweisung, und mit der Zeit stellen wir fest, dass der offene Umgang damit nicht die befürchtete Ablehnung erzeugt, sondern Respekt. Denken Sie über Frauen aus Ihrem Umfeld nach, die gut für sich selbst einstehen: Haben Sie vor diesen Frauen nicht echten Respekt? Wer sein Leben lang bereitwillig nachgegeben hat, dürfte damit ziemlich zu kämpfen haben, aber diese Befreiung ist ein Segen. Denken Sie an all die Male zurück, bei denen Sie so gern Nein gesagt hätten. An das Gefühl, unter dem Ja-Berg zusammenzubrechen, und an das ebenso große Bedauern, nicht Nein gesagt zu haben. Jetzt ist es an der Zeit, sich gegen Forderungen abzugrenzen. Dieser Entschluss kann die zweite Lebenshälfte erheblich verändern.

Langeweile schadet nicht: Sich neue Ziele stecken

Denken Sie daran: Hormone sind Moleküle, die uns zu bestimmten Verhaltensweisen bewegen. Wenn Östrogen und Testosteron abfallen, geht daher der Ehrgeiz ein wenig zurück. Als im Upgrade meine Hormonwellen abebbten, fühlte sich alles fremd an. Ich hatte die Klinik an andere übergeben, und nachdem ich mein Leben lang immerzu auf die Anforderungen meiner Rolle reagiert hatte, konnte ich damit nicht abrupt aufhören. Ich war voller Euphorie. Eine Unmenge Ideen keimte in mir auf, und ich jagte ihnen nach wie ein Eichhörnchen im Sammelfieber. Ständig erzählte ich meinem Mann Sam, welche Fortschritte ich gerade machte, und er sagte immer: »Louann kommt sehr schnell nirgendwohin.« Es dauerte eine Weile, bis mir klar wurde, dass mein Gehirn und Nervensystem nicht akzeptieren wollten, dass ich keinen Zeitplan und keine feste Rolle mehr hatte. Das Ausbleiben dieser Signale wurde als Langeweile verzeichnet, und diese Langeweile jagte mir zunächst Angst ein.

Damit sich neue Ziele herausschälen können, müssen wir erst einmal akzeptieren, dass Langeweile uns nicht umbringt, auch wenn die Veränderung sich verkehrt anfühlt. Gehirn und Nervensystem lieben nun einmal das Vertraute. Langeweile bringt nicht den Tod, sondern Stille. Stillzusitzen, ohne zu wissen, wie mein Leben weitergehen würde, war ein wichtiger Bestandteil meiner Sinnsuche. Um herauszufinden, was man mit der zweiten Lebenshälfte anstellen will, muss man sich der Langeweile stellen – das gilt für Vollzeitmütter ebenso wie für bisher Berufstätige.

Denn die Langeweile birgt Geheimnisse. Alles Mögliche kann jetzt in uns aufsteigen, alte Erinnerungen und alte Auslöser, lange verschüttete Träume, lange vergrabene Reue. Es ist, als würde man eine Kellertür öffnen, hinter der lauter Dinge stecken, mit denen man sich irgendwann, aber »nicht jetzt« befassen wollte. Diesen Kellerraum müssen Sie keineswegs ein für alle Mal gründlich aufräumen. Vielleicht wollen Sie nur mal einen Blick hineinwerfen, ohne zur Tat zu schreiten. Oder Sie nehmen nur ein Ding heraus. Überfordern Sie sich nicht. Im Upgrade erwartet niemand Heldentaten.

Damit ich nicht mehr pausenlos neuen Ideen nachrannte, riet mir eine Freundin, einfach zu feiern, dass mein Gehirn derart kreativ war. So konnte ich die neuen Ideen entstehen sehen und sie lächelnd davonschweben lassen. Falls sie zurückkehrten, betrachtete ich sie erneut, aber meist ging es nur um das Übersprudeln meines Nervensystems, das auf die ungewohnte Stille reagierte.

Die Antwort auf die Frage nach den eigenen Zielen liegt vielleicht nicht gleich auf der Hand. Vielen Frauen ist zuvor nicht klar, dass die Frage, was wir zu diesem Zeitpunkt wollen, überhaupt eine Option ist. Vielleicht wünschen wir uns Verbundenheit, Liebe, Freundschaft und Ruhe. Vielleicht geht es um Aktivismus, einen neuen Beruf oder eine neue Rolle innerhalb der Familie. Es macht nichts, wenn Sie das nicht auf Anhieb wissen. Kommen Sie zur Ruhe, dann stellen die Antworten sich ein.

KAPITEL 13

Neuer Fokus

Meine Freundin Diane, eine erfolgreiche Internistin im privaten Gesundheitssektor, ist nach der ersten großen Welle des Feminismus volljährig geworden. Sie ging davon aus, alles haben zu können: einen spannenden Beruf und eine Familie. Es gab aber keine Vorbilder dafür, alles unter einen Hut zu bringen, und irgendwann stellte sie fest, dass sie einfach alles machte und gar nicht darauf kam, um Hilfe zu bitten. Sie zog die Kinder groß, erledigte den Haushalt und ihre Arbeit als Ärztin und fand dabei kaum noch Zeit für ihre Ehe oder die Pflege enger Freundschaften. In den Wechseljahren fühlte sie sich einsam und allein, versank im Nebel der Angst und hatte Probleme, sich bei der Arbeit zu konzentrieren.

Im Upgrade hingegen sah es anders aus. Sie erlebte sich als stärker und zielorientierter denn je. Die Kinder hatten ihr eigenes Leben begonnen, sie nahm den Kontakt zu alten Freunden wieder auf und gab sich weniger Mühe, ihre Ehe zu erhalten. »Wer weiß?«, dachte sie. »Vielleicht gehe ich einfach. Oder es ändert sich etwas.« Endlich konnte sie aufhören, alle Bälle in der Luft zu halten.

Sie stürzte sich mit einer Begeisterung auf ihr berufliches Fortkommen, die sie seit der Universität nicht mehr gekannt hatte. Jeder Fall faszinierte sie. Jede Patientenbegegnung fühlte sich neu an. Sie merkte, wie sie für ihre Diagnosen und Einschätzungen auf ihren breiten Erfahrungsschatz zurückgriff. Und da unterließ sie das Hinterfragen der Wechseljahre zugunsten einer sorgfältigen Analyse des Upgrades. Die jüngeren Frauen schienen auf einmal nicht mehr an ihrem Stuhl zu sägen, stattdessen betrachtete Diane sich als Mentorin für die nachfolgende Generation. Die neuen Schaltkreise des Upgrades bescherten ihr einen neuen Fokus.

Die Wellen der Fruchtbarkeitshormone können den Pegel der Stresshormone erhöhen. Je mehr Stresshormone im Körper aktiv sind, desto bedrohlicher erscheint uns die Lage. In den fruchtbaren Jahren und den Wechseljahren läuft das Fass daher leichter über. Der Teil des Gehirns, der die Verlagerung der Aufmerksamkeit steuert (also zum Multitasking befähigt), wird überlastet, und plötzlich entgehen uns wichtige Details. Das Gefühl, zu viel um die Ohren zu haben, weckt den Wunsch, am liebsten das Telefon abzustellen und uns auf dem Sofa einzukuscheln: *Morgen ist auch noch ein Tag.* Nach den Wechseljahren stellte Diane fest, dass das Gefühl ständiger Überlastung nachließ. Von jetzt auf gleich konnte sie sich neuen Herausforderungen stellen: ein neues Projekt anleiern, ein schwieriges Gespräch führen, sich zu Wort melden oder ein Problem im Keim ersticken. »Dieser klassische Satz von Scarlett O'Hara: ›Morgen ist auch noch ein Tag‹, war nach der Transition wie weggeblasen«, sagte Diane. »Inzwischen fühle ich mich bei Gesprächen mit jüngeren Kolleginnen mitunter überfordert. Wenn eine von ihnen mit einem ganzen Schwall an Ideen, Problemen und Erkenntnissen ankommt und meine Aufmerksamkeit wünscht, bevor ich das fertiggestellt habe, woran ich gerade arbeite, verliere ich den Faden.« Erst war ihr das etwas peinlich. »Ich will niemanden in

Verlegenheit bringen. Ich will sie wirklich unterstützen. Aber es ist gar nicht so leicht, sie dazu zu bringen, einmal Luft zu holen, damit ich über das Gesagte nachdenken kann, und dabei nicht aus dem Blick zu verlieren, womit ich selbst gerade befasst war.«

Vor den Wechseljahren hätte Diane es vielleicht ebenso gemacht. Die meisten Frauen in diesem Alter sind Meisterinnen im Multitasking.

Multitasking und Angst gehen Hand in Hand. Wir wissen nicht, was zuerst da ist, aber wir wissen, dass sie einander verstärken. Zu viele Dinge gleichzeitig zu tun erfordert ständiges Umschalten der Aufmerksamkeit. Zwischen 20 und 40 verschafft uns die Begeisterung über unsere Kompetenz vielleicht den erwünschten Kick, aber spätestens in der späten Transition und im frühen Upgrade lenkt Multitasking ab und stört die Konzentration. Jetzt geht es darum, die Angstschaltkreise zur Ruhe zu bringen, die bei Multitasking in Gang kommen, damit nicht gleich wieder die nächste Runde beängstigender Mehrfachbelastung folgt. Ohne bewusstes Eingreifen droht ein Teufelskreis.

Frauen, die ernsthaft lernen, sich auf die neuen Schaltkreise des Upgrades einzulassen, werden vielfach mit einem Karriereschub belohnt, weil sie in allem, was sie anpacken, besser und effizienter werden denn je. Ohne die Ablenkungen des Multitaskings und die Notwendigkeit, Dinge aufzuschieben, geht es auf der Karriereleiter mit einem Mal rasant nach oben. Diese neue Energie tut auf mehrfacher Ebene gut. Studien zufolge schneiden Frauen, die im Upgrade (also zwischen 50 und 70) höher aufsteigen, in Bezug auf Selbstakzeptanz, Unabhängigkeit und Leistungsfähigkeit besser ab und sind auch körperlich gesünder.

Diane und ich konnten auch darüber reden, wie frustriert sie war, als ihr Multitaskingtalent sich verabschiedete. »Ich komme mir vor, als hätte ich meinen Biss verloren«, sagte sie, »aber ich will mich noch nicht zur Ruhe setzen.« Es kann sehr hilfreich sein, diesem Eindruck einen neuen Rahmen zu verpassen, wie ich aus eigener Erfahrung wusste.

»Und wenn du die Sache nun aus einer anderen Warte betrachtest?«, schlug ich vor. »Früher hat es sich bis zu einem gewissen Grad gut angefühlt, eine Million Dinge gleichzeitig zu tun. Aber rein wissenschaftlich wissen wir beide, dass wir dafür überall Abstriche in Kauf nehmen mussten. Heute verlangt dein Gehirn, dass du dich auf eine Sache konzentrierst. Damit steigt die Chance, dass alles perfekt wird.«

»Es könnte also ein Geschenk sein?«

»Ja, und nicht nur für dich. Wenn du die anderen bittest, selbst etwas Tempo rauszunehmen, können auch sie sich besser konzentrieren und ihre Anliegen genauer durchdenken. Dein stärkerer Fokus kann sie erden.«

Diane reagierte nachdenklich. Schließlich sagte sie: »Allmählich wird mir klar, dass ich mit meiner neuen Verkabelung bessere Entscheidungen treffen kann. Wenn ich die natürliche Entwicklung akzeptiere, kann ich mir die Zeit zugestehen, länger über etwas nachzudenken. Ich glaube nicht, dass ich mir das bisher so gestattet habe, egal wobei, Ehe, Familie, Beruf, alles.« Als Diane sich darauf einließ, in die Richtung zu gehen, in die ihr Körper gehen wollte, konnte sie ihr Upgrade endlich optimieren.

Gedächtnis und Ablenkbarkeit

Für die Medizin steht in den Wechseljahren und danach das Ende der Fruchtbarkeit im Vordergrund, dabei schlagen sich die Auswirkungen fast ausschließlich neurologisch nieder. Hitzewallungen, Brain Fog, Angst und Schlafstörungen sind Aussetzer des allerorts von Östrogen beeinflussten Nervensystems. Selbst bei Männern ist Östrogen ein meisterliches Steuerungselement, das dafür sorgt, dass das Gehirn ausreichend Energie erhält.

Zu den neurologischen Folgen des Östrogenrückgangs gehören Veränderungen der Gedächtnisfunktion. Wenn wir die Wechseljahre hinter uns haben, haben wir weniger Östrogen im Gehirn als Männer – deren Hoden erzeugen lebenslang Testosteron, und das wird im Gehirn in Östrogen umgewandelt. Gewissen Hypothesen zufolge könnte ein besonders niedriger Östrogenspiegel der Grund sein, warum Frauen vermehrt Demenz entwickeln. Woraus sich für mich ein weiterer Punkt ergibt, der mich auf die Palme bringt: Es ist gut möglich, dass eine Hormontherapie das Gehirn schützen kann, und es sieht so aus, als würden solche Vorteile die in früheren Studien ermittelten Risiken übersteigen. Das liegt auf der Hand, wurde aber von den Teams, die diese Forschungen und Produkte erarbeitet haben, übersehen, weil sie ganz auf die Körperteile fixiert waren, die für die Reproduktion am spannendsten sind. Und das ist nicht das Gehirn.

Eine beständige geringe Östrogenzufuhr wiederum kann nicht nur dem Gedächtnis, sondern auch der Psyche guttun. Adam Gazzaley hat als Professor für Neurologie an der UCSF epochale Beiträge zu Gedächtnis und Ablenkbarkeit bei Frauen über 60 geleistet. Er entdeckte, dass wir vor den Wechseljahren zwei Dinge gleichzeitig im Kopf haben können, in jeder Gehirnhälfte eines, und sehr schnell zwischen beiden Kanälen hin- und herschalten können, indem wir einen der beiden temporär unterdrücken. Kommt eine dritte Angelegenheit dazu, so muss die Frau eine der anderen beiden fallen lassen. Im Upgrade hingegen lässt sich gemäß Gazzaley nicht einmal ein zweiter Gedanke unterdrücken, sondern dieser verfrachtet den vorherigen prompt in das Schwarze Loch der entfallenen Wörter und vergessenen Ideen. Die zwei Impulse kollidieren in einem Flaschenhals, und einer muss weichen. Diese strukturelle Veränderung der Gehirnfunktion ist genauso normal wie der Kollagenverlust.

Anfangs kann es uns beunruhigen, wenn wir uns plötzlich nur noch um eine Sache zur selben Zeit kümmern können, anstatt mehrere Dinge parallel zu überblicken. »Ich glaube, ich werde langsam dement«, sagte Diane, als sie mich aufsuchte, weil ihr Gedächtnis ihr Sorgen bereitete. »Mein Mann hat mich unterbrochen und dabei das Thema gewechselt. Ich habe mich darüber geärgert, weil mir nicht mehr einfiel, was ich sagen wollte. Dabei wusste ich, dass es wichtig war. Es hat Stunden gedauert, bis der Gedanke sich wieder einstellte.« Sie war erkennbar beunruhigt.

Ich erklärte ihr, was ich jetzt auch Ihnen erkläre: Das ist keine Demenz. Das ist ganz normal. Wenn Sie etwas im Sinn haben, verdrängt ein neuer Gedanke den vorherigen, und Sie können diesen nicht mehr nachvollziehen. Um damit umzugehen, brauchen Sie neue Ansätze.

Hippocampus, präfrontaler Cortex, Amygdala, Neocortex und Kleinhirn folgen für Kurzzeit- und Langzeitgedächtnis, emotionale Erinnerungen und Bewegungsgedächtnis im Wachen und Schlafen einer ausgefeilten Choreografie. Bei intensiven Gefühlen, zum Beispiel einem Streit, einer bedrohlichen Lage oder überschäumender Freude, trägt die Amygdala dazu bei, die Einzelheiten als emotionales Gedächtnis für immer in uns einzubrennen. Das ist eine bleibende Erinnerung. Wenn wir jedoch an etwas denken, während uns etwas anderes in den Sinn kommt, geht der ursprüngliche Gedanke verloren.

Dr. Gazzaleys Arbeit belegt, wie das Upgrade das weibliche Multitaskingtalent beendet. So läuft das ab: Eine Freundin schickt per E-Mail ihre Telefonnummer. Sie wollen gleich anrufen und müssen die Nummer manuell eingeben. Sie sehen die Nummer, wiederholen sie innerlich und tippen die Zahlen ein. Da kommt ein Hinweis auf eine neue E-Mail, und Sie klicken ihn an. Damit ist nicht nur die Telefonnummer vergessen, sondern Sie vergessen vielleicht auch, dass Sie gerade jemanden anrufen wollten.

Die Gedächtnisschaltkreise im Gehirn verändern sich im Upgrade dauerhaft und verlangen uns damit unerwartete Konzentrationsleistungen ab. Weil jeder neue Gedanke und jede Unterbrechung das Kurzzeitgedächtnis von dem ablenkt, was wir gerade tun oder sagen wollten, lernen wir den Satz: »Moment, bitte. Lass mich erst das hier fertig machen.« Sie müssen sich auf neue Weise und mit Nachdruck behaupten, um nicht aus Ihren Gedankengängen oder Ihrem Tatendrang gerissen zu werden.

Mein Mann ist älter als ich, und ich beobachte, wie er sich organisiert. Ein paar Tipps kann ich deshalb guten Gewissens weitergeben. Geplante Vorhaben legt man am besten auf die Tageszeit, zu der man sich optimal konzentrieren kann. Und das, was zu tun ist, geht man am besten ohne Umschweife an und bringt es zu Ende. Wenn etwas dazwischenkommt, schreiben Sie es irgendwo auf, wo Sie es später auch wirklich lesen. Manchmal vergesse ich, meine Erinnerungsliste zu lesen, aber das ist eine andere Geschichte. Wenn wir versuchen, einem verlorenen Gedankengang nachzujagen, werden wir ihn nicht finden. Er kann nur ganz von selbst wiederkehren. Dann ist es vielleicht zu spät, aber das ist nun mal die neue Realität. Lernen Sie loszulassen und lachen Sie später mit Ihren Freundinnen darüber.

Als Diane akzeptieren konnte, dass ihre Gedächtnisprozesse sich verändert hatten, passte sie sich daran an. Zuallererst verließ sie sich mehr auf die weniger belasteten Gehirne jüngerer Kolleginnen. Außerdem warnte sie Jüngere davor, sie im Gang abzufangen, wenn sie weder Telefon noch Kalender bei sich hatte. »Manchmal sprachen sie mich auf dem Weg zur Toilette an und erzählten mir etwas. Bis ich wieder am Schreibtisch saß, war mein Gehirn längst bei etwas anderem«, sagte Diane, »und ich hatte die Unterbrechung völlig vergessen. Ich nahm dann häufiger mein Telefon und etwas zu schreiben mit, aber wenn ich beides nicht hatte, bat ich meine Gesprächspartnerinnen, mir ihre Mitteilung per Mail zu schicken, damit sie ganz oben auf der Liste stünde, wenn ich wieder am Computer war. Das hat funktioniert.«

Meine Freundin Kathryn verwandelte ihre Ablenkbarkeit in eine kommunikative Superpower. Einen Vortrag zu halten war für sie zwischen 30 und 50 ein solcher Horror gewesen, dass sie ständig mit ihrem Darm zu kämpfen hatte, der sie am liebsten augenblicklich zur Toilette gejagt hätte. Heute ist sie 65. Sie betritt die Bühne, steht vor 1200 Vertrieblern, die zu einer Konferenz zu Fernsehwerbung angereist sind, und wirft kaum einen Blick auf die zehn Stichworte auf dem Zettel in ihrer rechten Hand. »Bei einem Vortrag verliere ich regelmäßig den Faden. Ich weiß nicht mehr, wo ich bin, aber anstatt in Panik zu geraten, bitte ich das Publikum um Hilfe und sage: ›Wo war ich stehen geblieben?‹, oder ›Warum spreche ich das jetzt an?‹ Die Zuhörer sind nicht nur sehr hilfsbereit, sondern freuen sich über die Chance, sich einzubringen. Und an der Anzahl derer, die mir dann die Stichworte zurufen, erkenne ich, ob ich mein Publikum erreiche. Wenn ich meine Sache schlecht machen würden, würden sie nicht reagieren oder die falsche Antwort geben. Ich habe so viele Jahre zitternd im Waschraum gehockt und mich vor solchen Situationen gefürchtet. Wenn ich bei einem Vortrag einen Fehler machte, tat ich so, als wäre nichts passiert, und kämpfte mich panisch weiter durch, immer in der Hoffnung, es hätte keiner etwas gemerkt.«

»Wann hat sich das geändert?«, fragte ich.

»Einmal war ich bei meiner Präsentation sehr ausgelaugt. Es war eine harte Zeit für mich, in der meine Karriere und meine erste

Ehe auf Messers Schneide standen, und ich war ziemlich durch den Wind. Ich trank einen Schluck Wasser. Dabei entdeckte ich im Saal eine Freundin, die ich vorher nicht bemerkt hatte. Wir nahmen Augenkontakt auf und lächelten einander zu. Ich war so erleichtert, ihr Gesicht zu sehen, dass ich ganz vergaß, wo ich war. Ich weiß nicht, wie es dazu kam, aber ich platzte mit dem heraus, was gerade geschehen war. Mit allem. Dass ich eben nervös und super gestresst gewesen war, weil mein Leben gerade zerfiel, und dass mich die Anwesenheit meiner Freundin so erleichtert hatte, dass ich vergessen hatte, worum es gerade ging. Fassungslos stellte ich fest, wie viele der Anwesenden plötzlich lächelten und mir halfen, mich wieder zu fangen. All die Jahre hatte ich geglaubt, sie lauerten nur darauf, mich scheitern zu sehen. Und jetzt sah ich, dass sie wollten, dass ich es schaffte.«

Das Gedächtnis und das Hamsterrad der Sorgen

Er hatte so harmlos begonnen, mit dem Kaffee nach dem Frühstück. Als Kathryn an einem sonnigen Tag in der Küche saß, aus dem Fenster schaute und einfach ihre Gedanken wandern ließ, kam ihr unsere Unterhaltung wieder in den Sinn, wie sie mir später erzählte. Sie lächelte über ihren Erfolg und die neu entdeckte Leichtigkeit. Aber dieser Tag, dieser Monat, dieses Jahr damals waren wirklich schlimm gewesen, dachte sie, und da kam eine Flut weiterer Erinnerungen in ihr hoch. Das Paar, dem die Firma gehörte, in der sie arbeitete, hatte sich ständig gestritten, und es war klar, dass die Situation auf eine Trennung hinauslaufen würde. Täglich sollte Kathryn in diesen Streitereien für die eine oder die andere Seite Partei ergreifen. Und mittendrin entdeckte sie merkwürdige Kreditkartenabrechnungen, mit denen sie ihren damaligen Mann konfrontierte. »Wie konntest du uns das antun?«, hatte sie ihn lauthals angebrüllt, als er ihr seine Affäre gestand. Auf einmal stand ihr nun dieser ganze Streit wieder vor Augen: die abendliche Erschöpfung, das Türenknallen, der Rückzug ins Gästezimmer, das Weinen, die schlaflose Nacht. Sie malte sich aus, was sie anderes hätte sagen können, was sie ihm bei einem Wiedersehen noch gern sagen wollte. Und dann die Stiefkinder! Nachdem ihre Mutter sie im Stich gelassen hatte, hatte Kathryn all ihre Energie in sie investiert, doch sobald sie hörten, dass ihr Vater sich von ihr trennte, schotteten sie sich völlig von ihr ab. Es war, als geschähe all dies genau in diesem Moment, beim morgendlichen Kaffeetrinken. Während sie diese ehemaligen Szenen und die möglichen Zukunftsszenarien durchlebte, fand sie keinen Weg mehr in die Gegenwart. Sie kam nicht aus dem Karussell heraus. Da rief sie mich an.

Kathryn steckte in der Grübelfalle fest. Im Hamsterrad der Sorgen konnte sie nicht mehr im Jetzt präsent bleiben, und das ist ein Rezept für Unglück im Gehirn.

Für die Glücksstudie der Harvard-Psychologen Matthew Killingsworth und Daniel Gilbert meldeten sich im Jahr 2010 über 2000 Menschen an. Im Rahmen dieser Studie erhielten die Teilnehmenden zufällig über den Tag verteilt SMS-Nachrichten mit drei Fragen: *Was machst du gerade? Worüber denkst du nach? Wie glücklich bist du?* Fast die Hälfte der Zeit berichteten die Probanden, dass sie an nichts Bestimmtes dächten. Und nahezu alle, die gerade ihren Gedanken nachhingen, waren weniger glücklich als diejenigen, die sich auf eine Aufgabe konzentrierten. Diejenigen, die antworteten, dass sie ganz bei der Aufgabe seien, die sie gerade zu erfüllen hätten, fühlten sich ziemlich glücklich.

Manchmal lassen wir unseren Gedanken und Fantasien ihren Lauf. Nach der Schule, der Arbeit und der Zeit der Kindererziehung klingt diese Form der Freiheit wie ein Fahrschein zu Freude und Glück. Es kann allerdings auch das Gegenteil zutreffen. Nicht nur Kinder und Jugendliche brauchen Struktur, damit sie keine Ängste entwickeln. Auch ein schrankenloser erwachsener Geist wird dabei rasch unglücklich. Das heißt nicht, dass wir ständig in Aktion und immer beschäftigt sein sollten. Natürlich braucht das Gehirn die Stille. Aber ohne Meditationserfahrung sollten Sie bestimmte Tipps beherzigen, um diese Stille so zu gestalten, dass die neue Ruhe zum Segen wird.

Die Wissenschaft hat erst vor Kurzem herausgefunden, warum der Verstand, wenn er sich ziellos seinen Tagträumen überlässt, leicht in eine ziemlich fatale Falle tappt. Das entscheidende Element dabei ist das 1979 entdeckte *Default Mode Network* (DMN). Dieses System gestattet uns unter anderem, gewohnte Aufgaben wie Betten aufschütteln, Frühstück machen oder zur Arbeit fahren quasi auf Autopilot zu erledigen. Gewisse Dinge wiederholen wir so oft, dass das DMN sie in seine Schaltkreise integriert und wir nicht mehr darüber nachdenken müssen. Weil das DMN zum Gedächtnisnetzwerk gehört, nutzt es das, was wir schon wissen, damit Dinge, über die wir regelmäßig nachdenken oder die wir regelmäßig tun, mit der Zeit mühelos ablaufen. Sie werden zu einer Fähigkeit.

Eine dieser Fähigkeiten ist das Wahrnehmen von Gefahren. Solange der Mensch in der Wildnis lebte, war das super praktisch. Die gesteigerte Aufmerksamkeit sorgte dafür, dass wir Orte wahrnahmen und uns merkten, die unser Leben oder das Überleben des Stammes gefährden könnten.

Da wir heutzutage in der Zivilisation leben, müsste diese Wachsamkeit aber doch ein wenig nachlassen? Leider nicht. Während das menschliche Leben im Verlauf der Jahrtausende immer sicherer geworden ist, hat das Gehirn diesen Instinkt in eine ausgewachsene kognitive Verzerrung verwandelt, die wie bereits erwähnt als Negativitätsbias bezeichnet wird und als Filter fungiert. Damit erscheint es uns realistisch, pessimistisch zu sein und nach Problemen zu suchen, die nicht existieren.

Wenn wir den Verstand sich selbst überlassen, wird zielloses Tagträumen rasch zur Negativspirale. Unsere Träume von einem glücklichen, freien Kopf kehren sich erschreckend schnell um. Wenn die Gedanken im Default Mode schweifen dürfen, verwandelt sich das Gehirn prompt in eine Maschine, die alles Negative begierig aufsaugt. Da dieses Netzwerk auch mit dem Langzeitgedächtnis in Verbindung steht, greift es gern auf unangenehme autobiografische Erinnerungen zu, und prompt drängen sich die besonders schlimmen, beängstigenden oder niederschmetternden Erfahrungen in den Vordergrund und rufen wie das eifrige Schlaubergerkind in der Schule: *Ich! Ich! Nimm mich! Ich weiß die Antwort!* Und nahezu jedes Mal wählen wir genau diesen wichtigtuerischen negativen Gedanken. Der Geist wird geradezu magnetisch zu Sorgen hingezogen, zu schlechten Beziehungen, Reue und Zukunftsängsten. Wenn diese Erinnerungen oder Szenarien in Fahrt geraten, löst das freie Herumschweifen der Gedanken keine Freude aus, sondern zieht uns in Strudel aus Unglück, Scham, Schuld und Wut hinein. Auf einmal sieht alles viel schlimmer aus, als es ist, doch zu diesem Zeitpunkt wissen wir das nicht.

So erging es Kathryn beim Kaffeetrinken. Wenn der Verstand sich selbst überlassen bleibt, verbeißt er sich in negative Gedankengänge und Erinnerungen, und Teile des Präfrontallappens bleiben in einem Muster hängen, das wir als Grübeln bezeichnen. Das Hamsterrad der Sorgen katapultiert uns in eine Abwärtsspirale aus Erregung, Furcht und Traurigkeit. Wenn solche Gedankenmuster ablaufen, hat man das Gefühl, keinen Ausstieg mehr zu finden.

Eine Studie von 2020 erklärt, warum es so schwer ist, aus dem Grübeln wieder herauszukommen.

Dafür wurden die Teilnehmenden ins Grübeln gebracht, indem man sie aufforderte, sich an Zeiten der Zurückweisung zu erinnern. Anschließend wurde mittels fMRT ihre Hirnaktivität beobachtet. Was dabei zu sehen war, war so verstörend wie das Grübeln selbst: In einem exklusiven, robusten Zusammenspiel leuchteten zwei Areale des Großhirns auf, der temporoparietale Übergang (TPJ) und der Precuneus. Beide Areale gehören zum Default-Mode-Netzwerk und haben mit dem Gedächtnis, der Integration von Informationen aus dem Körper und der Umgebung und der Umgebungswahrnehmung zu tun. Ihre Funktionen können die Kognition in eine Rückkopplungsschleife versetzen, die wie ein undurchdringliches magnetisches Schloss wirkt. Wenn dieses Zusammenspiel von Gehirnarealen die Oberhoheit übernimmt, beginnen wir zu glauben, dass alle unsere Gedanken zutreffend und real sind, ganz gleich, wie fern sie der Wirklichkeit sind. Der abgekapselte Gemütszustand lässt keine neuen Erkenntnisse zu, boykottiert Kreativität und Innovation und hält uns davon ab, neue Lösungen für alte Probleme zu finden. Und die Kaskade, die in die Grübelfalle geführt hat, begann mit Tagträumen und schweifenden Gedanken. Wenn wir anfangen, diesen Gedanken von Scheitern, Verhängnis und Unheil zu glauben, kann die Zeltstange brechen.

Raus aus der Grübelfalle

Die gute Nachricht ist, dass dieselbe Studie von 2020 auch dokumentiert, dass man mit bestimmten kognitiven Techniken aus der Endlosschleife von TPJ und Precuneus aussteigen kann. Diese Techniken haben mit den Botschaften zu tun, die wir uns selbst vermitteln, mit unserem Selbstbild und wie wir einen Fehler in dieser Perspektive erkennen können.

An jenem sonnigen Morgen hing Kathryn in dem Moment fest, in dem sie die Untreue ihres Mannes erkannt hatte. Sie erzählte mir, was für Selbstbotschaften ihr dabei durch den Kopf gingen: *Ich bin allein. Ich tauge nicht zur Ehefrau. Wenn mein Mann mich betrogen hat, bin ich wohl nicht liebenswert. Ich bin eine fiese, aufbrausende Person, denn als ich ihn damit konfrontiert habe, habe ich sein Ego gnadenlos zerlegt.* Diese Sätze verfestigten sich rasch zu festen Überzeugungen, die schwer zu widerlegen waren, und bildeten den Köder, der sie in das wiederholte Nacherleben jener Szenen zog. Um die Schleife zu durchbrechen, fragte ich Kathryn, ob sie die einzige Frau auf der Welt sei, die je betrogen wurde, die einzige, die verletzt wurde und auf Rache sann, ob niemand sich je von so einem Erlebnis erholt hätte und ob ihr Zorn nicht auch einen positiven Aspekt haben könnte. Zum Beispiel, dass sie sich nicht so leicht einschüchtern ließ und für sich selbst einstand. Ich fragte sie, ob sie unter Umständen akzeptieren könne, dass es okay sei, in schwierigen Zeiten unangenehme Emotionen zu haben, und dass schwierige Zeiten zum Menschsein gehörten. Und schließlich bat ich sie, in Betracht zu ziehen, dass man unangenehme Emotionen und Rückschläge überwinden könne. Ich bat sie, sich etwas Zeit zu geben, um sich mit klarem Kopf winzige Schritte zu überlegen, die ihr ermöglichen konnten, im Laufe der Tage, Wochen und Monate Lösungen zu entwickeln, und sie willigte ein, solche Möglichkeiten jeden Tag zehn Minuten in einem Tagebuch auszuloten.

Diese Technik nennt sich »Reframing«. Als die Teilnehmer der oben erwähnten Studie während des fMRT-Scans vergleichbare Techniken zur Neueinstufung ihrer Erlebnisse einsetzten, ließen sich die Fortschritte bei der Entkoppelung der festen Schleife zwischen TPJ und Precuneus live beobachten. 40 Prozent der Teilnehmenden konnten sich körperlich und emotional erfolgreich aus der Grübelfalle lösen.

Anhand dieser Ergebnisse werden neue Interventionen gegen das Grübeln bei Depressionen entwickelt, und ich gehe davon aus, dass dabei das herauskommt, was Mönche und Meditationslehrerinnen sowie Gilbert und Killingsworth in ihrer Harvard-Studie von 2010 bereits aufgezeigt haben: Präsent zu sein und uns auf das zu konzentrieren, was wir gerade tun, macht uns glücklich. Mit Übung und den richtigen Methoden können wir Gehirn und Glücksempfinden beeinflussen und der Lebensfreude mehr Raum zugestehen. Nachdem ich mit Kathryn all dies besprochen hatte, ergänzte sie ihr Morgenritual um eine einminütige Atemmeditation, ehe sie sich ihre Schreibübung zum Reframing vornahm.

Als ich anfing, mich mit diesem Thema auseinanderzusetzen, hatte ich eine Unmenge Fragen. Neueinstufung und Reframing sind in der kognitiven Verhaltenstherapie seit Langem als wirksame Intervention bekannt. Wir können umdenken und die Dinge in einem neuen Licht sehen, weil diese Verfahren uns helfen, verzerrte Wahrnehmungen über uns selbst aufzudecken und zu hinterfragen. Die neurowissenschaftlichen Hintergründe solcher fehlerhafter Grübelschleifen zu kennen, die sich immer wieder um Ereignisse in der Vergangenheit oder einen denkbaren Konflikt in der Zukunft ranken, und zu lernen, wie wir dank dieser Erkenntnisse aus dem Teufelskreis herauskommen, ist ein erhellender erster Schritt.

Wieso spreche ich von einem ersten Schritt? Weil das Durchbrechen einer Grübelschleife eine vorübergehende Intervention ist. Die Sogkraft negativer Gedanken ist eine uralte Gewohnheit, die in den tiefsten Schichten des menschlichen Gehirns verankert ist. Wie ein starker Raucher, der unbewusst schon nach der nächsten Zigarette tastet, werden wir immer wieder damit anfangen. Im Upgrade wünsche ich mir allerdings, dass meine Tage und Nächte, meine Gedanken und Gefühle sich darum drehen, dass ich zufrieden mit mir bin, tragfähige Kontakte pflege und meinen wahren Zielen nachgehen kann. Ich will geistig und emotional klar und offen sein, damit ich kreativ arbeiten und auch in der zweiten Lebenshälfte innovativ bleiben kann. Und ich will deutlich vor mir sehen, wie ich meine Ziele umsetzen kann. Wenn ich im Grübeln gefangen bleibe, wiederhole ich nur die alten Muster, und ich habe all die Weisheit und Erfahrung nicht erworben, um sie dem Sog des Grübelns zu überlassen.

Darum will ich mir die nötigen Kenntnisse aneignen, um dem durch Achtsamkeit und Konzentration vorzubeugen und eine Meta-Wahrnehmung zu entwickeln, die auch die Muster meiner Gedanken, Gefühle und Emotionen registriert. Diese Form der Erkenntnis lässt uns schweifende Gedanken wieder einfangen und den Verstand zur Ordnung rufen, ehe er abdriftet. Damit eröffnet sich die Möglichkeit zum Umschwenken, wenn die Fantasie mal wieder auf jenen düsteren Platz zusteuert. Kathryn und ich haben diese Fähigkeiten geübt und über unsere Erfahrungen gesprochen. So konnten wir beide dranbleiben.

Fokus: Das Lenkrad des Verstandes

Rund um San Francisco gibt es jede Menge Schlaglöcher. Wenn ich beim Fahren nicht gut aufpasse, kann sich die Spur verziehen. In diesem Fall würde der Wagen von der Straße abkommen, wenn ich mal kurz das Lenkrad losließe. Wenn wir unserem Geist Narrenfreiheit lassen, verlieren wir die Meta-Wahrnehmung, also die Wahrnehmung dessen, was wir gerade denken und empfinden. Sobald wir die Hände vom Steuer lösen, geraten wir von der Straße des Wohlbefindens ab und landen im Grübelloch.

Abhängig vom Geschlecht unterscheiden sich sowohl die Menge als auch die Art der Sorgen. Frauen sorgen sich stärker um Sicherheit, besonders um die Sicherheit anderer. Mütter unterdrücken ständig Grübeleien über ihre Kinder, die womöglich einen Unfall erleiden könnten. Das gibt sich mit dem Alter leider nicht. Mit 90 fürchten wir immer noch, unser 70-jähriges Kind könnte Krebs bekommen. Solche Befürchtungen bei unkontrollierten Tagträumen entspringen den Echos der Verdrahtung des Mami-Gehirns. Wir fixieren uns darauf, aber das ist kein Fokus, sondern lediglich das Einrasten der Grübelschleife. Fixierung gehört zum Hamsterrad negativer Gedankengänge, die sich wie besessen um eine Person, eine Substanz, ein Objekt oder um den Status drehen. Sie ist wie ein Ohrwurm, den man nicht mehr aus dem Kopf bekommt.

Der Fokus hingegen ist flexibel. Mit ihm bemerken wir, wann wir in fixe Gedanken abgleiten, und können innehalten und in die Gegenwart zurückkehren. Das ist das Gegenteil von unkontrolliertem Tagträumen im Default Mode. Es klingt unbequem und kompliziert, ständig auf der Lauer zu liegen, so als würde man einem wuseligen Kleinkind nachrennen. Aber irgendwann war alles einmal fremd und schwierig, die Handhabung des Löffels ebenso wie das Zähneputzen, Radfahren oder Autofahren. Mit der Zeit werden solche Fähigkeiten im DMN abgespeichert, demselben Netzwerk, das für die schweifenden Gedanken zuständig ist, an denen wir hängen bleiben. Durch regelmäßiges Einüben neuer Gewohnheiten werden Koordination und Muskeln stärker, bis die Aktivitäten automatisch ablaufen. Auch ein leicht konzentrierter, entspannter, klarer, aufmerksamer Verstand, der ganz präsent ist, kann zur Gewohnheit werden, und wenn wir uns daran gewöhnen, unsere Gedankengänge zu dirigieren, kann diese Fähigkeit im DMN landen. Mit der Zeit wird auch dies mühelos (und dabei rede ich nicht von Tagen, Wochen oder Monaten, sondern von Jahren). Ohne die Wogen der monatlichen Hormonzyklen, die wie Ebbe und Flut an den Schaltkreisen im Gehirn zerren, fällt uns der Fokus leichter.

Dennoch macht die Aufmerksamkeit sich weiterhin im Nu davon – wie ein zappeliges Kleinkind, das doch nur mal stillsitzen soll. So ist unser Gehirn! Wir können uns darüber ärgern oder uns an seiner Energie und Kreativität erfreuen. Den Geist vom Umherschweifen oder der Zerstreutheit, wenn wir müde werden, abzuhalten macht uns stärker, so wie wiederholte Curls den Bizeps trainieren.

Wir können unsere neuen Achtsamkeitsmuskeln nutzen, um nicht in die üblichen Gewohnheiten zu verfallen – den Sorgenstrudel, die wenig schmeichelhaften Vergleiche mit anderen, unrealistische Erwartungen oder die Überzeugung, dass unsere Befürchtungen bezüglich der Zukunft wahr seien. Im Upgrade haben wir die Aufgabe, dem Geist bessere Alternativen anzubieten, wenn er abschweift: uns aus den sozialen Medien ausklinken, spazieren gehen, eine App für Atemübungen mit dem Handy oder der Smartwatch koppeln, den Anruf oder die Einladung einer Person, die uns nicht guttut, ablehnen.

Wer einen überaktiven, sich überschlagenden Geist hat, profitiert mitunter von Bewegung oder Dehnübungen. Kathryn halfen Gleichgewichtsübungen. »Ich bin schon immer schwer zur Ruhe gekommen«, erzählte sie, »und während der Wechseljahre wurde das nur noch schlimmer. Ich hatte große Konzentrationsschwierigkeiten. Nur bei Gleichgewichtsübungen beim Yoga fand ich meinen Fokus.« Das ist verständlich, wenn man bedenkt, wie viel bei einem Sturz auf dem Spiel steht, womöglich ein Knochenbruch. Deshalb aktiviert das Kleinhirn das Netzwerk, das für das Gleichgewicht zuständig ist. Diese Schaltkreise lassen sich bereits durch die Vorstellung, auf einem Balancekissen oder einem Schwebebalken zu balancieren, in Gang bringen, um den Geist ganz auf den gegenwärtigen Moment zu fokussieren. Auch die meditative Konzentration auf ein Objekt oder eine Person kann unser inneres Gleichgewicht stärken, etwa auf einen »fürsorglichen Moment«, Sicherheit, Entspannung oder Mitgefühl (siehe Anhang, Seite 383).

Im Rahmen der Meditation aktiviert das Gehirn die besten Eigenschaften des Nervensystems und setzt mit Substanzen wie Oxytocin und Dopamin Bindungs- und Belohnungschemikalien frei. Sobald wir uns auf den Atem konzentrieren, wird das vagale System aktiv. Dieser Fokus auf die Atmung veranlasst den Vagusnerv dazu, das entspannende, parasympathische Nervensystem einzuschalten und das von den Stresshormonen aus den Nebennieren befeuerte sympathische Nervensystem abzuschalten. Ein fürsorglicher Moment signalisiert Sicherheit und bereitet den Vagusnerv darauf vor, das parasympathische System zu stimulieren.

Wechselatmung, das Beobachten des Atems, Körperscans, Achtsamkeit, ein Gebet, der fürsorgliche Moment, Mitgefühlstraining oder Zwölf-Schritte-Programme (siehe Anhang, Seiten 383 und 404) gehören zu diesen Methoden. Den einen oder anderen Ansatz kennen Sie sicher oder haben in einem Yogakurs Zugang dazu gefunden. Wenn Sie nur eine Erkenntnis aus diesem Buch mitnehmen, möchte ich, dass Sie immer daran denken, dass der Fokus der Schlüssel zum Upgrade ist. Lernen und üben Sie jeden Tag für kurze Zeit eine Methode, die Ihnen liegt, bis Sie keine Anleitung mehr dazu brauchen. Dann sind Sie irgendwann in der Lage, Ihren Geist zu lenken und Ihre persönlichen Ziele anzusteuern. Beginnen Sie mit nur 30 Sekunden, wie der Dalai Lama es empfiehlt.

Das Gegenteil von einem festgefahrenen Verstand ist ein Geist, der von etwas motiviert ist, das uns dauerhaft Freude bereitet: Diane fand ihren neuen Fokus bei der Arbeit. Alina setzte sich leidenschaftlich für die Umwelt ein. Kathryn zügelte ihr Gedankenkarussell. Ich begeistere mich für das Upgrade. Sich das eigene Upgrade auszumalen, es wahr werden zu lassen und zu stabilisieren, wird zu unserer Entscheidung. Mit dem Nachlassen der Hormonwellen rückt der dazu erforderliche Fokus greifbar nahe. Und das macht uns die Entscheidung leichter.

KAPITEL 14

Langes oder gesundes Leben?

Belle aus New York war eine Freundin meiner Mutter, die sich in den 1940ern scheiden ließ. Sie spielte gern Golf, liebte die Natur, ging in den 1950ern allein auf Safari und hatte Liebhaber in Australien und Italien. Belle bestieg nie ein Golfcart, weil sie es liebte, über den Platz zu laufen, und als sie die 80 überschritten hatte, spielte sie lieber Neun-Loch-Runden, als zwischendurch ein Stück zu fahren.

Sie nahm nie ein Blatt vor den Mund und dachte gar nicht daran, ihre Stimme zu dämpfen. Die Enkelkinder kicherten, wenn sie den Hörer der alten Telefone hochhielten, damit die anderen Anwesenden mithören konnten. Belle las viel, spielte jede Woche Bridge und gönnte sich jeden Abend einen Sherry nach dem Essen, bis sie mit 84 Jahren das Zeitliche segnete. Sie war nicht krank gewesen, stieg aber doch die Treppe zur Arztpraxis hoch, um sich mal untersuchen zu lassen. Dabei wurde sie müde, setzte sich auf die Stufen, und ihr Herz gab auf.

Meine Großtante Harriett war mit einem schwierigen, aufbrausenden Mann verheiratet gewesen. Sie wurde 95 Jahre alt. Sie hatte ihr Leben lang kaum Sport getrieben, auch nachdem ihr Mann starb, als sie Ende sechzig war. Harriett trank reichlich Martini und scherte sich nur darum, was sie ihrem Körper zuführte, wenn es sie dick machen könnte. Schon Anfang siebzig begann sie kognitiv abzubauen. Ihrer Familie war klar, dass sie schon seit zehn Jahren mit einem nachlassenden Gehör kämpfte, aber sie wollte nichts dagegen tun. Hörverlust und kognitiver Abbau gehen oft Hand in Hand. Ob Hörgeräte diesen Prozess aufhalten können, ist unklar, aber zumindest verringern sie das Risiko, aufgrund der Isolation eine Depression zu entwickeln. Und Depressionen beeinträchtigen Denkfähigkeit und Emotionskontrolle. Dass Harriett zu stolz für Hörgeräte war, machte der Familie also zu Recht Sorgen.

Auch ihre Knie spielten bald nicht mehr mit, und als sie 80 wurde, saß sie weitgehend allein zu Hause und beschränkte sich auf regelmäßige Arztbesuche, um ihre immer umfangreichere Medikation gegen Bluthochdruck, Angst und Traurigkeit, Gelenkschmerzen und Schlafstörungen anpassen zu lassen. Die letzten sieben Jahre ihres Lebens verbrachte sie in einem Pflegeheim, weil ihr Gehirn von der Parkinson-Krankheit zerfressen wurde, bis sie nicht einmal mehr ihre Angehörigen erkannte. Ihre Emotionen kamen nicht mehr zur Ruhe, und sie litt bis zum Ende.

Harriett lebte elf Jahre länger als Belle, aber ihre gesunde Zeit, in der sie körperlich und geistig fit gewesen war und echte Lebensqualität genoss, war 14 Jahre kürzer. Wie wir leben wollen, ist sehr verschieden. Ich persönlich ziehe im Upgrade möglichst viele gesunde Jahre einem möglichst langen Leben vor. Aber haben wir da wirklich eine Wahl?

Was ist medizinisch ein Erfolg?

Denken Sie kurz darüber nach, was medizinisch als Erfolg gilt. Der wichtigste Endpunkt für Studien lautet: Ist der Patient noch am Leben? Gesundheit oder Lebensqualität der nicht gestorbenen Person werden nicht gemessen. Dass jemand bettlägerig ist oder im Koma liegt, wäre nach solchen Kriterien immer noch ein Erfolg. Wenn »nicht tot« das Hauptkriterium ist, was bedeutet das für die Lebensqualität?

Seit über 100 Jahren geht es in der Medizin vor allem um die Verlängerung der Lebensspanne. So kam es zu revolutionären Innovationen, die wir vor allem jungen Männern und einigen Frauen verdanken, die unbedingt Leben retten wollten. Heute haben wir Penicillin und Impfstoffe gegen Pocken, Kinderlähmung, Lungenentzündung und COVID-19. Wir haben Herzmedikamente, Chemotherapien gegen Krebs, Organtransplantationen, Cholesterinsenker und künstliche Gelenke. All diese Behandlungsoptionen lassen uns länger leben, und durch die Konzentration auf Krebs und das Herz-Kreislauf-System konnten wir vorzeitige Todesfälle verhindern. Das ist großartig! Allerdings zahlen wir einen hohen Preis dafür.

Amerika leistet sich das größte und teuerste Gesundheitssystem der Welt. Für unsere Gesundheitsversorgung zahlen wir in Amerika mehr als in jeder anderen Nation. Also müssten unsere Bürger doch wohl länger leben und gesünder sein als überall sonst in der Welt. So ist es aber nicht. Vergleicht man Lebenserwartung und Gesundheit der US-Amerikaner mit Zahlen aus anderen Industrieländern, so schneiden die Vereinigten Staaten in fast jeder Kategorie sehr schlecht ab, bei Lebenserwartung, Herzinfarkt, Krebs und besonders bei der Mütter- und Kindersterblichkeit.

Frauen in der zweiten Lebenshälfte haben in Bezug auf ihre Gesundheit etwas schlechtere Aussichten, wobei das schwer zu sagen ist, weil genaue Daten nie erhoben wurden. Sie lassen sich jedoch leicht ableiten. Abgesehen von der reproduktiven Gesundheit spielt die Gesundheit von Frauen in der medizinischen Ausbildung bisher keine große Rolle. Dass Suizide bei Frauen über 60 überproportional zunehmen, wird ignoriert, obwohl wir die Zahlen schwarz auf weiß sehen. Trotz dieser ungünstigen Endpunkte betrachten junge Ärzte weiterhin den Kampf gegen den Tod als Maßstab ihres Handelns und ihrer Forschungen. Die Lebensqualität im Alter gilt als nachrangig.

Wissen ist nicht immer Macht

Wir können nicht jeden Faktor kontrollieren, der unsere Gesundheit betrifft. Zu viele Umstände und Einflüsse können uns krank machen, und manches entzieht sich unserer Kontrolle. Armut kann das Risiko für Herz- und Lungenerkrankungen erhöhen. Eine ähnliche Wirkung hat das Rauchen der Mutter in der Schwangerschaft. Traumatische Erfahrungen beeinflussen Lebenserwartung und Krankheitsanfälligkeit, und sogar Luft, Wasser und Boden können uns schleichend vergiften. Wer in einer bestimmten Gegend von New Jersey aufgewachsen ist, hat aufgrund von giftigen Substanzen im Wasser ein erhöhtes Risiko für Blasenkrebs. Wer rund um das Goldene Dreieck der Golfküste mit seinen Ölraffinerien groß geworden ist, hat ein erhöhtes Asthma- und Blutkrebsrisiko. Der Tod eines Kindes oder eines Ehepartners kann durch das Broken-Heart-Syndrom unsere Gesundheit gefährden. Nichts davon ist unsere Schuld. Als Betroffene haben wir nicht versagt, denn manche Umstände entziehen sich unserer Kontrolle, und Leiden ist zwangsläufig Teil des Menschseins. Dass das Leben immer mit dem Tod endet, ist kein Fehler. Es ist die Realität.

Auch unsere Gene spielen eine Rolle, auf die wir wenig Einfluss haben. Die Genetikerin Nancy Wexler hat sich der Erforschung der Huntington-Krankheit verschrieben, einer zerstörerischen, tödlichen Erbkrankheit, die bei ihr in der Familie liegt. Wenn ein Elternteil Genträger ist, hat jedes Kind eine 50 : 50-Chance, das Gen zu erben, denn diese Krankheit wird durch ein einzelnes dominantes Gen weitergegeben. Wenn dieses Gen vorliegt, wird die Person unweigerlich an Chorea Huntington erkranken. Nancy Wexlers Mutter erlag dieser Krankheit, ebenso ihre Onkel und ihr Großvater. Und auch sie hat das Gen geerbt.

Für viele Krankheiten kennen wir inzwischen genetisch nachweisbare Faktoren wie die BRCA-Mutation für Brustkrebs, die ApoE4-Variante für die Alzheimer-Krankheit oder das Sichelzellgen für die Sichelzellanämie. Nicht jede Mutation bedeutet, dass ein Gen auch aktiv wird. Bei Chorea Huntington wissen wir, dass es so ist, ebenso bei Personen, die zwei Kopien der Sichelzellmutation geerbt haben. 100 Prozent derer, die von beiden Eltern Sichelzellmutationen geerbt haben, werden krank. In anderen Fällen hingegen erkrankt man als Genträger nicht zwangsläufig. Beim BRCA-Gen entwickeln bis zu 80 Prozent der Trägerinnen dieser Mutation Brustkrebs – aber nicht jede von ihnen. Selbst zwei ApoE4-Varianten führen nicht bei jedem Menschen unweigerlich zur Alzheimer-Krankheit.

Wenn eine Krankheit in Ihrer Familie bereits vorgekommen ist, besteht eine höhere Wahrscheinlichkeit, dass auch Sie einige der relevanten Gene besitzen. Für bestimmte Erkrankungen (wie Brustkrebs) gibt es Gentests, mit denen man das relative Risiko besser ermitteln kann. Ob man darüber Bescheid wissen möchte, ist eine zutiefst persönliche Entscheidung. Im Einzelfall ergibt sich dadurch die Chance, bestimmte Präventionsmaßnahmen zu nutzen, zum Beispiel gezieltere Vorsorge oder gar (bei Trägerinnen der BRCA-Mutation) die prophylaktische Entfernung von Brüsten und Eierstöcken. Anhand der eigenen Gene lässt sich auch abschätzen, ob bestimmte Chemotherapien bei bestimmten Krebserkrankungen erfolgversprechend sind. In manchen Fällen können genetische Informationen also praktischen Wert haben. In vielen anderen Fällen helfen diese Informationen jedoch nicht weiter. Übrigens verraten sie auch nicht, was wir essen sollten und was nicht. So weit sind die Testverfahren noch nicht.

Was wir von Ärzten und durch Gentests in Erfahrung bringen, kann sich schicksalhaft anfühlen und uns zu einschneidenden Maßnahmen verleiten. Die Ärztin Rachel Naomi Remen, die das Buch *Dem Leben vertrauen: Geschichten, die gut tun* schrieb, erfuhr schon in jungen Jahren, dass sie aufgrund ihrer schweren Morbus-Crohn-Erkrankung wohl nicht älter als 40 werden würde. Aus diesem Grund entschied sie sich gegen eine Ehe und Kinder, denn sie wollte es niemandem antun, die Frau oder gar die Mutter zu verlieren. Aber Remen starb nicht mit 40. Während ich dies schreibe, ist sie über 80 und am Leben.

Wie anders ihr Leben hätte verlaufen können, wenn man ihr nicht einen frühzeitigen Tod prophezeit hätte, kann niemand sagen. Es gibt durchaus Argumente, die dafür sprechen, nicht alles zu erfahren. Manche betagten Menschen werden medizinisch als *Super-Ager* eingestuft. Das sind Menschen über 70, über 80 oder noch älter, die geistig und körperlich so aktiv sind wie andere, die Jahrzehnte jünger sind. Im Rahmen einer Studie aus Südkalifornien wurden die Gehirne einiger Super-Ager nach ihrem Tod gescannt. Bei einigen Frauen über 90, die bis zum Schluss körperlich aktiv gewesen waren und beispielsweise jede Woche Bridge gespielt hatten, waren in der Magnetresonanztomografie verblüffende Ergebnisse zu erkennen: Ihre Gehirne wirkten ähnlich zerfressen wie bei manchen Alzheimer-Patientinnen. Und als diese Gehirne nach ihrem Tod seziert wurden, fand man auch die alzheimertypischen Ablagerungen. Dennoch waren diese Frauen geistig hellwach geblieben. Niemand hatte ihnen je mitgeteilt, dass Untersuchungen bei ihnen auf einen massiven kognitiven Abbau hindeuteten. Darum frage ich mich, wie das Wissen um diese Ergebnisse das Leben dieser Super-Ager beeinflusst hätte. Wären sie trotzdem bis ins hohe Alter so fit geblieben, oder hätten sie sich womöglich aufgegeben, wenn ihnen jemand erklärt hätte, dass ihre Scans starke Hinweise auf Demenz enthielten? Hätten sie Medikamente genommen, deren Nebenwirkungen vielleicht die Lebensqualität eingeschränkt oder den kognitiven Abbau beschleunigt hätten?

In der Medizin gibt es auch Zufallsbefunde. Mit Mitte vierzig zog ich mir immer wieder Knöchelzerrungen zu. Wiederholte Röntgenaufnahmen blieben ohne Befund. Also bekam ich orthopädische Einlagen. Als die nichts brachten, schickte man mich zur Magnetresonanztomografie, und dabei entdeckte man in meinem Knöchel eine *Osteochondritis dissecans* – ein Loch im Knochen. Die Ärzte gingen davon aus, dass dieses Loch die Ursache meiner Beschwerden sei. Als ich jedoch erfuhr, dass die Behandlung dieses Lochs noch mehr Beschwerden nach sich ziehen könnte, entschied ich mich lieber für Physiotherapie und ließ bestimmte Sehnen- und Muskelverkürzungen, die meinen Knöchel in die falsche Richtung zogen, durch Massagen lockern. Nach sechs Monaten hatte sich das Problem erledigt, und in den letzten 20 Jahren habe ich mir nicht ein einziges Mal den Fuß vertreten.

Das Loch in meinem Knochen hatte mit meinem eigentlichen Problem nichts zu tun. Es war ein Zufallsbefund. Manchmal ist so ein Befund irreführend und führt zu einer Fehldiagnose. Nicht jede Auffälligkeit bei einem Scan ist die unmittelbare Ursache von Beschwerden. Es kann auch mal etwas anderes dahinterstecken.

Nancy Wexler entschied sich gegen den Gentest auf Chorea Huntington. Wenn sie in zu jungen Jahren erfahren hätte, dass sie Genträgerin war, hätte sie das in ihren Augen daran gehindert, ein erfülltes Leben zu führen. Deshalb beschloss sie, so gesund und so intensiv wie möglich zu leben. Mit Anfang siebzig macht ihr die Erkrankung inzwischen das Leben schwer. Dennoch sagte sie mir, dass sie ihre Entscheidung keine Minute bereue.

Unwissenheit ist keineswegs immer ein Segen. Wichtig für die Entscheidung ist, wie eine Information Ihr Leben beeinflussen könnte. Ärzte haben festgestellt, dass manche Menschen »pünktlich« sterben, wenn man ihnen mitteilt, dass sie nur noch eine bestimmte Zeit zu leben haben. Weil das so häufig vorkommt, geht man in der Medizin inzwischen davon aus, dass dieses Phänomen nicht nur auf den scheinbar sicheren Prognosen beruht, sondern auch auf der Macht der Suggestion. Wer sich Gentests unterziehen möchte, braucht auch ärztliche Begleitung und die nötige Zeit, alle Optionen auszuloten. Holen Sie sich ruhig eine Zweitmeinung und andere Sichtweisen. Solche Entscheidungen sollte man nicht spontan treffen.

Seit meiner Transition ist mir bewusst, wie ich alt werden will und dass es mir vorrangig um gesunde Jahre geht. Ich will mir den scharfen Verstand erhalten und körperlich mobil bleiben. Natürlich habe ich nicht alle Faktoren im Griff, die meinen Alterungsprozess beeinflussen. Dennoch kann ich etwas dafür tun, um geistig fit zu bleiben, mir Tatendrang und Lebensmut zu erhalten und so aktiv zu bleiben, wie es mir möglich ist. Auch wenn ich alles richtig mache, gibt es keine Garantie für das gewünschte Ergebnis. Es kann alles Mögliche passieren. Aber wie es mir in späteren Jahrzehnten des Upgrades ergeht, beruht auch darauf, was ich jetzt tue.

Das reale Risiko: Kognitiver Abbau und Alzheimer

Krebs ist ein Mysterium. Anfangs ist er schmerzlos und zeigt sich vielleicht nur als Knötchen oder in der Bildgebung. Als ich mich im Medizinstudium mit Tumoren befasste, tastete ich täglich mehrfach meinen Bauch und meine Brüste ab, um nach schmerzfreien Knoten zu suchen. Je mehr ich las, desto öfter überprüfte ich mich. Damals wusste ich nicht, was fibrozystische Verhärtungen sind, aber ich hatte sie. Bei jedem Knoten dachte ich, ich hätte Brustkrebs und sei todkrank. Das stimmte nicht. Wenn wir uns über Krankheiten informieren, glauben wir, ihre Symptome an uns wahrzunehmen. Gerade unter Medizinstudenten ist dieses Phänomen sehr verbreitet.

Dass Frauen ein realistisches Risiko haben, an der Alzheimer-Krankheit zu erkranken, bedeutet keineswegs, dass wir sie auch bekommen. Ich möchte nicht, dass andere das Gleiche durchmachen wie ich während meines Studiums und glauben, sie hätten eine Krankheit, nur weil sie davon lesen. Bitte denken Sie also beim Lesen des nächsten Abschnitts immer wieder an die Super-Ager, die trotz gegenteiliger MRT-Befunde bis ins hohe Alter geistig rege blieben. Denken Sie an Belle, die über den Golfplatz marschierte und Bridge spielte. Denken Sie an die normalen strukturellen Veränderungen im Gehirn, die uns im Upgrade vom Multitasking abhalten. All das sollten Sie im Hinterkopf behalten, um nicht unversehens im Hamsterrad der Sorgen zu landen.

Einerseits zeigen Frauen im Durchschnitt eine höhere Resilienz gegenüber altersbedingtem kognitivem Abbau und Gedächtnisverlust, andererseits wird bei jeder fünften Frau irgendwann die Alzheimer-Krankheit festgestellt. Wie bei Krebs und Herzinfarkt in den 1950ern sind die Behandlungschancen bisher schlecht. Alzheimer-Demenz ist die häufigste Form der Demenz, und das Risiko ist für Frauen höher als für Männer. Das scheint hauptsächlich daran zu liegen, dass Frauen älter werden. Bis ins fortgeschrittene Alter ist das Risiko für beide Geschlechter etwa gleich hoch. Erst ab 80 sind Frauen stärker gefährdet – ihr Risiko beträgt 1 : 5, das der Männer 1 : 10. Theoretisch könnte das allerdings auch daran liegen, dass weniger Männer diese Altersstufe erreichen. Wenn mehr Männer so lange überleben würden, könnte das Risiko etwa gleich hoch sein.

Angesichts der positiven Wirkung von Östrogen auf das Gehirn wird viel darüber spekuliert, ob dieses Hormon vor Alzheimer schützen könnte. Diverse Studien ergaben jedoch, dass eine Östrogentherapie, die erst jenseits des 60. Lebensjahrs startet, nichts bringt. Und in einer breit angelegten Studie an Frauen mit mindestens einer ApoE4-Variante zeigte sich 2003, dass eine nach dem 64. Geburtstag beginnende Behandlung mit Östrogen und Progestin sogar mit vermehrten Demenzerkrankungen assoziiert war. Einerseits wissen wir also, dass Östrogen Gedächtnis und Lernen verbessert, anderseits schadet eine Therapie zum falschen Zeitpunkt mehr, als sie nützt. Wenn Ihr Übergang ins Upgrade also über zehn Jahre zurückliegt und Sie noch keine Hormone eingenommen haben, sollten Sie damit am besten auch nicht mehr anfangen. Bei Frauen zwischen 45 und 55 scheint eine langfristige Hormontherapie Studien zufolge hingegen das Risiko für neurodegenerative Erkrankungen einschließlich Alzheimer-Demenz zu verringern. Allerdings haben auch alle anderen bisher erwähnten Strategien (Selbstfürsorge, Bewegung, Schlaf, Ernährung, Stressregulierung, Pflege des Mikrobioms) positiven Einfluss auf die Erhaltung der kognitiven Fähigkeiten.

Und obwohl Östrogen kein sinnvoller Behandlungsansatz gegen Alzheimer zu sein scheint, hat es dennoch eine positive Wirkung auf das Gehirn. Eine Hormontherapie bestärkt das Gehirn darin, Entzündungen einzudämmen, die den kognitiven Abbau beschleunigen können. Die durch Östrogen angeregten Wachstumsprozesse sorgen für eine positivere Lebenseinstellung, erhöhen die Lebenslust und schenken die nötige Motivation, uns um uns selbst zu kümmern. Auch das erhält kognitive Fähigkeiten. Untersuchungen haben ergeben, dass Frauen mit der ApoE4-Variante, die fünf- bis sechsmal pro Woche mäßiges Ausdauertraining betrieben und durch bessere Ernährung und Statine ihren Cholesterinspiegel niedrig hielten, kognitiv länger gesund blieben.

Wer zu den zwei bis drei Prozent der Bevölkerung gehört, die zwei ApoE4-Gene tragen, hat ein etwa 90-prozentiges Risiko, Alzheimer zu entwickeln. Und auch bei den 25 Prozent aller Frauen mit einem ApoE4-Gen ist das Risiko erhöht. Umgekehrt liegt die ApoE4-Variante aber nur bei 37 Prozent aller Alzheimer-Patienten vor, und viele Frauen haben ein geringeres Risiko. Unabhängig von der persönlichen Risikobewertung können Sie viel dazu beitragen, Ihre Chancen zu verbessern. Sobald Ihnen bewusst wird, dass Sie in der mittleren oder späten Transition sind, sollten Sie nicht mehr rauchen, die Finger vom Alkohol lassen und Gewicht und Cholesterin im Blick behalten. Wägen Sie mit Ihrer Ärztin zusammen frühzeitig eine Hormontherapie ab. All diese Strategien haben nachweislich Einfluss auf die Entzündungsaktivität im Gehirn und können den klaren Verstand bewahren. Nutzen Sie am besten sämtliche Hebel.

Hundewelpen. Kätzchen. Babys. Knuddeln Sie sie oder aktivieren Sie Ihr Oxytocin über süße Videos. Und dann atmen Sie tief durch, um sich von Grübeleien über Alzheimer abzulenken, denn die Chancen stehen hoch, dass Sie davon verschont bleiben. Da Frauen aber ein grundsätzlich erhöhtes Risiko tragen, sollten Sie trotzdem Bescheid wissen.

Aber was können Hormone für das Gehirn tun? Östrogen ist für eine ganze Kaskade neurochemischer Prozesse im Gehirn verantwortlich. Es unterstützt die Verknüpfung von Neuronen. Es hilft dem Gehirn bei der Verwertung von Glukose (Zucker) zur Energiegewinnung. Es fördert Immunprozesse, die die Neuronen vor Entzündungen schützen. Das wiederum unterstützt die Fähigkeit des Gehirns, nach unvermeidlichen Entzündungsprozessen zu heilen und ein neues Gleichgewicht zu finden. Östrogen stößt eine Vielzahl an Reaktionen an, die uns Wohlbefinden vermitteln, darunter die Aktivität des angstlösenden GABA-Systems und die Freisetzung von Endorphinen, die Schmerzen und Depressionen lindern. Außerdem verbessert es die Durchblutung, und im Gehirn sorgt das für eine gute, beständige Sauerstoff- und Nährstoffversorgung. Insgesamt trägt Östrogen zur Regulierung der Entzündungstätigkeit im Gehirn bei und erleichtert es den Astrozyten und Mikroglia insbesondere bei Frauen, Abfallprodukte zu beseitigen und die Hirnzellen gut zu ernähren. Gleichzeitig verfallen die Mikroglia und Astrozyten weniger leicht in den Zombiemodus, in dem sie Toxine ausscheiden und der Kognition weiter zusetzen. Das könnte der Grund dafür sein, dass Frauen über 40, die noch Östrogen erzeugen, seltener an einer frühen Alzheimer-Demenz erkranken als gleichaltrige Männer.

Die frühe bis mittlere Transition ist ein Schock für das Gehirn, und die Schaltkreise im weiblichen Gehirn verändern sich im Vergleich zu Männern desselben Alters erheblich. Das Ausbleiben des Östrogens führt zu abrupten Zusammenbrüchen der Hirnenergie. Das hindert das Gehirn daran, auf seine üblichen Energiequellen zuzugreifen und diese Energie effektiv zu nutzen. Östrogen spielt im weiblichen Gehirn eine wichtige Rolle bei der Stoffwechselregulierung und fördert die Aufnahme von Glukose, dem bevorzugten Treibstoff des Gehirns. Damit intensiviert es die Tätigkeit der Mitochondrien, die in jeder Körperzelle für die Energieproduktion zuständig sind. Östrogen bewahrt die Zellen vor Schäden durch giftige Substanzen, die von alternden Zellen abgegeben werden, und damit vor dem Zelltod. Außerdem trägt es zu einem gesunden Kalziumstoffwechsel bei und verbessert den Knochenaufbau. So bleibt die Blut-Hirn-Schranke intakt, die schädliche Substanzen aus dem Blut vom Gehirn fernhält. Im Gehirn von Männern erfüllt Östrogen dieselbe Funktion, aber sie machen niemals die Wechseljahre durch, in denen die Hormone schlagartig ausbleiben und demzufolge graue und weiße Substanz verloren geht oder komplette Schaltkreise neu organisiert werden. Da der Körper Testosteron in Östrogen umwandeln kann, bleibt der Nachschub bei ihnen lebenslang relativ konstant. Inzwischen wird der These nachgegangen, ob der Östrogenabfall bei Frauen in den Wechseljahren ein Kipppunkt für kognitiven Abbau sein könnte.

Der Östrogenabfall beeinträchtigt den Mechanismus für den Transport von Glukose durch die Blut-Hirn-Schranke massiv und stößt damit eine Kaskade von Stoffwechselveränderungen an, über die das Gehirn sich an die schlechtere Versorgung mit Glukose anzupassen versucht. Das bedeutet auch, dass die entzündungsfördernden Zytokine im Gehirn weniger gut reguliert werden. Weniger Östrogen ist der Grund für Hitzewallungen, aber auch für ein steigendes Diabetesrisiko und Schwierigkeiten mit dem Eindämmen von Entzündungen. Terri sagte dazu: »Ich hatte immer einwandfreie Blutwerte. Aber nach den Wechseljahren schossen die Entzündungsmarker in die Höhe. Ich war wie vor den Kopf gestoßen und begriff nicht, was da los war. Keiner sagte mir, dass das an den hormonellen Veränderungen lag.«

Die Konzentrationsschwäche, die während der Wechseljahre und im frühen Upgrade spürbar ist, ist keine Demenz und kein Vorbote der Alzheimer-Krankheit. Sie beruht auf Östrogenmangel und ist durch Östrogen behebbar. Gegen das Gefühl, neben sich zu stehen, hilft eine Hormontherapie. Ich wiederhole: Das ist keine Demenz. Auch keine beginnende Demenz. Es ist vorübergehend und heilbar.

Darum habe ich mir nach meiner Totaloperation 2005 noch im Aufwachraum ein Östrogenpflaster aufkleben lassen. Die meisten Mediziner scheuten nach den Warnungen im WHI-Bericht 2002 vor jeglicher Hormontherapie zurück. Ich hingegen kannte die Schwächen dieses Berichts und hatte beschlossen, dass die Gesundheit meines Gehirns für mich die Risiken überwog.

Das war meine persönliche Entscheidung. Sie treffen vielleicht eine andere.

Wenn Sie sich gegen eine Hormontherapie entscheiden oder diese bei Ihnen kontraindiziert ist, sollten Sie Entzündungen in jeglicher Hinsicht entgegenwirken, und zwar durch Bewegung, gutes Essen, guten Schlaf und Stressreduktion. Im Anhang finden Sie Konzepte dafür.

Viele Frauen, die wissen, dass es in ihrer Familie Alzheimer-Fälle gab oder dass sie selbst eine oder beide ApoE4-Varianten tragen, möchten irgendwann eine Aufnahme von ihrem Gehirn, um dem nachzugehen, was ihrer Ansicht nach erste Anzeichen von Demenz sein dürften. Angesichts meines Wissens über die Super-Ager glaube ich kaum, dass ich diese Information gern hätte. Wenn man in diesem Fall aktiv werden könnte, ja, dann natürlich! Aber bei ApoE4-Nachweis? Das Einzige, womit ich mein Risiko reduzieren könnte, wären entzündungshemmende Gewohnheiten und die Einnahme eines Statins, um den Gehirnverfall hinauszuzögern. Statine zum Beispiel senken das Demenzrisiko um fast 30 Prozent. Deshalb tue ich, was ich kann, um mein Gehirn zu erhalten: mich konzentrieren, meditieren, mich bewusst ernähren, den Cholesterinspiegel im Blick behalten, mich bewegen, gut schlafen, Kontakte pflegen und mir Ruhe gönnen.

Wenn ich wüsste, dass ich das ApoE4-Gen besitze, wäre ich vermutlich ein Nervenbündel und ständig auf der Suche nach ersten Anhaltspunkten, dass die Krankheit begonnen hat. Das gilt keineswegs für jeden, aber ich wäre davon wie besessen. Für Paula Spencer Scott, die das Buch *Surviving Alzheimer's* geschrieben hat, war es wichtig, ihren ApoE4-Status zu kennen. Sie verfiel dadurch nicht in Stress und Depressionen, sondern zog daraus die Motivation für einen kompletten Check-up. Und als sie erfuhr, dass einige Entzündungswerte hoch waren und dies ihrem Gehirn rascher zusetzen konnte, wollte sie handeln. In ihrem Buch schreibt sie:

> *Um eine Verhaltensänderung anzustoßen, geht nichts über einen nachgewiesenen Schwachpunkt. Zum ersten Mal überhaupt ging ich ins Fitnessstudio, buchte einen Trainer und raffte mich zu HIT-Training auf, das gut für das Gehirn ist.*
>
> *Meine bisherige körperliche Betätigung, Spazierengehen, reiche nicht aus, hieß es. Ich hielt mich noch besser an meine mediterrane Ernährung, nahm ärztlich verordnete Nahrungsergänzungsmittel, lernte, dem Gehirn durch Achtsamkeit Pausen zu gönnen, und vieles mehr.*
>
> *Zwei Jahre später habe ich deutlich bessere kognitive Werte, und mein Cholesterinwert ist gesunken. Das hält mich bei der Stange. Außerdem freue ich mich, mit 60 besser in Form zu sein als damals mit 40. (Ja, ich bin ein paar Kilo schwerer, aber das sind Muskeln!)*
>
> *Heute prüfe ich jede Entscheidung im Hinblick auf meine Gehirngesundheit: Ist das hilfreich oder schädlich?*
>
> *Andere befassen sich nach ihrem Test vielleicht verstärkt mit besserem Schlaf, tun etwas gegen ihren Bluthochdruck oder bekommen Blutzucker und Stress in den Griff. Studien aus der Schweiz legen nahe, dass so ein Motivationsschub – die Motivation, dem eigenen Gehirn auf die Sprünge zu helfen – sogar bei leichten kognitiven Einschränkungen noch eine schützende Wirkung entfalten kann.*

Unerwünschte Wirkungen von zugelassenen Medikamenten

Carole war außer sich vor Sorge. »Louann, meine Mutter hat dermaßen schnell abgebaut, ich verstehe es einfach nicht.« Sie war den Tränen nahe. »Bisher ging es ihr ausgezeichnet. Sie hat Sport getrieben, war superaktiv und geistig voll da. Ich weiß nicht, was da los ist. Vor zwei Wochen war sie noch absolut unabhängig, und plötzlich braucht sie Vollzeitpflege. Sie ist total desorientiert.«

Ich kannte Caroles Mutter. Ihr Name war Helen, sie war Anfang achtzig und hatte genetisch kein Alzheimerrisiko. Caroles Großmutter war über 90 geworden und bis zum Ende kognitiv auf der Höhe gewesen. Ich bat um ein Treffen, zu dem Carole alle frei verkäuflichen und verschreibungspflichtigen Medikamente mitbringen sollte, die ihre Mutter nahm.

Wir setzten uns im Wohnzimmer zusammen, und die Antwort lag auf dem Tisch. Da standen all die Medikamentenfläschchen, und in einem steckte das trizyklische Antidepressivum Nortriptylin, das in vielen Schmerzkliniken eingesetzt wird. Vor zwei Wochen hatte Helen es gegen die Schmerzen ihrer chronischen Arthritis bekommen. Nortriptylin kann einen trockenen Mund, trockene Augen und Schwierigkeiten beim Wasserlassen verursachen. Wenn diese Austrocknung und die Probleme der Funktionskontrolle einen Teil des Körpers betreffen, erstrecken sie sich auch auf das Gehirn. Bei manchen Menschen wirkt sich ein anticholinerges Medikament massiv auf Fokus, Konzentration, Gedächtnis und das komplette Erinnerungsvermögen aus. Cholin und Acetylcholin sind Neurochemikalien, die den Schlaf-wach-Rhythmus steuern und an neurochemischen Prozessen im Rahmen der Gedächtniskonsolidierung beteiligt sind. Auch Paracetamol und Diphenhydramin haben anticholinerge Eigenschaften.

Nicht jeder Mensch entwickelt bei Nortriptylin solche unerwünschten Nebenwirkungen, aber mit zunehmendem Alter werden sie wahrscheinlicher. Ab etwa 75 braucht der Körper aufgrund verlangsamter Stoffwechselprozesse länger, um ein Medikament abzubauen. Mit 50 können wir Diazepam vielleicht noch innerhalb von 24 Stunden verstoffwechseln, aber mit 75 kann es noch drei bis zehn Tage später im Körper stecken. Wenn es dann einfach weiterhin jeden Tag genommen wird, sammelt sich die Substanz im Körper an, und es kann zu Demenzsymptomen kommen.

Die tägliche Medikamenteneinnahme orientiert sich am durchschnittlichen Stoffwechsel 20- bis 50-jähriger Männer. In der Kindermedizin weiß man, dass die Dosis für ein Kind an das jeweilige Körpergewicht und den Stoffwechsel angepasst werden muss. Bei kleinen Frauen und über 50-Jährigen wird daran jedoch nicht immer gedacht und auch nicht bei Menschen über 75, deren Körpergewicht und Muskelmasse zurückgehen, womit auch der Stoffwechsel gedrosselt wird. Dadurch verlängert sich die Halbwertzeit von Medikamenten, denn der Körper braucht länger, um diese abzubauen. Das gilt auch für Nahrungsergänzungsmittel. Die wirksame Dosis bestimmter Mittel kann durchaus erreicht werden, wenn man diese nur einmal pro Woche einnimmt.

Wenn eine Patientin sich mit ihrem Arzt gut verständigen kann, wird die Dosis gesenkt. Bei Gedächtnislücken, Verwirrtheit oder emotionalen Problemen denken wir hingegen oft: *Das liegt an mir. Ich werde alt. So ist das eben.* Aber wenn Familie, Freunde, Ehepartner und Ärzte in diesem Moment aufmerken und die Medikamente überprüfen, kann sich die Lage sofort wieder ändern. Nachdem Helen kein Nortriptylin mehr nahm, verschwanden ihre kognitiven Probleme innerhalb von wenigen Tagen. Anticholinerge Medikation ist ein bekannter und reversibler Grund für Gedächtnisprobleme.

Bei präventiver Medikation sollte gesichert sein, dass der Nutzen höher ist als der mögliche Schaden. Die tägliche prophylaktische Einnahme von niedrig dosierter Acetylsalicylsäure (ASS; in der Regel 100 Milligramm) führt bei Frauen zu mehr blutenden Magengeschwüren, als sie Schlaganfälle verhindert. Darüber hinaus kann die ASS-Prophylaxe genau das auslösen, was sie verhindern soll. Wenn schon Plaques vorhanden sind und man ASS oder einen anderen Blutverdünner nimmt, kann es in den Arterien zu kleinen hämorrhagischen Blutungen kommen. Dann können sich solche Plaques ablösen und einen Schlaganfall hervorrufen, also genau das, was man durch die ASS-Einnahme vermeiden wollte. Aus diesem Grund wurde diese Empfehlung inzwischen insbesondere für Frauen zurückgezogen. Wenn man einer Hochrisikogruppe für Herzinfarkt angehört, ist es sinnvoll, präventiv etwas einzunehmen oder das persönliche Risiko aktiv zu senken. Wählen Sie bei Verdacht auf Herzinfarkt den Notruf und kauen Sie (sofern keine Gegenanzeigen vorliegen!) unverzüglich eine 500-Milligramm-Tablette ASS. Trinken Sie dazu ein großes Glas Wasser. Bei geringem persönlichem Risiko ist medikamentöse Prävention unter Umständen nicht nur sinnlos, sondern schädlich. Bei mäßigem Risiko sollten Sie das Für und Wider mit Ihrem Arzt besprechen.

In meiner Familie gab es schon diverse Herzinfarkte. Ich hatte leicht erhöhte LDL-Werte (das unerwünschte Cholesterin), und mein Blutdruck war mit 130/80 mm/Hg grenzwertig. Deshalb habe ich mein Herzrisiko mit Anfang sechzig genauer überprüfen lassen. Über ein spezielles Aufnahmeverfahren wurde ermittelt, ob ich Kalzium in einer Form einlagere, die Plaque-Bildung begünstigt. Mein Kalzium-Score lag im Bereich von 56 Prozent, worauf meine Ärztin mir ein Statin verordnete. Innerhalb weniger Tage entwickelte ich Sehprobleme und war wie benebelt. So konnte ich nicht arbeiten. Also fragte ich: »Habe ich ein hohes Infarktrisiko?« Die Antwort lautete: »Nein.« Als ich nachhakte, warum sie mir dann das Medikament verschrieben hätte, begann sie mit der Floskel: »Studien zufolge …«, und ich unterbrach sie, denn Studien belegen alles Mögliche, und die Wissenschaft ist unablässig in Bewegung. Ich sagte: »Okay, dieses Statin kann ich nicht weiter nehmen«, und sie antwortete: »In Ordnung. Wir machen noch ein paar genauere Untersuchungen und dann eine halbjährliche Überprüfung, um Ihr Herz zu beobachten.« Da meine LDL-Werte hoch blieben, musste ich mein Glück mit einem anderen Statin probieren. Wir suchen immer noch nach einem Präparat, das ich vertrage. Parallel dazu verabreiche ich mir meine Östrogene nicht mehr oral, sondern topisch. Bei oraler Einnahme besteht gegenüber der Anwendung über die Haut (topisch) ein erhöhtes Schlaganfallrisiko, also verwende ich wieder Hormonpflaster.

Die individuelle Beratung durch einen Arzt, der Sie kennt und dem Sie vertrauen, ist durch nichts zu ersetzen. Ich will Ihnen keineswegs zureden, Medikamente abzusetzen oder künftig Hormone zu nehmen. Ihr Arzt oder Ihre Ärztin wird zusammen mit Ihnen die beste Lösung für Sie finden. Nachfragen sollten Sie dennoch. Einmal im Jahr gehören alle Ihre Medikamente und Nahrungsergänzungsmittel auf den Prüfstand. Was Sie nicht mehr brauchen, kann (mit ärztlicher Zustimmung) weg. Falls Ihr Arzt oder Ihre Ärztin unter 50 ist, dürfen Sie gern eine zweite Person zu so einem Gespräch mitbringen. Vielleicht beißen Sie auf Granit und brauchen Rückendeckung.

Wir benötigen neue Endpunkte für einen Behandlungserfolg, um gewisse Kernkriterien in der Medizin zu verschieben. Was wir brauchen, sind Marker für die Lebensqualität, doch bis wir offen über den Tod reden können – als Realität, nicht als Systemfehler –, wird dieses Gespräch ausbleiben. Sich dem Tod zu stellen und darüber zu sprechen kann dem Überlebensinstinkt des Nervensystems zuwiderlaufen, aber dieses Thema auszuklammern bedeutet, dass wir uns einer permanenten, unterschwelligen Angst aussetzen.

Am leichtesten lassen sich solche Marker ermitteln, wenn Sie wissen, wie der gewünschte Endpunkt für Sie aussieht. Sprechen Sie mit Ihren Angehörigen darüber und halten Sie es schriftlich fest. Das kann viele Türen öffnen.

KAPITEL 15

So viel Veränderung

Ich bin nicht katholisch, aber einmal lud mich meine Freundin Diane ein, in Washington, D.C., einer Zeremonie für Novizinnen zuzusehen, die nach elf Jahren Ausbildung ihr Nonnengelübde ablegen wollten. Wir saßen weit hinten in der Kathedrale und sahen von dort aus zu, wie Dutzende Bischöfe und Kardinäle mit ihren turmhohen scharlachroten Hüten, die sie riesig erscheinen ließen, feierlich zum Altar schritten. Unter Weihrauchschwaden und Orgelspiel nahm jeder seinen samtbezogenen Platz auf dem Podest im Kirchenschiff ein. So etwas hatte ich noch nie erlebt. Ich bin in einer politisch progressiven protestantischen Kirche groß geworden und fühlte mich äußerst unwohl. In diesem Augenblick spürte ich die Unterdrückung durch jahrtausendealte Männerherrschaft.

Dann endete die Prozession, und es wurde absolut still. Die Atmosphäre war ähnlich erwartungsvoll wie bei einer Hochzeit, wenn die einsetzende Musik alle zur Tür blicken lässt, wo gleich die Braut erscheint. Was dann kam, hatte ich nicht erwartet. Im Eingang stand eine zierliche Frau, nicht einmal 1,50 Meter groß, deren Ausstrahlung die ganze Kirche erfüllte und den vorherigen Pomp in den Schatten stellte. Langsam ging Mutter Teresa in ihrem schlichten blau-weißen Sari zum Altar, wo sie lächelnd vorn links neben den Kardinälen Platz nahm. Sie strahlte einen inneren Frieden aus, der geradezu greifbar war. Ihre Präsenz verwandelte das starre Zeremoniell, das die Atmosphäre in der Kirche geprägt hatte, in echte, verbindende Liebe. Noch nie hatte ich einen Menschen erlebt, der derart viel Macht ausstrahlte, schon gar nicht eine Frau.

Im Rückblick begreife ich, dass Mutter Teresa in diesem Augenblick ihr Upgrade zur Schau stellte. Ich hatte nie den Wunsch, eine Heilige zu werden. Auch mit Mutter Teresas Ansichten ging ich oft nicht konform, aber ihre Liebe und Hingabe waren unübersehbar. Sie war unermüdlich. Unablässig pflegte und gab sie und zog sich nie in ein geruhsameres, bequemeres Leben zurück. Sie setzte sich nicht zur Ruhe, sondern ignorierte das unausgesprochene Motto der Gesellschaft, dass Frauen ab einem gewissen Alter hässlich seien und nichts mehr zu bieten hätten.

Alles, was ich über das weibliche Gehirn und Neurobiologie gelernt habe, hat mir gezeigt, dass wir Frauen unsere Gaben am Tor zur zweiten Lebenshälfte abzulegen pflegen. Erst sehr spät habe ich begriffen, dass das angenehme Gefühl *Ich habe genug geleistet, jetzt lasse ich es gemütlicher angehen,* nicht unbedingt ein Upgrade ist. Es kann auch eine Falle sein, die uns leiden lässt, weil wir uns immer nutzloser vorkommen. Womöglich haben Frauen über Generationen darunter gelitten, dass ihr Wissen nicht mehr gefragt war. Wer es sich also bequem macht, überlässt künftigen Generationen den Kampf um das, was wir nicht errungen haben.

Eine Frau über 50 hat viel geleistet und gelernt und trägt Narben, die nicht mehr schmerzen (bis unsere erwachsenen Kinder daran rühren). Jetzt ist es an der Zeit für ein Zwiegespräch mit uns selbst, um uns Gehör zu verschaffen. »Vor meiner Hormontherapie hatte ich das Gefühl, vor einer Wand zu stehen«, sagte Terri. »Ich wartete auf die Rückkehr meiner Klarheit und meiner Energie, um wieder komplexe, vielschichtige Designprojekte annehmen zu können. Irgendwann glaubte ich, nie wieder etwas Sinnvolles beisteuern zu können.« Als ich es mit der Start-up-Energie der Nachwuchsgeneration zu tun bekam, ist es mir ähnlich ergangen. Bei deren Tempo konnte ich nicht erkennen, was ich zu bieten hatte. Man hatte mich engagiert, um von meinem Erfahrungsschatz zu profitieren, konnte sich aber nicht lange genug bremsen, um meinen Beitrag zuzulassen. Weisheit weiß unsere Gesellschaft nicht zu schätzen, und deshalb unterschätzen wir tendenziell den Wert unserer eigenen Weisheit. Mit diesem unterschiedlichen Tempo musste ich mich erst einmal arrangieren und meinen Platz finden, indem ich ihnen half, das größere Bild zu sehen.

Erst überzeugen die Jüngeren sich und uns davon, dass sie es sind, die den Durchblick haben. Und dann reagieren sie schockiert, wenn man Ecken ausleuchtet, von deren Existenz sie nichts ahnten. Es kann eine Weile dauern, bis sie erkennen, was eine ältere Frau zu bieten hat, und das gelingt ihnen erst, wenn sie begreifen, welch ein Geschenk unser Dasein auf diesem Planeten für sie ist. Als junge Erwachsene haben wir unserem Elan vertraut. Heute müssen wir Älteren darauf vertrauen, dass wir den Platz finden, an dem wir absolut authentisch sein können. Wenn nicht jetzt, wann dann?

Die kuschelige Sackgasse der Posttransition zu vermeiden und unsere eigene Autorität anzunehmen ist eine Entwicklungsaufgabe für die zweite Lebenshälfte, deren Phasen bisher unerforscht sind und über die kaum gesprochen wird. In dieser Phase werden wir laut, wenn es heißt, Frauen über 50 seien in Unterwäsche-Werbung abschreckend. Wir kündigen nicht, weil andere über uns lästern, sondern wir bleiben. Womöglich länger als sie.

Genialität findet sich in allen Schichten der Gesellschaft – unabhängig von Herkunft, Aussehen, Geschlecht, Wohnort oder tiefrot gefärbtem grauem Haar. Wir haben zu viel beizusteuern, um jetzt von der Bühne abzutreten, denn die Welt braucht unsere Weisheit, die Weisheit derer, die bisher ihre ganze Energie darauf verwendet haben, Probleme zu lösen, um Leben zu erhalten.

In der Psychologie und Psychiatrie befassen wir uns mit Entwicklungsstadien, damit wir individuelle Einstellungen in einen größeren Kontext setzen und Menschen besser helfen können. Dass wir für einen 15-jährigen Jungen andere Worte und Konzepte brauchen als für eine 48-jährige Frau, liegt auf der Hand. Jede Lebensphase stellt andere Herausforderungen und hat andere Ziele. In der Pubertät kann der aufkeimende Unabhängigkeitsdrang in der Familie für Konflikte sorgen. Als junge Erwachsene erträumen wir uns eine Zukunft, und der präfrontale Cortex spielt Szenarien durch, in denen wir eine Familie gründen, beruflich durchstarten und uns materiell etablieren. In der fruchtbaren Phase leben wir zukunftsorientiert. Dieses Entwicklungsstadium für Erwachsene ist gut dokumentiert. Aber was ist mit den Stufen, in denen wir nicht mehr auf die Zukunft zusteuern? Worauf richtet sich die Fantasie dann? Welche neuen Träume hegen wir? Welchen Problemen müssen wir uns zwischen dem Ende der Fruchtbarkeitsphase und dem Lebensende stellen?

Das Upgrade umfasst den Ausdruck aller Entwicklungsphasen der zweiten Lebenshälfte. Und um dieses Upgrade möglich zu machen, müssen wir die verschiedenen Entwicklungsphasen kennen.

Kampfansage an die Bequemlichkeit

Stufe 1: Der Sieg über das Schönheitsdiktat

Das launische, ungelenke Gefühl, das mit dem Erwachen der Sexualität einhergeht, erwischt uns in der Kindheit plötzlich und ist desorientierend. Mit der Zeit lernen wir, mit dieser neuen Identität umzugehen. Wenn uns dies nicht gelingt, entsteht eine ungeheure Dissonanz. Wenn im Körper einer 25-Jährigen noch die Persönlichkeit einer Neunjährigen festsitzt, landet so eine Frau vielleicht in meiner Praxis, damit ich ihr helfe, erwachsen zu werden – sofern keine unbehandelbare Störung dahintersteckt.

Auf ähnliche Weise verändert sich die sexuelle Identität in den Wechseljahren und im frühen Upgrade. Zum ersten Mal seit der Pubertät fühlt sich unsere sexuelle Identität so an, als hätte sie einen Riss. Schockiert stellen wir fest, dass wir bei Männern keine Fantasien mehr wecken können. Es ist schwer, sich dem Ruf der Insula 18.0 zu verschließen, die von uns verlangt, das bisherige Körpergefühl wiederherzustellen. Es ist schwer, sich der Insula-Forderung zu widersetzen, mit allen Mitteln, notfalls sogar mit chirurgischen Eingriffen, an der alten Identität festzuhalten. Doch der Anblick sexualisierter Kinder oder einer sehr kindlichen Frau erzeugt eine ähnlich verstörende Dissonanz wie der Anblick von Frauen, die in einem körperlich und geistig neuen Lebensabschnitt an einer überholten Identität festhalten. Es ist anstrengend, sich mit aller Gewalt an die bisherige Fassade zu klammern und die Realität zu leugnen. Und die Menschen um uns herum fühlen sich unwohl dabei, auch wenn sie das nicht aussprechen, sondern im Gegenteil wohlwollend bekunden werden, dass alles, was wir unternehmen, um die jetzige Identität aufzuhübschen, großartig aussieht. Der Nachdruck, mit dem sie das sagen, soll meist über den Schreck hinwegtäuschen, denn die Lüge kann alarmierend sein. Vielleicht würden sie denselben Ton anschlagen, wenn wir unsere Haare plötzlich grau sein ließen und unsere Runzeln nicht mehr versteckten. In dieser Lebensphase können Frauen nur verlieren.

Gedanken über Frisur und Make-up, Kleidung, Körper und Gewicht waren in der Fruchtbarkeitsphase von großer Bedeutung. Ich weiß noch, dass ein neuer Haarschnitt oder eine neue Haarfarbe mir und anderen früher häufig signalisierte, dass sich gerade eine neue Version meines Ich herausschälte. Im Upgrade kann das anders sein: Anstatt die Haare zu färben, bin ich vielleicht neugierig auf meinen natürlichen Farbton. Anstatt mich über meine Kleidung als »immer noch attraktiv« zu präsentieren, verrät eine neue Garderobe mit neuen ästhetischen Schwerpunkten vielleicht mehr über mein Innenleben und reflektiert die ruhigere Hormonlage. Diese inneren Prozesse des Upgrades zu demonstrieren ist für mich sehr persönlich und ziemlich beängstigend. Ich fürchte die Reaktionen meines Mannes, meiner Familie, meiner Freundinnen und (besonders!) meiner Feinde, wenn ich die Optionen der Schönheitschirurgie und der Kosmetik- und Haarfärbebranche ausschlage. Womöglich finden sie mich hässlich! Ich habe Angst, abgestempelt und gedemütigt zu werden, nicht mehr als Rednerin eingeladen zu werden, keine wichtigen Konferenzen mehr zu besuchen und nicht mehr wie gewohnt mitten im Geschehen zu sein. Das ist eine normale Reaktion. Menschen – und ganz besonders Frauen – sind soziale Wesen. Deshalb ist die Vorstellung, nicht mehr dazuzugehören, für das weibliche Gehirn selbst im Upgrade noch erschütternd. Die Angst, nicht dazuzugehören, zählt zu den größten Hemmschuhen auf der Suche nach dem Mut, sich in diesem Alter auf das Experiment einzulassen, ganz ich selbst zu sein.

Diesbezüglich lote ich weiterhin vieles aus, bin aber mittlerweile an folgendem Punkt angekommen: Wenn ich innerlich netter, freundlicher und weniger eifersüchtig bin, dann sollte mein Äußeres auf natürlichere Weise signalisieren, dass ich mit anderen Frauen nicht mehr um Männer oder Jobs konkurriere. Äußerlich möchte ich Kompetenz, Weisheit und Offenheit ausstrahlen. Es geht nicht mehr um Ehrgeiz oder darum, begehrenswert zu sein.

Da ich die Macht der Insula kenne, bemühe ich mich bewusst, ihre Botschaften zu ignorieren. Ich musste gründlich darüber nachdenken, was mein Erscheinungsbild heute über mein Innenleben aussagen soll und was für mich stimmig ist, und das war kein geradliniger Prozess. Sobald ich Äußerlichkeiten ignoriere, poppt das drängende Gefühl auf, dass ich unbedingt jünger aussehen sollte, um im Spiel zu bleiben. Ich frage mich, ob man mich wohl noch ernst nimmt, wenn ich mein Haar weiß werden lasse. Und wenn die Antwort »Nein« lautet – muss ich mich dann dem Status quo unterwerfen, oder kann ich rebellieren und so vielleicht für andere den Kompass neu justieren? Immerhin ist mir noch keine Frau mit grauem Haar begegnet, von der ich deshalb weniger gehalten hätte. Darum verlange ich von mir, die Schönheit im Grau zu erkennen und mir ehrlich einzugestehen, an welchem Spiel ich noch teilnehmen will. Doch dieses Thema ist und bleibt etwas sehr Persönliches.

Im frühen Upgrade ist es eine große Leistung, sich dieses neue Erscheinungsbild vorzustellen und sich darauf einzulassen. »Meine Großmutter war mit ihrem weißen Haar sehr elegant«, berichtete Terri. »Sie trug schlichte, maßgeschneiderte Kleidung und nur sehr wenig Make-up. Ihre Haltung war würdevoll, aber das war für sie so natürlich, dass sie nicht ahnte, wie es auf andere wirkte. Das wünsche ich mir auch für mich. Höchstens ein bisschen sportlicher und mit bequemeren Schuhen.« Terri hat Glück, so ein Vorbild zu haben.

Stufe 2: Sex wird unwichtig

Wie wir im Upgrade zu Sex stehen, hängt ebenso mit dem Schönheitsdiktat zusammen wie mit den Hormonveränderungen, die unser Verlangen beeinflussen. Auch das gehört zu dieser bisher nirgendwo verzeichneten Entwicklungsphase. »Mein Körper hatte sich verändert, und ich fühlte mich nicht mehr begehrenswert«, sagte Penny (53). »In figurbetonten Kleidern sah ich nicht mehr gut aus, und mein Spiegelbild gefiel mir nicht.« Sie musste Gehirn und Nervensystem Zeit lassen, sich mit dieser neuen äußeren Realität anzufreunden. Die innere Realität war jedoch noch stärker.

Wenn nach der Transition Östrogen, Oxytocin und Testosteron zur Ruhe kommen, verändert sich für viele Frauen die sexuelle Realität komplett. Es ist, als hätte sich der Trieb in Luft aufgelöst. »Als das massive Bluten endlich sein grandioses Finale geschafft hatte«, so Penny, »dachte ich: *Und das war's jetzt? Ich habe keinen Sexualtrieb mehr?* Es war nicht so, dass ich den Motor nicht mehr anwerfen konnte. Nein, ich hatte überhaupt keinen Motor mehr. Ich hatte genug darüber gelesen, um zu wissen, dass dies am Testosteron lag, und flehte meine Gynäkologin an, mir etwas zu verordnen. Ich wollte unbedingt sexuell aktiv bleiben, aber bis ich Testosteron bekam, musste ich mich selbst austricksen, um Sex zu wollen.«

Irgendwann während der Arbeit an diesem Buch fiel mir auf, dass ich das Thema Sex fast vergessen hätte. Dabei hatte Sex in meinem Leben und meinen Beziehungen selbstverständlich eine große Rolle gespielt. Doch der Blick auf meinen Testosteronspiegel (und den vieler anderer Frauen im Upgrade) sagt viel über eine neue Realität aus, einen Hunger, der verflogen ist.

Meine Freunde Janet (55) und Sergio (60) sind von New York nach Argentinien gezogen, dann nach Chicago und schließlich nach Dallas, wo sie auch noch zweimal umzogen. Beide arbeiteten Vollzeit, aber jeder Umzug wurde letztlich von Janet gemanagt. Sogar die Übersiedelung nach Argentinien brachte sie mit ihrem gebrochenen Spanisch zustande. An dem Abend nach ihrem zweiten Umzug innerhalb von Dallas fiel sie ins Bett und sagte zu Sergio, sie sei völlig erledigt und stehe kurz vor dem Zusammenbruch. Sergio drehte sich um und bat sie, sich die endgültige Planung für die Hauselektronik noch einmal gründlich anzusehen. »Mein Kopf explodierte«, sagte Janet im Rückblick. »Ich sah ihn nur an und fing an zu weinen. Unter Tränen sagte ich: ›Ich habe dir gerade erklärt, dass ich wegen des Umzugs am Ende bin, und du forderst mich auf, noch etwas für das Haus zu tun? *Noch* ein Projekt?‹« Nach einer kurzen Pause fuhr sie mit immer noch ungläubiger Stimme fort: »Da schnitt er mir das Wort ab und meinte, es täte mir bestimmt gut, jetzt mit ihm zu schlafen. Einfach so. Während ich erledigt war und weinte und sagte, ich könne nicht mehr. Zum ersten Mal seit über zehn Jahren wollte ich in einem anderen Zimmer schlafen. Ich konnte es nicht fassen. Sex war das Letzte, worauf ich gerade Lust hatte – sozusagen noch ein Projekt, das ich wuppen sollte, weil er das so wollte.«

Wenn das Upgrade erreicht ist, ist das Testosteron bei Frauen ohne ergänzende Gaben oft nur noch ein Drittel so hoch wie während der fruchtbaren Jahre. Es ist nicht so, dass wir nie wieder Sex wollen. Es ist eher so, als ob wir keinen Hunger haben, aber dennoch den Kühlschrank öffnen, weil es nun einmal Zeit fürs Abendessen ist. Die verführerische Schokotorte, die wir früher sofort vertilgt hätten, sieht nicht mehr so richtig lecker aus. (Okay, so etwas könnte mir nie passieren, aber Sie wissen, was ich meine.)

Ich habe mit vielen Frauen gesprochen. Vielen ist ihr Sexualtrieb relativ gleichgültig. In einer liebevollen Beziehung mit einem Mann macht es diesem jedoch eine Menge aus, wenn er sich nicht mehr begehrt fühlt. Aus seiner Sicht steht fest: Wenn sie keine Lust mehr auf Sex mit mir hat, liebt sie mich nicht mehr. Außerdem steht für ihn fest, dass mangelndes Interesse bedeutet, dass seine Frau Sex mit einem anderen hat. Für seine Hormonlage ist das die Realität. Wenn er seine Frau liebt, will er Sex mit ihr. Wenn er keinen Sex mit ihr will, tobt er sich vermutlich anderswo aus, sofern kein gesundheitliches Problem die Erektion beeinträchtigt. Die Frau kann ihm noch so viel über ihre Hormonlage erzählen – er wird nicht glauben, dass alle Lichter aus sind, weil das Netz zusammengebrochen ist. Ich jedoch rede mit vielen Frauen im Upgrade, und sie erzählen mir einhellig, dass dieser spezielle Unterschied in der Hormonlage ihre Beziehungen stark belastet und zu viel Kummer führt.

Abgesehen vom Hormonsturm der frischen Verliebtheit passen die Sexualtriebe von Mann und Frau fast nie zusammen. Doch während unserer irgendwann auf Eis liegt, könnte der Mann sogar Viagra oder Testosteron nehmen, womit die Kluft noch breiter wird. Meine Patientin Michelle (63) ist Lehrerin, ihr Mann (69) leitet nach wie vor sein Verpackungs- und Lieferunternehmen. Er nimmt Testosteron, und inzwischen grollt sie ihm dafür, wie seine Bedürfnisse ihr Leben bestimmen. »Wenn ich mir den Tag nicht so organisiere, dass wir jeden Morgen Sex haben können, wird die Beziehung unerträglich«, erzählt sie. »Er ist unausstehlich. Wenn ich erst mal in Fahrt bin, ist es okay, und ein Orgasmus ist immer noch schön. Aber es verlangt mich nicht mehr so sehr danach wie früher. Morgens würde ich lieber aus dem Bett steigen und den Tag in Angriff nehmen.«

Vielen Frauen reicht im Upgrade ein Vibrator, um zum Orgasmus zu kommen. »Wenn du deinen Orgasmus hast, brauchst du nicht unbedingt ein Gesicht vor der Nase«, berichtete Doris (81). »Zumal das Bedürfnis danach ohnehin zurückgeht.« Eine andere Frau beantwortete die Frage, ob es ihr etwas ausmachen würde, wenn ihr Mann mit anderen Frauen schliefe, mit: »Nicht mehr. Das erspart mir einmal Sex.«

Die Dynamik von Gesprächen über diese Kluft kann für beide Partner entwürdigend sein. Der Mann hat leicht das Gefühl, auf ein gieriges Tier reduziert zu werden. Er fühlt sich für einen Trieb verurteilt, den wir nicht mehr haben. Umgekehrt kann sein Beharren darauf, »ihn reinzustecken«, dazu führen, dass wir uns wie eine Sexpuppe fühlen.

Über dieses sehr häufige Patt zu Hause reden Frauen selten. »Ich habe eine Unmenge Ausreden«, gesteht Janet. »Ich sage Dinge wie: ›Es ist schon so spät, und du weißt doch, wie schlecht ich schlafe. – Dann müsste ich wieder aufstehen und mich waschen, sonst kriege ich wieder eine Blasenentzündung, und ich bin schon so müde. – Ich kann meinen Körper gerade nicht leiden. – Ich bin zu erschöpft. – Ich habe Kopfschmerzen. – Mein Rücken, meine Hüfte, und mein Knie tun so weh.‹ Irgendwann reagierte Sergio sarkastisch: ›Halt, da ist noch Staub auf dem Boden. Den muss ich wegmachen, darum kann ich unmöglich Sex haben.‹«

Wir müssen uns gestatten, diesen Dialog zu eröffnen, damit wir einander verstehen können. Ohne Sex fühlt ein Mann sich lästig, unerwünscht und ungeliebt und durchlebt die gleiche Panik wie wir, wenn er dichtmacht. Unser Gefühl, dass die Welt zusammenbricht und die Beziehung zerbricht, wenn er nicht mit uns redet, entspricht dem, was er fühlt, wenn wir keinen Sex wollen. Das beruht auf seiner Grundprogrammierung. Und mit 55 hat er seit 15 Jahren einen sinkenden Testosteronspiegel, und das nagt an seinem Selbstbewusstsein. Deshalb wünscht er sich Zuspruch von seiner Frau, und diese emotionale Rückversicherung holt er sich durch die körperliche Intimität des Liebesakts.

»Sergio und ich haben gelernt, sein Bedürfnis als emotionalen Wunsch nach Verbindung zu sehen«, sagte Janet. »Wir konnten erkennen, dass wir ähnlich litten, sobald uns unterschiedliche Formen der Intimität fehlten. Wenn er zumacht und nicht mit mir redet, habe ich Angst, dass er mich nicht mehr liebt. Irgendwann habe ich begriffen, dass er genauso Angst hat, dass ich ihn nicht mehr liebe, wenn wir nicht miteinander schlafen. Wenn er sich also mit mir verbinden will, um sich geliebt zu fühlen und zur Ruhe zu kommen, und das auch so ausdrückt, kann ich jetzt darauf reagieren.« Da unser Sexualtrieb nicht mehr hormonell gesteuert wird, muss er auf andere Weise in Gang kommen. Frauen brauchen dazu Gefühle und Bindung. Männer in der zweiten Lebenshälfte, die das begreifen, bekommen mehr Sex, wenn sie sich so ausdrücken, dass ihre Partnerin es versteht. Bei »Ich brauche Sex (aus gesundheitlichen Gründen oder für meine Prostata)«, geht die Klappe sofort zu.

Das weibliche Gehirn ist glücklich, wenn es sich durch intime Gespräche sicher gebunden fühlt. Das gilt auch im Upgrade. Janet bezeichnete das irgendwann als »Mädchensex«: »Sergio und ich mussten die Balance zwischen Mädchensex und Jungssex neu lernen. Dazu gehörte es, jeden Tag bewusst gute Zeit miteinander zu verbringen. Wenn unsere jeweiligen Bedürfnisse gestillt sind, läuft alles gut zwischen uns. Wenn etwas fehlt, werden wir beide nervig.«

Vor der Gelassenheit des Upgrades können die Hormonstürme der Wechseljahre die Libido extrem anstacheln. Für Beth (47) war es ein verrücktes Jahr. »Ich hatte mich von meinem Mann getrennt und benahm mich wieder wie ein Teenager. Ich fand meine innere Göttin, sie übernahm das Ruder, und ich konnte nicht genug bekommen. Einmal verschwand ich Sonntagnachmittag mit meinem Freund im Bett, und als ich wieder auf die Uhr sah, waren sechs Stunden vergangen.« Sie erlebte einen doppelten Hormonschwall, die Wogen der Wechseljahre und die Aufregung eines neuen Partners. »Es war von kurzer Dauer«, sagte sie etwas unglücklich. »Als die starken Blutungen losgingen, merkte ich, wie dieser Antrieb verebbte. Und nach den Wechseljahren hatte sich auch meine Libido davongemacht.«

Unabhängig von Lebensphase und Alter, Wechseljahren oder Upgrade können die Hormone auch jenseits der 70 oder 80 noch zuschlagen, wenn eine Frau sich verliebt. »Ich will mich nicht an den Mann binden, mit dem ich ausgehe«, sagte Jean, »aber wir verhalten uns momentan wie Teenager.« Eine andere Patientin von mir, eine 72-jährige Witwe, traf sich mit dem Mann ihrer verstorbenen besten Freundin. Nach ein paar Monaten jedoch machte sie mit ihm Schluss und sagte dazu: »Ich fühle mich sexuell einfach nicht genug zu ihm hingezogen. Es wäre nicht fair, die Sache fortzusetzen, denn diese Freude möchte ich ihm nicht nehmen. Sexuell macht er mich einfach nicht so an. Und Sex aus Mitleid ist nichts für mich.« Sie wollte das Knistern, und das wollte sie auch für ihn.

Als meine Hormone nachließen, entschied ich mich gegen Testosteron, weil mir nicht gefiel, wie reizbar ich damit war. Es schien dem Upgrade zuwiderzulaufen, wie es das Gehirn dazu verführte, an den Bemühungen der Fruchtbarkeitsphase festzuhalten. Kaum auszudenken, wenn wir in der zweiten Lebenshälfte den Sexualtrieb einer 19-Jährigen hätten! Wie würden sich dadurch unsere Prioritäten ändern? Wir hätten mehr Interesse an Mode, Make-up und männlicher Aufmerksamkeit, also all den Dingen, die uns in den fruchtbaren Jahren auf Partnersuche beschäftigt haben. Das wollte ich mir mit über 60 nicht mehr antun. Als ich noch das ganze Leben vor mir hatte, war das etwas anderes gewesen. Jetzt hingegen kann ich die durchschnittliche verbleibende Lebenserwartung an meinen Fingern und Zehen abzählen. Ich weiß noch, wie meine Mutter mit Mitte sechzig zu mir und meiner Freundin Janet sagte: »Mädels, ganz ehrlich: Das interessiert mich inzwischen nicht mehr so sehr. Und ich hatte genug guten Sex. Das reicht für den Rest meines Lebens.« Im Upgrade haben wir die Chance, hormonell gespeisten Denk- und Verhaltensmustern zu entkommen. Doch wie immer ist das eine persönliche Entscheidung, die jede Frau selbst trifft.

Stufe 3: Ich habe nichts zu verlieren

»Eines Tages hatte meine Enkelin eine überraschende Frage an mich«, erzählte Sylvia. »Sie wollte wissen, ob meine Nähe zum Tod mich anders über das Leben denken ließe.«

»Und was haben Sie gesagt?« Ich fragte mich, wie sie sich gegenüber einer Elfjährigen geäußert hatte.

»Ich sagte ihr, es würde natürlich alles verändern«, antwortete Sylvia. »Was sonst?«

Dann sah sie die Überraschung auf meinem Gesicht. »Ich musste ehrlich antworten«, fuhr Sylvia fort. »Das habe ich gelernt, als ich zusah, wie Robert seinem Krebs erlag. Er hatte so furchtbare Angst. Viele Jahre habe ich versucht, mit ihm über das Sterben zu reden, aber er hat sich immer geweigert. Mitanzusehen, wie er sich so davor ängstigte, war sehr schlimm für mich. Aber es ist verständlich. In unserer Kultur redet man nicht darüber. Wir befassen uns nicht damit. Unser Leben lang tun wir so, als würde uns das nicht passieren. Ich wollte nicht, dass meine Enkelin genauso aufwächst.«

Uns Veränderungen, Verlusten und dem Tod zu stellen ist auch so eine Entwicklungsphase, die nirgendwo verzeichnet ist, ob sie nun in der zweiten Lebenshälfte zum Tragen kommt oder tragischerweise viel zu früh im Leben. Trauer über dramatische Veränderungen, einschließlich der Aussicht auf den eigenen Tod, ist unvermeidlich. Die Psychologie sieht darin kein Entwicklungsstadium, sondern eine vorübergehende Anpassungsleistung, als wäre so etwas reiner Zufall, etwas, das uns im idealerweise beständigen Strom des Wachstums zustoßen könne oder auch nicht. Veränderung und Verluste werden wie ein Schluckauf betrachtet, nicht als das, was sie wirklich sind: ein fester Bestandteil des Lebens an sich. Mit jedem Herzschlag und jedem Atemzug erleben wir Veränderung und Verlust. Ohne sie gäbe es kein Leben, und Nervensystem und Gehirn könnten uns nicht antreiben. Ohne Veränderung und Verlust könnten die neurochemischen Prozesse, die unsere Gefühle, Gedanken und Handlungen anstoßen, nicht stattfinden. Körper und Geist wären tot. Statisch und eingefroren. Das Gegenteil von lebendig. Das Gegenteil von aktiv.

Veränderung und Verlust manifestieren sich in jeder Lebensphase, aber in der zweiten Lebenshälfte kommen Krankheiten, Alter und Einschränkungen mit all ihren Begleiterscheinungen gehäuft vor. Rollenverluste, Partnerverluste, verlorene Kinder, verlorene Gemeinschaft und Freunde sowie die Konfrontation mit dem bevorstehenden eigenen Tod können sich wie eine endlose Serie von Tornados anfühlen, die emotional alles in uns einreißen. Unsere Beziehungen verändern sich ebenso wie die Häuser und Städte, in denen wir leben. Je älter wir werden, desto dramatischere Veränderungen erleben wir bei uns und denen, die wir lieben. »In einem Jahr habe ich acht Menschen verloren«, erzählte mir Natalie erschüttert. Aber das ist nichts Außergewöhnliches. Das ist normal. Das ist das Leben, und das ist der Tod.

Nur für unser Nervensystem sind dramatische Veränderungen unvorstellbar. Um uns am Leben zu erhalten – sein einziger Job –, fordert es Sicherheit und Stabilität. Leider steht diese Forderung des Nervensystems in krassem Gegensatz zur Realität, und das ist der Hauptgrund des Leids. Je mehr wir der Selbsttäuschung des Nervensystems auf den Leim gehen, desto schlechter können wir mit dem Unausweichlichen umgehen, wenn es eintritt, und desto schwerer fällt es uns, das Ich-Zelt an sich schnell verändernde Umstände anzupassen. Die Psychologie kann dieses Problem beschreiben, liefert aber keine wirksamen Methoden, um unser Erleben der Permanenz mit der Realität der Nichtpermanenz abzugleichen.

Dass das Leben mit dem Tod endet, lässt sich nicht schönreden. Da Gehirn und Nervensystem unser Überleben sichern sollen, ist diese Erkenntnis nur schwer zu verdauen. Schon die Erwähnung bringt die Nebennieren in Gang und setzt eine Flut an Stresshormonen frei, die den Überlebensinstinkt auf Volldampf laufen lassen. Die natürliche Reaktion besteht in dem Versuch, die Quelle des Unwohlseins auszublenden. Doch genau diese Abkehr kann uns in schier unerträgliche Todesangst versetzen. Unterschwellige Furcht hat die unangenehme Tendenz, sich in chronischen Stress zu verwandeln. Hartnäckiges Leugnen behindert unsere Problemlösungskapazität. Und so aktivieren wir unsere Kreativität nicht, um uns der Realität zu stellen, sondern schustern uns weitere Selbsttäuschungen zusammen, als würden ausgerechnet wir irgendwie nicht sterben. Der negative Stress baut sich auf, und die Realität bricht sich Bahn, so sehr wir uns auch bemühen, sie auszublenden.

Das verstehe ich. Es ist schwer, sich dem Tod zu stellen. Wir würden ihn lieber leugnen und die Konsequenzen hinnehmen.

Aber um das Upgrade abzuschließen, müssen wir über Lebensqualität und Todesqualität nachdenken. Bis ganz zum Ende können wir wachsen und Chancen ergreifen, doch zuvor müssen wir der Furcht ins Auge sehen. Wenn Sie gerade mitten in dieser Auseinandersetzung stecken und dringend eine Pause brauchen, bitte sehr. Lesen Sie weiter, wenn Sie bereit sind, die harten Fragen zu stellen.

Stufe 4: Der Blick auf das Monster unter dem Bett

Terri kann sich daran erinnern, wie sie mit drei Jahren ihre Mutter fragte, ob jeder Mensch stirbt. »Meine Mutter bejahte. Dann fragte ich, ob ich auch sterben würde. Sie antwortete: ›Ja. Aber noch lange nicht. Mach dir darum keine Gedanken.‹« Dieses ziemlich typische Gespräch lehrt uns eher Vermeidung als Ehrlichkeit: Denk nicht darüber nach. »Ich weiß noch, dass ich ab diesem Moment viel ängstlicher wurde«, sagte Terri. »Und diese Angst kam brutal zurück, als ich mit Anfang zwanzig gesundheitlich massive Probleme entwickelte.«

Wenn unsere Schaltkreise ein Leben lang von Sorgen geprägt waren, kann die Angst vor dem Tod uns so zu schaffen machen, dass sie uns die verbleibende Zeit vergällt, indem sie uns davon abhält, das wahrzunehmen, was direkt vor unserer Nase ist. Die Furcht wird zum Filter für alles. Das macht weder uns Spaß noch denen, an denen wir unsere Angst auslassen, und es gibt nur einen Weg, mit dieser Angst fertigzuwerden: Wir müssen die Tür aufmachen und uns ihr stellen.

»Meine Freundin Rosa hatte Brustkrebs mit Knochenmetastasen. Sie kämpfte mit aller Macht gegen den Tod«, berichtete Terri. »Es ging ihr sehr schlecht. Ständig hatte sie Schmerzen von all den unsinnigen Behandlungen, die irgendwie noch ihr Leben verlängern sollten. Sie schrie alle an, was ihre Pflegerinnen, Freundinnen und die Familie erschütterte. Es war schrecklich, das mitanzusehen. Bis zum bitteren Ende durfte keiner in ihrer Gegenwart das Wort ›Krebs‹ aussprechen. Im Sterben krallte sie sich in ihrer Todesangst ans Bett.« Wenn wir dem Tod nicht ins Gesicht sehen, verharren Stress- und Bedrohungssystem in chronischer, unterschwelliger Aktivierung. Die Realität anzunehmen lässt Menschen innerlich heilen, auch wenn körperlich keine Aussicht auf Heilung besteht.

»Mit Anfang zwanzig war ich in New York, Single und nach einer zweiten großen Operation frisch aus dem Krankenhaus entlassen«, erinnerte sich Terri. »Damals war AIDS ein Riesenthema. Wir hatten ständig Angst. Die Übertragungswege waren noch nicht ganz klar, und alle hatten Angst, sich irgendwie anzustecken.«

Ich selbst hatte diese Zeit in San Francisco erlebt. So viele junge Menschen, die daran litten und starben. Für diejenigen unter uns, die das damals mitbekamen, trafen persönliche Ängste mit einer globalen Gesundheitskrise zusammen. Manch einer erträgt das nicht, aber Terri wählte einen anderen Weg.

»Ich beschloss, mich meiner Furcht zu stellen«, sagte sie. »Ich las alles, was ich dazu fand. So erfuhr ich von der neu entstehenden Hospizbewegung. Ich saß an Krankenbetten und hielt Freunden, die im Sterben lagen, die Hand, und ich gab mir Mühe, so angstfrei wie möglich für sie da zu sein. Irgendwann verstand ich den Sterbeprozess etwas besser, denn ich konnte sehen, wie empfindlich ihr Nervensystem wurde und wie sehr sie Frieden und Zeit für sich brauchten. Darum störte ich bewusst die Besuche schwieriger Familienmitglieder und achtete darauf, dass Freunde, die schmerzhafte Erinnerungen weckten, nicht lange blieben. Ich ließ falsche Hoffnungen, unangebrachten Optimismus und meinen eigenen Kummer vor der Tür, denn das ist das Letzte, was Sterbende brauchen. Uns tut es vielleicht gut, aber sie stresst es nur unnötig.«

Die kognitive Verhaltenstherapie ist bei Angst und ausgewachsenen Phobien besonders wirksam. Eine ihrer Methoden ist das Konfrontationsverfahren. Mit Anfang zwanzig hatte Terri wie viele andere Menschen noch nicht viele Todesfälle in ihrem Umfeld erlebt. Um ihre Ängste zu besiegen, sammelte sie gezielt Erfahrungen für ihre persönliche Form der Konfrontationstherapie. Die Vertrautheit gab ihr den Mut, sich ihrer eigenen Sterblichkeit zu stellen.

Als ich während des Studiums in London schwer krank wurde und niemand wusste, was mit mir los war, war ich so am Ende, dass ich dachte, ich müsse womöglich sterben. Eine schwere Erkrankung in einer Entwicklungsphase, in der Gleichaltrige mutig ins Leben starten, kann einen isolieren. So habe ich mich gefühlt, und so erging es auch Terri.

Im Upgrade stammt der Mut, sich der Todesangst zu stellen, aus anderen Quellen. Zu diesem Zeitpunkt haben wir mehr Erfahrung, denn wir haben schon Freunde und Angehörige verloren, sind vielleicht selbst knapp dem Tod entronnen oder haben unangenehme Untersuchungen hinter uns. Wir hatten viel Zeit, um uns unser Ende vorzustellen, und in diesem Stadium wissen wir, dass es früher oder später so weit sein wird. Wir haben schon viele erschreckende Generalproben hinter uns. Danach kommen die Nebennieren zur Ruhe, das parasympathische Nervensystem meldet sich zurück, wir können entspannen, atmen, lächeln und schlafen – bis die Realität sich zurückmeldet. Es kann sich kontraintuitiv anfühlen, ins Herz der Angst vorzustoßen, weil Gehirn und Nervensystem uns weismachen, dass wir dann nur umso schneller sterben. Aber es ist wie mit dem Monster unter dem Bett: Wir müssen hinsehen, um die Angst zu besiegen.

Eine Freundin von mir hatte eine Großmutter, die für Spiritualität wenig Sinn hatte. Aber sie hatte Sherwin Nulands Bestseller *Wie wir sterben. Ein Ende in Würde?* gelesen und gesagt, das hätte ihr Frieden geschenkt. Nuland, bei dem ich in Yale studierte, beschreibt darin, auf welche Weise der Körper seine Funktionen einstellt, wenn der Tod naht. Das Wissen um diese körperlichen Abläufe half der Großmutter meiner Freundin, das zu akzeptieren, was gerade geschah, anstatt sich an das zu klammern, was ihrer Meinung nach geschehen müsste. Diese innere Umstellung half ihr, nicht mehr über das Verlorene zu klagen, sondern sich an der Gegenwart zu erfreuen. Die Familie registrierte, wie ihre Persönlichkeit sich verändert hatte, denn es machte plötzlich richtig Spaß, bei ihr zu sein. Sie schrieb auf, was medizinisch noch gemacht werden durfte und was nicht, und klebte die Patientenverfügung mit der ausdrücklichen Anweisung »Keine Wiederbelebung« an ihr Bett, damit ihre Wünsche auch wirklich respektiert würden, falls doch eine Pflegerin noch den Krankenwagen rief. Als sie erkannte, dass sie bald sterben würde, und ihr Sohn beruflich ins Ausland musste, riet sie ihm zu fliegen. »Wenn du zurückkommst, bin ich vielleicht nicht mehr da«, sagte sie, »aber dann sehen wir uns eben später.«

Stufe 5: Wenn Gehirn und Körper aufgeben

Als meine Mutter im Sterben lag, bat man meinen Bruder, sie nach Hause zu holen, damit sie in ihrer vertrauten Umgebung Hospizpflege erhalten könne. Tagelang sprachen wir vier Geschwister ihr Mut zu, hielten ihr die Hand, streichelten ihren Kopf und vermittelten ihr das Gefühl, geliebt zu sein. Eines Tages halfen meine

Schwester und ich ihr morgens für den Stuhlgang zur Toilette. Danach brachten wir sie wieder ins Bett, und irgendwann schickte uns die Pflegerin aus dem Zimmer. Kurz nachdem wir gegangen waren, starb meine Mutter. In unserem Bestreben, sie zu trösten und ihr beizustehen, hatten unsere Berührungen zu viel periphere Stimulation ausgelöst. Zum Sterben muss das System zur Ruhe kommen. Viele Jahre Praxis und viele Erzählungen haben mir gezeigt, dass Menschen auch das Alleinsein brauchen. Ihre Angehörigen müssen ihnen Raum lassen, sich auf das zu konzentrieren, was mit ihnen geschieht. Gerade bei geselligen Menschen fällt uns das schwer. Es kommt uns vor wie eine Zurückweisung, aber ihr Bedürfnis danach, auch mal ohne uns zu sein, zeugt von der Tiefe ihrer Verbundenheit mit uns.

Ich habe mitangesehen, wie meine Mutter sich veränderte und unglaublich friedlich und liebevoll wurde, wie offen sie jeden akzeptierte, mit dem sie noch Kontakt hatte. Das emotionale und spirituelle Wachstum in diesem Zeitraum machte mir klar, dass auch die Konfrontation mit dem Tod eine Entwicklungsphase ist. Wenn wir uns nicht mit der Realität arrangieren, verpassen wir die Riesenchance, unsere Spielwiese zu vergrößern, wenn die Weisheit unser Ich-Zelt erfüllt. Wir können sehr tapfer und mitfühlend sein, wenn wir bei aller Tragik ganz präsent bleiben.

Wenn wir dieses Entwicklungsstadium nicht begreifen, sagen und tun wir regelmäßig genau das Falsche. »Als meine Freundin Rosa wegen ihres Brustkrebs im Sterben lag, durften nur ein paar von uns zu Besuch kommen«, erzählte Terri. »Für sie war es zu schlimm, wenn jemand da war, der nicht begriff, an welchem Punkt des Prozesses sie sich befand, und nicht präsent sein konnte.« Mangelndes Verständnis kann verletzend sein.

Die äußeren Anzeichen des Sterbens – eingesunkene Wangen, Augen und Schläfen, die durchscheinende Blässe der Haut, die glasigen Augen, der Blick ins Leere – sind kaum zu übersehen. Ständiger Harndrang, schwere Glieder, Schluckbeschwerden, all das sind Hinweise darauf, dass der Körper seine Arbeit einstellt. Das Nervensystem reagiert zunehmend sensibel auf die Stimmungen und die Energie von anderen, aber auch auf laute Geräusche und helles Licht. Zum Ende hin verlangsamt sich die Atmung, und manchmal ringt man um Luft. Ein Sterbender braucht viel Schlaf. Mitunter kommt es zu einem letzten Energieschub mit viel Klarheit. Viele erzählen von langen, guten Gesprächen nur Stunden vor dem Tod eines geliebten Menschen.

Inzwischen werden Geschichten von weniger greifbaren Hinweisen auf den bevorstehenden Tod auch systematisch ausgewertet. Für eine später im Peer-Review-Verfahren geprüfte Studie hat der Hospizarzt Christopher Kerr aus Buffalo, New York, über 1000 Fälle zusammengetragen, die auf bestimmte übereinstimmende Erfahrungen am Lebensende hindeuten. Besonders interessant fand er bewusste Begegnungen mit bereits verstorbenen geliebten Menschen, die im Wachzustand auftraten. Für diejenigen, die solche Erlebnisse haben, sind diese real, und sie sind dabei hellwach. Seine Erfahrungen während der AIDS-Krise lehrten Kerr, dass ein solches Erlebnis unabhängig vom aktuellen körperlichen Zustand bedeutete, dass der Tod nahe war. Fast immer verstarben solche Patienten innerhalb von Tagen oder Wochen.

Während Ärzte und Forschungsteams weitere Informationen und persönliche Erzählungen von Sterbenden sammeln, ergeben sich neue Fragen zum Zusammenwirken von Gehirn und Bewusstsein. In der Medizin gilt das Bewusstsein seit über 100 Jahren als Epiphänomen des Gehirns. Man geht davon aus, dass das Bewusstsein dem Gehirn entspringt, ohne erklären zu können, warum das so ist. Außerdem besteht die Annahme, dass Bewusstsein nur vorliegt, wenn das Gehirn neurochemisch und strukturell auf bestimmte Weise organisiert und wach ist. Aber seit der Fortschritte bei der Reanimation in den 1970er Jahren findet hier ein Umdenken statt.

Aus allen Zeiten und Kulturen liegen Berichte zu Nahtoderfahrungen vor, aber im letzten Drittel des 20. Jahrhunderts hat die Zahl der Betroffenen, die davon erzählen konnten, exponentiell zugenommen. Immer mehr Menschen konnten sich nach Operationen oder Reanimationen detailgetreu an Gespräche und eingesetzte Instrumente erinnern und berichteten von sehr ähnlichen spirituellen Erlebnissen. Professor Sam Parnia vom Langone Medical Center der New York University untersuchte in enger Zusammenarbeit mit New Yorker Intensivmedizinern die Verbindung von Bewusstsein und Wachzustand. Zum Beispiel ging man dafür in Krankenzimmer, in denen die Patienten nicht wach waren, und hängte für einen begrenzten Zeitraum Bilder auf. Diese Bilder wurden wieder abgenommen, ehe die Patienten aufwachten, und erstaunlich viele fragten beim Pflegepersonal nach, wo denn die Bilder seien. Das Bewusstsein arbeitete auch jenseits des Wachzustands weiter. Parnia plant weitere Studien, um seine Ergebnisse zu untermauern.

Wenn wir sterben, bleibt das Herz stehen. Das Gehirn hingegen bleibt anfangs noch aktiv. Die Verbindungen zwischen den Synapsen beruhen auf neurochemisch erzeugter Elektrizität. Die Gehirnzellen nutzen den letzten Sauerstoff im Blut und halten durch, solange sie können. Dann folgt ein Serotoninschub, der für den unglaublichen inneren Frieden verantwortlich sein dürfte, von dem oft berichtet wird. Wenn der Sauerstoff ausgeht, kommt die neurochemisch erzeugte Elektrizität durch einen Tsunami an Reaktionen zum Halten. Die Lichter erlöschen sozusagen alle gleichzeitig.

Bisher ging man davon aus, dass das Bewusstsein nicht mehr funktionieren dürfte, wenn die Organisation im Gehirn bei diesem

Prozess zusammenbricht. Bei Nahtoderfahrungen bleibt es jedoch bestehen. Neurowissenschaftlich steht fest, dass man »wach«, aber nicht bei Bewusstsein sein kann. Niemand behauptet, dass Menschen gestorben und wiederauferstanden sind. Dennoch wurde bestätigt, dass das Bewusstsein zu einem Zeitpunkt vorliegt, an dem nicht nur Wachsein unmöglich ist, sondern eigentlich auch kein Leben mehr möglich sein sollte. Menschen mit solchen Erlebnissen erzählen in der Regel von absoluter Klarheit, von allumfassender Liebe und unglaublichem Mitgefühl und von dem sicheren Bauchgefühl, dass das Bewusstsein unendlich ist und bestehen bleibt.

Es mutet vielleicht seltsam an, wenn eine Neurowissenschaftlerin über derartige Berichte spricht. Es kommt auch mir merkwürdig vor, der Frage nachzugehen, inwiefern Gehirn und biologische Vorgänge an einer spirituellen Erfahrung beteiligt sind. Nachdem ich mich mein Leben lang mit materiellen Ursachen von Gemütszuständen befasst habe, ist das Neuland. Doch Gehirn und Nervensystem vermitteln uns eine persönliche Realität, unseren Eindruck davon, was real, richtig und wahr ist. Deshalb erscheint es logisch, dass Neurochemie und Neurobiologie auch an spirituellen Antworten beteiligt sein könnten. Fragen zu Bewusstsein und Gehirn eröffnen ein neues Feld für kontemplative Neurowissenschaft. Studien können klären, warum Nahtoderfahrungen oder auch der Einsatz von Psilocybin (dem psychotropen Wirkstoff in psychedelischen Pilzen) vielen Menschen die Angst vor dem Tod nehmen können.

Bisher habe ich dazu noch keine klare Meinung, aber als Wissenschaftlerin finde ich es wichtig, diesbezüglich offen zu bleiben.

Stufe 6:
Einen guten Tod planen

Entwicklungspsychologisch erweitern und üben wir von der späten Kindheit bis in die frühen Erwachsenenjahre den Einsatz des präfrontalen Cortex für Problemlösung, Planung, Entscheidungen, Risikobewertung und Belohnungserwartung und klären parallel dazu, was für uns ein gutes Leben ausmacht. Auf diese Weise setzen wir Prioritäten und können erfüllte Tage und Beziehungen erleben. Natürlich spielt auch die Gesundheit in diese Gleichung mit hinein. Aber mehr gesunde Jahre erhöhen die Lebenserwartung insgesamt nur um rund 30 Monate. Ebenso wichtig wie die Lebensqualität ist in meinen Augen die Frage, was einen guten Tod ausmacht, denn wenn wir uns damit beschäftigen, beruhigen wir die Schaltkreise der Furcht und fordern den Präfrontallappen auf, aktiv zu werden.

Wenn Familie und Freunde einander versichern: »Sie hatte einen guten Tod« – was heißt das konkret? In meiner Familie bedeutete es, dass wir Geschwister in den letzten zwei Wochen ihres Lebens alle bei meiner Mutter sein und einander liebevoll beistehen konnten. Meine Mutter sagte uns, was sie wollte, und wir planten die Trauerfeier gemeinsam. Sie saß am Tisch, und ich hockte auf dem Boden und tätschelte ihr die Knie. Für sie war es unglaublich, dass wir diesen letzten Übergang zusammen mit ihr planten, und sie sagte uns sehr deutlich, dass niemand Schwarz tragen oder offen trauern solle. Sie wünschte sich eine fröhliche, liebevolle, von Gottes Gegenwart erfüllte Feier ihres Lebens – also zog ich los und kaufte mir ein strassbesetztes Minikleid in knalligem Pink. Meine Schwester trug eine helle, gewebte Jacke, die meine Mutter einst aus Guatemala mitgebracht hatte. Niemand benahm sich daneben, und das hatte viel mit dem Grundton bedingungsloser Liebe zu tun, den meine Mutter vorgegeben hatte. Das eröffnete uns allen einen gemeinsamen Raum voller Ehrfurcht, Respekt und Würde, in dem wir spüren konnten, wie gewaltig ihr Fortgehen für uns war.

Jeder Mensch kann die Kraft des Tagträumens, der Fantasie und der Innovation nutzen, mit der wir uns bisher ein gutes Leben aufgebaut haben, und sich ausmalen, wie es an unserem Totenbett zugehen und welche Gefühle unsere Angehörigen aus dieser Erfahrung mitnehmen sollten. Wie könnte das bei uns aussehen? Wie würde es sich anfühlen?

Vielleicht beginnen wir mit der Aussage, wie es nicht sein soll, und mit unerledigten Dingen, die wir den Menschen, die wir lieben, nicht aufbürden wollen. Geburt und Tod, unsere zwei großen Übergänge, finden häufig im medizinischen Umfeld einer Klinik statt. Vielleicht ist es das, was wir wollen – bis zum letzten Atemzug mit allen medizinischen Mitteln gegen den Tod zu kämpfen. Aber vielleicht sorgt die Vorstellung, von Fremden umgeben zu sein, die an uns hantieren, bei grellem Licht und summenden, piepsenden Maschinen, getrennt von denen, die uns lieben, eher für Verzweiflung. Den perfekten Tod gibt es nicht. Doch Sie sollten für sich definieren, was für Sie persönlich einen guten Tod ausmacht, und darüber sprechen. Das ist so wichtig wie ein gutes Leben.

Zum Üben bieten sich viele Gelegenheiten: Eine Mammografie, das Warten auf die Ergebnisse einer Untersuchung nach einem auffälligen Befund oder auch eine normale Vorsorgeuntersuchung können in diesem Stadium sehr beängstigend sein. Ja, wir haben das mit anderen durchgestanden, ihnen die Hand gehalten und das jeweilige Ergebnis gesehen. Aber es selbst zu erleben ist etwas anderes. Das andere waren Generalproben. Das hier ist der Ernstfall, denn es betrifft uns selbst.

Es gibt viele Angebote, um die Phase zu meistern, in der die Ärzte uns aufgeben, wir um das eigene Leben trauern und uns mit

Palliativpflege befassen. Wichtig ist dabei der Respekt vor dem Einfluss der eigenen Gefühle und Gedanken auf das Gehirn und das Nervensystem. Ich weiß, dass ich ruhig, friedlich und bewusst gehen möchte. In seinem Buch *Leben ist Sterben, Sterben ist Leben* schrieb der tibetische Lama Gehlek Rinpoche, dass ein guter Tod mit einem guten Leben beginne, in dem wir uns täglich in Geduld, Liebe und Mitgefühl geübt hätten. Und im Gegensatz zu dem, was wir gewohnt sind, empfiehlt er dringend, weit vorauszuplanen. Denn wenn wir tatsächlich im Sterben liegen, ist es zu spät, um zu sagen, was wir noch sagen wollten, oder den Übergang so zu gestalten, wie wir ihn uns wünschen. Es gibt Verbände, Hospizcafés und Sterbebegleitungen, die diesen Prozess klarermachen können, aber auch Beratungsangebote, die uns helfen, unsere Umgebung so zu gestalten, dass sie uns innerlich und äußerlich wirklich unterstützt. Wenn wir mit Menschen Kontakt aufnehmen, die unsere Befürchtungen ansprechen können, setzen wir beruhigende Bindungshormone frei, und die Spiegelneuronen kommen ins Spiel, weil wir uns dem emotionalen Zustand einer erfahrenen Begleitung anpassen. Gehirn und Nervensystem können das Upgrade bis ganz zum Ende hin unterstützen. Daran zu arbeiten ist ein Prozess bis ans Lebensende.

KAPITEL 16

Her mit dem Upgrade!

Uns Frauen ist der Schmerz von Geburt an eingebaut worden. Das ist unser körperliches Schicksal – Periodenschmerz, die Brüste tun weh, dann Geburten, Sie wissen schon. Wir schleppen das immer in unserem Inneren mit, unser ganzes Leben. (…) Wir haben regelmäßig Schmerzen, für Jahre und Jahre und Jahre, und dann, wenn du auf einmal das Gefühl hast, du kannst mit allem Frieden schließen, was kommt dann? Dann kommen die Wechseljahre. Die verdammten Wechseljahre kommen, und das ist mit Abstand das beschissen Wundervollste auf der Welt. Und ja, dein gesamter Beckenboden fällt in sich zusammen, und dir ist verflucht heiß, und keinen Menschen interessiert's, aber dann – bist du frei. (…) Du wirst zu einem Menschen, im Business.

Belinda, *Fleabag*, Staffel 2, Folge 3

Es gibt einen Grund dafür, dass dieser Monolog seit der Erstausstrahlung der Folge immer wieder zitiert und geteilt wurde: Alles darin ist wahr! Bei der Fertigstellung dieses Buches war diese Szene für mich ein Wendepunkt. Das Upgrade ist ein kostbares Portal in die besten Jahre unseres Lebens. Ich habe mein Buch nicht geschrieben, damit alles gesagt ist, sondern um den Dialog darüber anzustoßen, und ich hoffe, dass wir alle dazu beitragen werden, eine neue Karte für die zweite Lebenshälfte zu zeichnen.

Im Laufe meiner Reise habe ich gelernt, dass es dabei nicht um eine neue mystische Bewusstseinsebene geht. Es geht darum, sich noch intensiver auf dieses Leben, diese Welt, diesen Körper und diesen Geist einzulassen. Als Frau werde ich daran erinnert, auf den Teil in mir zu hören, der weiß, wer ich wirklich bin und wie alles zusammenhängt, der meine Beziehungen, Erfolge und Fehlschläge wahrhaftig durchschaut, alles, was ich während meiner fruchtbaren Jahre um des lieben Friedens willen und für die Erhaltung des Status quo nicht hören wollte. Dieses Ausblenden der Wahrheit führte zeitweise zu dem Gefühl, den Verstand zu verlieren, und ich habe nie verstanden, warum dieses Gefühl mich verfolgte. Doch seit ich die Ohrenstöpsel der fruchtbaren Phase gezogen habe, lerne ich, wieder auf das zu hören, was mein eigener Wille verlangt, denn der innere Kampf zwischen den widerstreitenden Prioritäten dessen, was meine Biologie mir diktierte, und meiner weiblichen Identität ist ausgestanden.

Im Upgrade verändert sich der Schrittmacher von Nervensystem und Gehirn und gibt einen neuen Takt vor, der dazu führt, dass wir aus dem Ich der fruchtbaren Phase in unser wahres Wesen hinübertreten. Ich habe ein intensives Interesse daran, dieses neue Ich-Zelt zu verbessern und mich seinen Schwächen zu stellen, sie zu akzeptieren und sie zurechtzurücken, um das Beste aus mir herauszuholen, damit ich es anderen immer wieder anbieten kann.

Schlagwörter wie menschliches Potenzial und persönliches Wachstum sind für mich im Upgrade sehr real geworden. Endlich bin ich bereit einzusehen, wie bestimmte eingeschliffene emotionale Reaktionen und Verhaltensmuster andere und auch mich leiden lassen. Diese Erkenntnis zwingt mich zu ernsthaften Veränderungen. Mit dem Wunsch, mein ganzes Potenzial zu entfalten, bin ich auf der Suche nach einem zuverlässigen, zielorientierten Fahrplan mit absehbaren Ergebnissen und Unterstützung durch andere, denen das, was mir vorschwebt, schon gelungen ist.

Es gibt Menschen, von denen ich auf andere Weise lernen kann als früher. Ich stelle fest, dass ich bereit sein muss, mich bis ins Mark erschüttern zu lassen, dass ich einen furchtlosen Blick auf mein Zelt werfen muss, auch auf das, was nutzlos geworden ist. Ich muss schädliche Charakterzüge aufgeben und meine guten Seiten hegen und wachsen lassen. Das Ergebnis ist mehr Frieden und Freude. Ich habe es mir verdient, im Upgrade diese Dinge anzustreben.

Die meisten meiner Patientinnen sprechen im Alter zwischen 30 und 50 erstmals bei mir vor, und fast immer lässt sich ein Riesenanteil ihrer Problematik über Hormone oder Antidepressiva lösen. Sobald sie stabil genug sind, beenden sie die Therapie. Häufig jedoch kommen sie etwa 15 Jahre später zurück, wenn das Leben sie erneut in die Knie gezwungen hat. Die fruchtbare Phase mit ihren Hormonwellen ist dann vorbei, weshalb ich in der Regel als Erstes nicht Medikamente oder Hormone anbiete, sondern aufmerksam zuhöre, was aus der Vergangenheit noch ungelöst ist. Außerdem achte ich darauf, ob sie den Weg ins Upgrade beschritten haben, und lote aus, inwiefern sie ihre Aufmerksamkeit auf diesen Pfad ausrichten können. Ich möchte wissen, wie sie für sich selbst sorgen. Wir prüfen meditative und spirituelle Ansätze, die ihnen helfen könnten, das Beste in ihnen zu nähren und zugleich auszumerzen, was ihren inneren Garten überwuchert. Ich tue mein Bestes, um ihnen einen Ausstieg aus dem Hamsterrad der Sorgen zu ermöglichen. Dafür zeige ich ihnen, wie man sich zuverlässig über Meditationstechniken Sicherheit und Mitgefühl vermitteln kann, anstatt diese Signalwege zeitweise durch Medikamente zu öffnen. Mithilfe von kognitiven Übungen können sie leichter die Kraft finden, das Zerbrochene heilen zu lassen und weiter ins Upgrade voranzuschreiten.

Wissenschaftlich ist mittlerweile erwiesen, dass wir kognitive Fähigkeiten und auch Verhaltensweisen im Gehirn stärken und auch schwächen können, ob chemisch oder über Meditation. Das gilt für Lernen und Gedächtnis ebenso wie für Aggression, Zwangsverhalten, Geselligkeit, Mitgefühl und Dankbarkeit. Fluoxetin kann schüchterne Menschen zu Draufgängern und ernste Menschen fröhlich machen. Meditationen zum Mitgefühl können Furchtsame dazu bewegen, mutig ihr Herz zu öffnen. Wenn jemand dies als Manipulation unseres genetischen oder epigenetischen Schicksals betrachtet, bitte sehr. Wir haben mehr Einfluss auf unser Ich-Zelt, als den meisten von uns bewusst ist, und diese erweiterten Möglichkeiten begrüße ich sehr.

Für Veränderungen an Nervensystem und Gehirn gibt es keine Wegbeschreibung, also entwerfe ich selbst eine und zeige sie, um Ihnen Mut zu machen, ebenfalls Schritt für Schritt Ihre eigene zu erstellen. Auf welche Eigenschaften legen wir Wert, und welche neuronale Unterstützung wollen wir uns zugestehen? Dieses spezielle Gehirn ist UNSER Gehirn. Diese Geschichte ist UNSERE Geschichte. Also ist es unsere Sache, uns zu fragen, wer wir im Upgrade sein wollen, und herauszufinden, was wir erreichen können.

Wenn Sie das, was zu Ihrem Ich-Zelt gehört, verändern wollen, brauchen Sie einen guten Plan und müssen akzeptieren, dass die Veränderung sich nicht über Nacht einstellt. Wenn wir für das Upgrade jedoch so viel Zeit aufwenden wie in der fruchtbaren Phase für Gewichtsregulierung und Erscheinungsbild, wird unser neues Ich-Zelt eine Augenweide.

Diese Entwicklung erfordert Mut, aber ohne sie schreiten wir im Alter rückwärts, weil wir von der Vergangenheit besessen sind. Im Ruhestand Erinnerungen nachzuhängen ist ein altes Lebensmodell, in dem wir uns weiterer Entwicklung verweigern und allmählich senil werden. Ich möchte frohen Mutes in die Zukunft schreiten und die Augen nach vorn richten.

Angst tötet die Mikroglia – jene Zellen im Gehirn, die wir brauchen, um es in gutem Zustand zu erhalten. Bei der Neumodellierung des Ich-Zelts müssen Sie den Einfluss von Furcht beachten und sollten sich Hilfe holen, um den nötigen Mut aufzubringen. Es wird Menschen geben, die Ihre Umbaumaßnahmen ablehnen. Sie werden Widerstand leisten. Unter Umständen müssen Sie solche Personen aus Ihrem inneren Kreis ausschließen und nicht mehr an die Zeltstange lassen. Meiner Erfahrung nach tauchen die Menschen, die uns so unterstützen, wie wir es brauchen, auf geradezu magische Weise auf, wie aus dem Nichts.

Schwanger mit Mitgefühl

Wenn die gewaltige Verantwortung für Familie und kleine Kinder wegfällt, bricht sich ein nie dagewesenes Maß an Entscheidungsfreude Bahn. Weil unsere Nächsten bei den alltäglichen Entscheidungen nicht mehr so stark ins Gewicht fallen wie früher, kann das Liebesgehirn sich erweitern. Die neuronalen Schaltkreise des Liebesgehirns und des Ich-Zelts können größer werden und etwas einschließen, das sich neu, verrückt und vielleicht auch selbstsüchtig anfühlt: Was das Beste für »mich« ist, genießt auf neue Weise Priorität, und der Impuls, so zu handeln, wie es für Menschen jenseits der Familie am besten ist, kann uns mit neuer Motivation erfüllen.

Die Essenz des Altruismus sickert in die zweite Lebenshälfte – mitunter zum ersten Mal. Wenn Sie jemanden außerhalb der Familie leiden sehen, möchten Sie helfen. Dieser Großmutterimpuls, der nährende mütterliche Instinkt, kann auch in Frauen aufkeimen, die keine eigenen Kinder haben. Ich sehe, wie er Frauen im Upgrade antreibt, die ein Vorbild für andere werden und anderen Frauen mitteilen wollen, was wir in dieser Lebensphase lernen. Es ist unerlässlich, diesen Weg mit anderen zu beschreiten, damit er nicht länger ein heimlicher Pfad durch die Wälder bleibt, sondern zur breiten Schnellstraße mit unübersehbarer Beschilderung wird. Um bereit für diese Rolle zu sein, müssen wir an unsere Gesundheit denken. Gesundheit und ein langes Leben sind wichtig, weil wir noch viel vorhaben. Wir werden gebraucht, um die Welt zu bemuttern.

In der ersten Lebenshälfte ging es vor allem darum, selbstbewusst zu werden und uns im Vergleich von anderen abzuheben. Im Upgrade geht es darum, dieses Selbstbewusstsein in Großzügigkeit gegenüber uns selbst und anderen zu verwandeln. Der Fokus verlagert sich nun darauf, die Person zu werden, die wir in jüngeren Jahren gern gekannt hätten. Auf einmal wollen wir für andere diejenige sein, die wir einst gebraucht hätten.

Im optimierten Upgrade kämpfen Frauen für andere Frauen. Wir helfen Töchtern, sich aus schlechten Ehen zu lösen, wir stärken unseren Enkelinnen bei ihrer Rebellion den Rücken, und wir verhelfen unseren Nichten zum Erfolg. Ich weiß, dass ich für meine Nichten häufig erste Ansprechpartnerin für neue Ideen bin. Manchmal kann ich eine dringend benötigte Finanzspritze beisteuern, manchmal biete ich eine neutrale Schulter, um sich nach einer schlechten Entscheidung auszuheulen. Mit aufrichtigen Gesprächen anstelle von Nettigkeiten werden wir zum Geschenk für andere.

Im Upgrade lernen wir, inakzeptables Benehmen nicht mehr hinzunehmen – weder von anderen noch von uns. Die alten Rhythmen der Fruchtbarkeitsphase werden als Spuren stets in uns bleiben und lassen sich in den Schaltkreisen von Herz, Bauch und Hirn wieder aktivieren. Deshalb achte ich darauf, diesen Impulsen starke, neue Schaltkreise des Upgrades entgegenzusetzen. Ich habe gelernt, meine eigenen Bedürfnisse besser zu erfüllen, anstatt darauf zu warten, dass andere dies tun. Ich arbeite am nötigen Vertrauen, die Wahrheit auszusprechen und im Zweifelsfall den Preis dafür zu zahlen. Ich habe gelernt, meine Geschichte ohne Scheu zu erzählen, und im Grenzensetzen habe ich Ninja-Künste entwickelt. Ich habe gelernt zu sagen, was ich meine, und zu meinen, was ich sage, und ich bemühe mich nach Kräften, dabei keine Gemeinheiten auszusprechen. Das ist besser für mich und besser für alle anderen um mich herum.

Kontakt zu Jüngeren zu suchen ist dabei unabdingbar. Dabei denke ich an Elizabeth Warrens unermüdliche Selfies mit kleinen Mädchen, die ihr 2020 während ihrer Präsidentschaftskampagne versprechen mussten, selbst nach der Macht zu greifen, wenn sie einst groß sind.

Die Frau werden, die wir gebraucht hätten

Die jüdische Überlieferung rät uns: »Lass dich von all dem, was die Welt braucht, nicht einschüchtern. Verhalte dich jetzt gerecht, sei jetzt gnädig, schreite jetzt bescheiden voran. Du bist nicht verpflichtet, das Werk zu vollenden, aber du darfst auch nicht einfach davon ablassen.«

Im Upgrade habe ich oft das Gefühl, erst jetzt, da die Gesellschaft uns abschreibt, mein weibliches Wesen umfassend schätzen zu können. Dabei steht eine Fülle an Vorbildern bereit, Frauen, die sich Gehör verschafft haben und es bis heute tun, darunter Eleanor Roosevelt, Shirley Chisholm, Dolores Huerta, Carol Moseley Braun, Ann Richards, Toni Morrison, Jane Goodall, Maya Angelou, Angela Merkel, Ruth Bader Ginsburg, Sonia Sotomayor, Marie Yovanovitch, Fiona Hill, Stacey Abrams, Greta Thunberg und Kamala Harris, die erste Frau, die in Amerika Vizepräsidentin wurde. Selbst wir vergessen dies, wenn wir ihre Stimmen vernehmen.

Nach unserer Macht zu greifen fällt uns nicht leicht. Wenn wir nicht brav die zweite Geige spielen, werden wir von allen Seiten brutal angegangen. Sie glauben mir nicht? Nennen Sie mir eine Frau, die über ihre vom Geschlecht diktierte Rolle hinausgewachsen ist, ohne auf empörende Weise attackiert worden zu sein. Doch im Upgrade gehen uns diese vertrauten Angriffe nicht mehr so unter die Haut.

Wenn die Kümmerhormone der Eierstöcke zur Ruhe kommen, bekommen wir die Chance, solche Attacken einfach von uns abprallen zu lassen, im Gegensatz zur fruchtbaren Phase, in der das Oxytocin im Nervensystem ein Höllenfeuer entfacht und uns eingeredet hat, das Ende der Welt sei gekommen, wenn auch nur eine einzige Person uns nicht mag. Im Upgrade können wir Tacheles reden, weil wir wissen, dass die Fackel, die wir entzünden, uns nicht vernichten wird.

In früheren Zeiten hätte man uns als streitsüchtige alte Hexen abgetan. Heute sind wir knallhart und lassen uns nichts mehr sagen. Im Upgrade übernehmen wir die Führung. Was haben unsere herausragendsten, furchtlosesten Anführer gemeinsam? Bei uns in Amerika sind es Frauen, die erst im Upgrade das volle Ausmaß ihrer Macht erreichten. Jetzt sind sie Sprecherin im Repräsentantenhaus (Nancy Pelosi), kandidieren für die Präsidentschaft (Elizabeth Warren, Kamala Harris, Amy Klobuchar) oder sitzen im

Obersten Gerichtshof (Ruth Bader Ginsburg, Sonia Sotomayor, Elena Kagan). Denken Sie auch an Christine Lagarde, Patti Smith, Ruth E. Carter und Sister Helen Prejean als Streiterin gegen die Todesstrafe – sie alle waren schon in jüngeren Jahren beeindruckend, aber nicht annähernd so visionär und unübersehbar wie nach ihrem Übergang ins Upgrade.

Wir sind nicht mehr die verrückten Vetteln aus dem Hinterzimmer, sondern melden uns zu Wort und haben mehr Einfluss denn je.

Ich will mein Upgrade!

Ich habe es satt, schon wieder eine Hürde nehmen zu müssen. So dachte ich über das Upgrade. Aber dann lernte ich, dass dieser Prozess ganz natürlich im Fluss bleibt, wenn ich erkenne, dass ich mehr wert bin, als ich je dachte. Ich darf mich der Entfaltung lediglich nicht in den Weg stellen. Ich möchte mir eine optimale Chance auf eine gute Zukunft geben, und ich hoffe, dass Sie sich und den Frauen in Ihrem Umfeld ebenfalls diese Chance einräumen.

Wie wir alle schleppe auch ich frühere Versionen meines Selbst mit mir herum. Mitunter werfe ich einen Blick zurück, aber ich versuche, nicht zu genau hinzusehen. Ich habe gelernt, mich selbst mit freundlichen Augen zu betrachten, nicht durch die Brille der anderen, und ich empfinde Dankbarkeit für die einmalige Chance, den Übergang ins Upgrade machen zu dürfen.

Meine Freundin Janet hat in jungen Jahren viele Krisen durchlebt: katastrophale Beziehungen, eine schwere Krankheit, ein beruflich bedingter Umzug in ein Land, in dem sie niemals leben wollte. Im Upgrade saß sie allein in einem Pariser Restaurant und gönnte sich ein letztes opulentes Mahl, ehe sie sich zu einem Retreat anschickte. Sie erinnerte sich: »Und ich sagte zu meinem jüngeren Ich, das angesichts der vielen Veränderungen völlig in Panik war, es solle sich keine Sorgen machen. Alles würde gut werden. Dabei hatten sich die äußeren Umstände nicht geändert. Aber ich war innerlich im Reinen mit allem, was geschah.«

Das Alter hinterlässt Runzeln auf der Haut; mangelnde Begeisterung hinterlässt Runzeln auf der Seele. Ich werde mein Wesen nicht schrumpeln lassen, und ich hoffe, auch Sie lassen das nicht zu. Mein ganzes Leben lang war ich nie vorbehaltlos für etwas bereit, und auch für das Upgrade fühle ich mich nicht immer bereit. Aber um mich psychisch darauf vorzubereiten, recke ich oft die Arme zum Himmel und rufe für niemanden und alle: »Immer her mit meinem Upgrade!« Das hilft Gehirn und Nervensystem, die nötige Begeisterung dafür aufzubringen, dass ich werde, wie ich sein will: weniger eifersüchtig, offener, mit einem wärmeren Herzen und weiserem Sinn.

Malen Sie sich Ihre Zukunft – Ihr Upgrade – aus. Überlegen Sie, wie Sie sich in einer Stunde fühlen wollen. Wer wollen Sie sein? Arbeiten Sie sich einen Tag, eine Woche, einen Monat, ein Jahr vor. Visualisieren Sie es und tun Sie so, als wäre es bereits geschafft. Wenn Sie es sehen können, wird es so kommen. Wenn Sie bereit sind, bis zuletzt aktiv am Rätsel Ihres Lebens zu tüfteln, wird es so kommen. Ich freue mich darauf, Ihnen im Upgrade zu begegnen.

Anhang

Damit Sie die Anregungen aus diesem Buch so leicht wie möglich umsetzen können, habe ich sie hier noch einmal zusammengefasst und erklärt. Ich hoffe, dass Sie damit herausfinden, wie Sie im Upgrade Ihre kognitiven und emotionalen Superkräfte optimieren können.

Täglich: Vor dem Aufstehen wackele ich mit den Zehenspitzen, lächele und mache ein paar EFT-Übungen (*Emotional Freedom Technique*-Übungen) zu den entscheidenden ersten Gedanken des Tages: Gott guten Morgen sagen, meditieren und darum beten, dass ich anderen etwas Gutes tun kann, indem ich freundlich, unkompliziert und gelassen bin. Ich bitte um den Mut, mich direkt, ehrlich und geduldig zu äußern und den Mund zu halten, wenn ich schweigen sollte – besonders wenn andere etwas auf ihre Art lernen müssen, ohne dass ich mich einmische. Danach strecke ich mich, spanne die Gesäßmuskeln an (zur Stärkung) und gönne mir 15 bis 20 Minuten helles Morgenlicht (im Winter über eine Tageslichtleuchte). Im Tagesverlauf betätige ich mich sportlich, ob in Form von Pool-Aerobic, Liegeradfahren oder Tanzen auf der Terrasse. Ich ernähre mich nach den Prinzipien der Mittelmeerdiät und des intermittierenden Fastens (kein Essen nach 18 Uhr). Als Nahrungsergänzungsmittel nehme ich Vitamin D_3, Magnesium,

CoQ 10, Vitamin K und Ballaststoffe ein. Hinzu kommen meine Medikamente: Rosuvastatin (ein Cholesterinsenker), Levothyroxin (Schilddrüsenhormon) und ein Östradiolpflaster. Normalerweise gehe ich gegen 22:30 Uhr ins Bett und wache gegen sieben Uhr auf.

Wichtige Upgrade-Prinzipien

- Circadiane Rhythmen: Schlaf ist der Schlüssel zu Kognition und Entzündungskontrolle. Bemühen Sie sich, spätestens um 23 Uhr schlafen zu gehen und eine halbe Stunde vorher alle Bildschirme auszuschalten. So stellen Sie die Weichen für den nächsten Tag. Sie werden morgens wacher sein und mehr Energie haben, und Sie werden Lust auf die Bewegung haben, die das Gehirn braucht, um kognitiv leistungsfähig zu sein.
- Eine Stunde früher aufzuwachen als sonst und früher schlafen zu gehen kann die Laune spürbar verbessern und vor Depressionen schützen.
- Bewegung ist Leben! Bewegung hebt die Stimmung, erhält den Verstand, lindert Depressionen und Entzündungsaktivität und erinnert Körper und Gehirn daran, dass Sie beides immer noch brauchen, um weiterzumachen: weil Sie in dieser Welt noch eine Menge zu tun haben. Falls Sie keine Hormone nehmen, ist Bewegung Ihr kognitives Sicherheitsnetz – und wenn Sie nur die Arme bewegen.
- Entzündungshemmende und muskelfreundliche Ernährung im Upgrade: wenig Kohlenhydrate, Getreide und Obst. Möglichst wenig tierische Fette. Setzen Sie verstärkt auf Proteine, gesunde Fette und Gemüse.
- Regen Sie das Gedächtnis an, indem Sie aktiv bleiben und dazulernen. Spannen Sie 100-mal am Tag die Gesäßmuskeln an.

Diese Muskeln zu stärken, die Sie zum Stehen und Gehen und für das Gleichgewicht benötigen, tut besonders dem Großhirn gut.

- Ich liebe überschaubare Einheiten bei Bewegung und Meditation. Wenn Sie sich gleich einen Marathon vornehmen oder morgen auf einen einmonatigen Schweigeretreat gehen wollen, können die Veränderungen Sie überfordern. Beginnen Sie lieber mit »Snacks«: Kurze Bewegungseinheiten wie zehn Minuten Dehnen, ein schneller Spaziergang oder ein paar Hantelübungen können der Ausgangspunkt für eine neue Gewohnheit sein. Das gilt auch fürs Meditieren: Wenn Sie bisher nicht oder nur selten meditiert haben, sind die Aufmerksamkeitsmuskeln des Gehirns nicht besonders stark. Es wäre also unrealistisch, eine ruhige, konzentrierte Aufmerksamkeitsspanne von mehr als ein bis zwei Minuten zu erwarten. Selbst der Dalai Lama empfiehlt, mit 30 Sekunden mehrmals am Tag zu beginnen. Eine Seelenverwandte von mir lässt sich über ihre Apple Watch und die Breathe-App erinnern.
- Das Nervensystem zur Ruhe bringen: Das ist der Schlüssel zu klugen Entscheidungen. Schlaf und Bewegung sind ebenso wichtig wie Atemübungen und Meditieren. Konkrete Empfehlungen finden Sie nachfolgend im Abschnitt »Hilfreiche Apps und Websites für das Upgrade«.

Gute Schlafgewohnheiten

- Gehen Sie jeden Abend zur gleichen Zeit ins Bett.
- Gönnen Sie sich morgens mindestens 15 Minuten Sonnenschein, an bewölkten Tagen 40 Minuten. Im Winter brauchen Sie vielleicht eine Tageslichtleuchte.

- Verschaffen Sie sich vor 14 Uhr etwas anstrengende Bewegung, ob durch Ausdauer- oder Krafttraining. Sie müssen aktiv bleiben, damit Ihr Gehirn merkt, dass die Dienste Ihrer Nerven und Muskeln nach wie vor dringend erforderlich sind, ansonsten schwächeln Gehirn und Muskeln. Sobald wir die 80 überschreiten, besteht eine starke Korrelation zwischen Beinkraft und geistiger Fitness. Das heißt: je stärker die Beine, desto schärfer der Verstand.
- Essen Sie jeden Tag möglichst viel stärkearmes Gemüse und zu jeder Mahlzeit magere Proteine. Die Kohlenhydratmenge sollte 100 Gramm Kohlenhydrate pro Tag nicht überschreiten. Tracken Sie die Mengen ruhig mithilfe einer App. Sie müssen lernen, Ihren Körper optimal zu ernähren. Dazu gehört unter Umständen ein kritischer Blick auf emotionales Essverhalten. Wenn ich nach Schokolade und Erdnussbutter stöbere, habe ich nicht wirklich Hunger. Also versuche ich, mich abzulenken, um keine schädlichen Entzündungsprozesse in Gang zu setzen. Wenn der Körper zufrieden und gesund sein soll, dürfen wir keinen Raubbau mit ihm treiben.
- Gönnen Sie sich mehrmals in der Woche Eier, Putenfleisch oder Hüttenkäse. Das Cholin aus dem Eigelb und das Tryptophan aus Pute und Hüttenkäse unterstützen Schlaf und Gedächtnis.
- Außerdem brauchen Sie Omega-3-Fettsäuren, die die Blut-Hirn-Schranke durchqueren. Ich esse mehrmals in der Woche Lachs, weil die meisten Nahrungsergänzungsmittel die Blut-Hirn-Schranke nicht so leicht durchdringen wie Fettsäuren aus der Nahrung. Auch Chiasamen und Leinsamen liefern Omega-3-Fettsäuren.
- Wenig Koffein! Meine Tasse Kaffee am Morgen ist zu zwei Dritteln entkoffeiniert. Das eine Drittel mit Koffein reicht den ganzen Tag, sofern ich keine schlaflose Nacht plane.

- Alkohol geht gar nicht. Er begünstigt Hitzewallungen, aber auch rote geschwollene Hände, und macht zur falschen Zeit müde. Zwei Stunden nach dem letzten Drink wird das Gehirn hellwach. Erst schläft man rasch ein, dann wacht man mitten in der Nacht auf und findet nicht wieder in den Schlaf. Für einen kleinen Drink eignet sich am besten das Mittagessen am Wochenende. Wenn ich in Gesellschaft nicht Nein sagen möchte, lasse ich mir einschenken und nippe nur am Glas. Auf Nachfrage kann ich immer noch sagen: »Ohne Alkohol geht es mir besser.«
- Fünfmal pro Woche intermittierendes Fasten, das heißt: das Abendessen vor 18 oder 19 Uhr beenden, morgens mit leerem Magen Sport treiben und erst nach zehn Uhr frühstücken.
- Sieben bis acht Stunden Nachtschlaf.
- Schlafen Sie mit Augenmaske und Ohrenstöpseln und achten Sie auf ein kühles Schlafzimmer. So sind Sie vor Licht und Geräuschen geschützt, und die Temperatur begünstigt einen erholsamen Schlaf.

Schlafapnoe

Achten Sie auf Begleitsymptome: Wenn Sie erschöpft erwachen, obwohl Sie die ganze Nacht geschlafen haben, wenn jemand Ihnen mitteilt, dass Sie schnarchen, wenn Sie tagsüber binnen Minuten einschlafen, wenn Sie sich kurz setzen, wenn Sie bei Besprechungen oder einem Film wegdösen, wenn Entzündungsmarker und Blutdruck ansteigen und wenn Sie ungesundes Übergewicht mit sich herumschleppen, sollten Sie ein Schlaflabor aufsuchen. Vielleicht haben Sie Atemstillstände im Schlaf. Diese unglaublich gefährliche Erkrankung, von der 10 bis 20 Prozent aller Frauen betroffen sind, kann Herzinfarkt, Brain Fog und Schlaganfall auslösen und wird mit Diabetes und Krebs in Verbindung gebracht. Nehmen Sie das nicht auf die leichte Schulter. Wenn Ihr Arzt Ihnen eine Atemmaske verschreibt, dann verwenden Sie diese auch. Vielleicht dauert es ein bisschen, bis Sie ein geeignetes Fabrikat gefunden haben, aber geben Sie nicht auf!

SSRI: Gegen Hitzewallungen und Depressionen

Östrogen ist der Goldstandard zur Behandlung von Hitzewallungen. Wenn die Einnahme nicht möglich ist, lohnt sich bei starken Hitzewallungen ein Versuch mit SSRI oder SNRI. Bei manchen Frauen gehen die Beschwerden dadurch um bis zu 65 Prozent zurück. Zudem unterstützen diese Mittel auch den Schlaf. In Studien haben sich unter den SSRI Paroxetin, Paroxetin mit verzögerter Freisetzung, Citalopram und Escitalopram als wirksam erwiesen. Venlafaxin gilt als potenziell bester Kandidat unter den SNRI. Paroxetin mit verzögerter Freisetzung wirkte optimal bei 12,5 mg/Tag und 25 mg/Tag. Venlafaxin konnte die Symptome schneller lindern als die SSRI, aber die Studienteilnehmerinnen meldeten mehr unerwünschte Nebenwirkungen wie Übelkeit und Verstopfung. Fluoxetin und Sertralin können ebenfalls helfen. Bei Einnahme von SNRI kann der Blutdruck ansteigen, weshalb Sie bei einer Tendenz zu Bluthochdruck extrem vorsichtig damit sein sollten. Bei Depressionen ohne Hitzewallungen haben sich Bupropion, eine Psychotherapie und die kognitive Verhaltenstherapie für eine Behandlung etabliert. Die Empfehlungen der NAMS (North American Menopause Society) umfassen folgende SSRI und SNRI samt Dosierung: Paroxetin oder Paroxetin mit verzögerter Freisetzung 10 bis 25 mg/Tag; Escitalopram 10 bis 20 mg/Tag; Citalopram 10 bis 20 mg/Tag;

Desvenlafaxin 50 bis 150 mg/Tag; Venlafaxin 37,5 bis 150 mg/Tag. Ich stimme mit ihrer Empfehlung überein, mit der kleinsten erhältlichen Dosis anzufangen und diese bei Bedarf in sehr kleinen Schritten zu erhöhen. Ich arbeite gern mit SSRI in Tropfenform, weil ich so leichter die individuelle Dosis ermitteln kann. Paroxetin ist das einzige östrogenfreie Medikament, das in Amerika gegen Hitzewallungen zugelassen ist. Wenn Sie mit der Einnahme von selektiven Serotonin-Wiederaufnahmehemmern (SSRI) oder selektiven Serotonin-Noradrenalin-Wiederaufnahmehemmern (SNRI) beginnen, sollten Sie sich regelmäßig und detailliert Notizen zu Stimmungslage und Nebenwirkungen machen. Manche Menschen neigen zu kritischen emotionalen Reaktionen. Sollten Sie Suizidgedanken bei sich bemerken, suchen Sie sofort das Gespräch mit anderen und lassen Sie Ihre Medikation zügig mit ärztlicher Begleitung absetzen oder umstellen. Setzen Sie ein Antidepressivum nicht auf eigene Faust ab. Wenn weder Angehörige noch Freunde greifbar sind, wählen Sie bei Suizidgedanken die kostenlose Nummer der Telefonseelsorge: 0800 111 0 111 (Deutschland), 142 (Österreich) oder 143 (Schweiz und Liechtenstein, Die Dargebotene Hand).

Wechselatmung

In manchen buddhistischen Kreisen ist diese Atemtechnik als Neun-Runden-Atmung bekannt. Vielleicht kennen Sie sie auch aus einem Yogakurs. Es ist eine verbreitete Technik, die in kontemplativen Traditionen eingesetzt wird, um vor einer Meditation, einem Gebet oder einer hoch konzentrierten Tätigkeit den Kopf freizubekommen.

Runde 1: Sie sitzen aufrecht, aber entspannt. Wenn Sie ohne Stütze auf einem Kissen oder der Stuhlkante sitzen können, wunderbar! Wenn Sie jedoch eine Stütze brauchen, nutzen Sie diese. Halten Sie mit der rechten Hand das rechte Nasenloch zu. Atmen Sie so langsam und ruhig wie möglich durch das linke Nasenloch ein. Nach dem vollständigen Einatmen halten Sie mit der rechten Hand das linke Nasenloch zu und atmen Sie durch das rechte Nasenloch so langsam und ruhig wie möglich wieder aus. Atmen Sie dreimal durch das linke Nasenloch ein und durch das rechte wieder aus.

Runde 2: Wechseln Sie ohne Unterbrechung die Seiten (sofern Ihnen nicht schwindelig wird, dann hören Sie natürlich auf!). Halten Sie mit der linken Hand das linke Nasenloch zu. Atmen Sie so langsam und ruhig wie möglich durch das rechte Nasenloch ein. Nach dem vollständigen Einatmen halten Sie mit der linken Hand das rechte Nasenloch zu und atmen Sie durch das linke Nasenloch so langsam und ruhig wie möglich wieder aus. Atmen Sie dreimal durch das rechte Nasenloch ein und durch das linke wieder aus.

Runde 3: Sofern Ihnen nicht schwindelig wird oder Sie sich anstrengen müssen, atmen Sie ohne Unterbrechung im gleichen langsamen, ruhigen Tempo dreimal durch beide Nasenlöcher ein und aus.

Bei dieser Übung können Sie sich zusätzlich vorstellen, gute, heilende Energie einzuatmen und in einer dunklen, rauchigen Wolke alles auszuatmen, was Sie nicht mehr brauchen. Die neun Runden können Sie einmal durchführen oder dreimal, siebenmal oder auch 21-mal wiederholen.

Meditation »Der fürsorgliche Moment«

Für den folgenden Auszug aus »The Compassion Shift«, einem 21-Tage-Kurs für mehr Mitgefühl, den das Compassion Center der Emory University anbietet, wurde die Genehmigung zu diesem Nachdruck erteilt. Es handelt sich um die Einleitung zur Basisübung des Cognitively Based Compassion Training (CBCT; kognitiv basiertes Mitgefühlstraining). Mehr darüber sowie eine Anleitung für kurze tägliche Meditationsübungen finden Sie auf compassion.emory.edu.

Wenn wir uns sicher und geliebt fühlen, öffnet sich die Tür zum Möglichen. Den Kontakt zu einem persönlichen Erlebnis von Freundlichkeit herzustellen beruhigt Körper und Geist und hilft uns, anderen liebevoll und hilfsbereit zu begegnen.

Beschreibung

LaTonya Goffney kam als Tochter einer 15-jährigen Drogenabhängigen zur Welt, die mit einem brutalen Drogendealer zusammenlebte. Bis zum Alter von neun Jahren war ihre Kindheit von Gewalt und Unsicherheit geprägt. Zuflucht fand sie in der Schule, wo ihre Lehrerinnen erkannten, wie klug sie war. Nachdem sie zu ihrer Großmutter ziehen konnte, blühte sie auf und konnte sogar ein Studium absolvieren. Als Superintendentin hat Goffney es sich später zur Aufgabe gemacht, einen Teil der problematischsten Schulsysteme in Texas in neue Bahnen zu lenken. Die Zuwendung und die Sicherheit, die ihr gewährt wurden, haben ihr neue Chancen eröffnet, die es ihr jetzt ermöglichen, vielen anderen Kindern ebenfalls Zuwendung und Sicherheit zukommen zu lassen.

Widrige Umstände können uns aus der Zone des Wohlbefindens herausreißen, in der Körper und Psyche optimal im Gleichgewicht sind. Wenn unsere biologischen Alarmsysteme zur Ruhe kommen, vermitteln uns die dann ausgeschütteten Botenstoffe ein Gefühl von Stärke und Frieden. Wir fühlen uns dafür gewappnet, mit den Herausforderungen des Lebens fertigzuwerden. In der Zone des Wohlbefindens sind wir resilient, das heißt, wir können nach unguten Ereignissen in den Grundzustand zurückkehren. Dieses Gefühl stellt sich ein, wenn wir gut ausgeschlafen sind oder einen erholsamen Urlaub hatten, nach einem Lob im Kollegenkreis oder der Umarmung eines geliebten Menschen, wenn unser Haustier uns freudig entgegenläuft, aber auch bei einem friedlichen Moment an einem Fluss, am See oder am Meer, bei einem ruhigen Spaziergang oder an einem beeindruckenden spirituellen Ort.

Ein unkomplizierter Zugang zu Gefühlen von Sicherheit und emotionaler Wärme stärkt unsere Resilienz, also die Fähigkeit, Rückschläge und Hindernisse zu bewältigen. Wenn wir uns Gefühle von Zuflucht, Umsorgtwerden, Frieden oder Freiheit ins Gedächtnis rufen oder vorstellen können und wenn wir uns bewusst daran erinnern, wie gut sie uns tun, lernen wir, leichter in die Wohlfühlzone zurückzukehren und zuverlässiger dort auszuharren. Wenn das Nervensystem im Gleichgewicht ist, profitieren davon nachweislich unsere Gesundheit und unsere Fähigkeit, auch in schwierigen Situationen Ruhe zu bewahren und klar denken zu können.

Den Wert von Freundlichkeit, Zuwendung und Sicherheit bewusst wahrzunehmen macht uns bereit, über uns selbst hinauszuwachsen. Ein kurzes Verweilen im Gefühl der Sicherheit ist die Ausgangsbasis dafür, uns vorzustellen, wie wunderbar es wäre, wenn auch andere sich sicher und geborgen fühlen könnten. Das kann uns motivieren, uns weniger halbherzig auf Mitgefühl einzulassen.

Nimm dir vor der Meditation »Verbinde dich mit einem fürsorglichen Moment« drei bis fünf Minuten Zeit für eine Schreibübung. Lege Papier und Stift bereit. Denke an einen Moment, in dem du dich sicher, getröstet und gut umsorgt gefühlt hast oder so fühlen würdest. Was davor oder danach geschehen ist, spielt keine Rolle. Suche lediglich vor deinem geistigen Auge nach einem stillen Moment am Fluss, einer netten Geste von Unbekannten oder Unterstützung aus dem Freundeskreis. Vielleicht hat dich auch ein geliebter Mensch oder jemand aus der Familie in den Arm genommen. Wenn du heute am Leben bist, gab es einen derartigen Moment, selbst wenn du dich nicht mehr daran erinnerst. Jemand hat sich um dich gekümmert. Jemand hat dir Nahrung gegeben und dich versorgt. Stell dir vor, wie es sich angefühlt haben könnte, gehalten und geschützt zu sein, sicher und geborgen. Vielleicht hast du auch selbst mal ein Baby gehalten oder konntest einem Menschen in Not willkommenen Trost spenden. Es kann auch das Gefühl sein, sich beim Tanzen eng an das Gegenüber zu schmiegen. Vielleicht ist es die bedingungslose Liebe deines Hundes, der dich bei der Heimkehr glücklich begrüßt. Bist du an einem See oder am Meer aufgewachsen? Dann erinnere dich daran, wie du friedlich im stillen Wasser getrieben bist. Falls dein Moment der Sicherheit und Geborgenheit aus einer spirituellen Quelle stammt, rufe diese Gegenwart oder Gestalt, den heiligen Ort oder die Gemeinde in dir auf.

Sobald du deinen fürsorglichen Moment gewählt hast, schreibst du dazu so viele Einzelheiten auf, wie dir noch einfallen oder wie du dir vorstellen kannst. Was hast du gesehen, gerochen, empfunden oder ertastet? Wenn andere dabei waren, wie hat sich ihre Gegenwart angefühlt?

Wenn du all dies vor Augen hast, kann die Meditation beginnen.

Meditation

Nimm eine angenehme Haltung ein und spüre bewusst deinen Körper und dein gegenwärtiges Empfinden. Wenn sich ein Körperteil angespannt anfühlt, darfst du ihn gern strecken oder sanft bewegen, um besser entspannen zu können. Schließe die Augen oder lasse sie nur leicht geöffnet. Spüre, wie dein Körper die Sitzfläche berührt, und gestatte dir, ganz im jetzigen Erleben aufzugehen.

Wenn du so weit bist, atmest du ein paarmal tief durch, sofern das angenehm für dich ist. Atme sanft ein. Stell dir dabei vor, wie die sauerstoffreiche, nährende Luft dein ganzes Wesen durchflutet. Beim Ausatmen kannst du vielleicht ein wenig Anspannung und Sorge loslassen, damit Körper und Geist sich allmählich einem wachsenden Empfinden von Ruhe oder Leichtigkeit öffnen können.

Rufe dir jetzt einen fürsorglichen Moment vor Augen: etwas, bei dem du dich besser fühlst, sicherer oder glücklicher. Wann hast du das erlebt? In der Natur? Als sich jemand liebevoll um dich kümmerte, eine Freundin oder ein anderer geliebter Mensch, eine Mentorin oder eine geistliche Person? Wenn dir kein derartiges Erlebnis einfällt, kannst du dir einen

Menschen oder eine entsprechende Umgebung vorstellen, in der du dich geborgen oder besser fühlen würdest.

Wähle eine Situation und überlasse dich vollständig dieser Erfahrung, indem du sie dir so lebhaft wie möglich vor Augen führst. Wo geschieht es? Was siehst du? Welche Farben, welche Strukturen? Wie ist das Licht? Was ist mit der Umgebung? Gibt es Geräusche? Empfindungen? Hängt ein Duft in der Luft?

Wenn es um einen Moment geht, in dem dir andere freundlich begegnet sind – erinnerst du dich an einen Gesichtsausdruck oder an die Körpersprache? Hast du eine beruhigende Stimme im Ohr?

Überlass dich etwa eine Minute lang ganz und gar diesem fürsorglichen Moment.

Nachdem du dich mit diesem Schatz verbunden hast, lenkst du deine Aufmerksamkeit wieder in die Gegenwart. Wie fühlt sich dein Körper an? Was spürst du? Hat sich etwas verändert? Wenn du angenehme oder neutrale Empfindungen wahrnimmst – Wärme in der Brust, entspannte Schultern, ein Lächeln auf dem Gesicht –, dann verharre darin. Falls du hingegen Bereiche wahrnimmst, die dir unbehaglich sind, kannst du Körper und Geist mit ein paar Atemzügen zur Ruhe bringen oder die Aufmerksamkeit erneut auf den fürsorglichen Moment richten. Oder du konzentrierst dich auf einen anderen Teil des Körpers, der sich angenehmer anfühlt.

Zum Schluss reflektierst du:

Wie wichtig sind solche Momente voller Trost und Sicherheit für unser Wohlbefinden?

Und wie wichtig ist freundliches, mitfühlendes Handeln, um eine sichere Welt zu erschaffen, in der es unseren Mitmenschen gut geht?

Wie könnte der hohe Wert von Freundlichkeit und Mitgefühl die Perspektive auf das eigene Leben und die Beziehungen zu anderen verändern?

Widme diese Übung heute denen, von denen du weißt, dass sie Gesundheit und Wohlbefinden brauchen. Und wenn du kannst, erweitere diese Einstellung auf einen größeren Kreis des Lebens auf dieser Erde.

Und lass uns zu guter Letzt den Vorsatz fassen, die Fähigkeiten und Einsichten aus dieser Übung im Alltag umzusetzen.

Depressionen, Medikamente und die Wechseljahre

Ob für das, was Sie empfinden, ein Antidepressivum sinnvoll ist oder eine Hormontherapie, Schilddrüsenhormone oder Vitamine und Mineralstoffe, lässt sich oft gar nicht so leicht ermitteln. Die Symptome sind sehr ähnlich: unerklärliche Traurigkeit, Reizbarkeit, schlaflose Nächte. Wer früher schon einmal eine Depression hatte, ist in den Wechseljahren erneut gefährdet. Zum gefühlt falschesten Zeitpunkt müssen Sie die richtigen Tests machen lassen und bei neuen Arzneimitteln darauf achten, wie die Symptome sich verändern. Bemühen Sie sich um eine proaktive Einstellung, falls Sie mit Ihrer Ärztin Antidepressiva und Hormone anpassen müssen. In den Wechseljahren sind folgende Tests empfehlenswert:

- Schilddrüse: TSA, Konversion von freiem T_4 zu T_3
- Vitamine und Mineralstoffe: Blutwerte für Vitamin B_{12} und Vitamin D
- Im Upgrade: freies Östrogen, freies Testosteron, DHEA-S

Schreiben Sie immer einige Tage lang auf, wie es Ihnen geht, wenn Sie etwas Neues einnehmen. Nicht selten geht es uns mit dem, was uns helfen soll, schlechter.

Wenn Ihnen Antidepressiva oder Hormone verordnet werden, bitten Sie um Darreichungsformen, die Ihnen gestatten, die für Sie passende Dosis zu finden.

Und denken Sie daran: Die einfachste Methode, um festzustellen, dass die Wechseljahre begonnen haben, ist der Zykluskalender. Er zeigt an, ab wann der Zyklus sich zweimal im Jahr oder häufiger verkürzt.

Zyklus und Stimmungslage aufzeichnen: So führen Sie ein Logbuch

Erstellen Sie mehrere Spalten für verschiedene Tageszeiten, am besten morgens, nachmittags und abends, in denen Sie auf einer Skala von 1 bis 10 Ihre Stimmungslage eintragen. Bin ich glücklich (10) oder traurig (1)? Optimistisch (10) oder pessimistisch (1)? Außerdem sollten Sie dreimal am Tag Ihr Energieniveau oder Ihre Lebenslust einstufen, auch dies auf einer Skala von 1 bis 10, wobei (10) für voll engagiert und voller Energie steht. Bewerten Sie eine Stunde vor und zwei Stunden nach der Einnahme einer Progestin- oder SSRI-Medikation Ihre geistige Präsenz von »absolut klar im Kopf« (10) bis »wie benebelt« (1). Beobachten Sie zudem täglich Ihre Libido (von »völlig wuschig« [10] bis »Vergiss es« [1]). Schreiben Sie auf, ob Ihnen heiß wird oder ob Sie Schweißausbrüche haben, und notieren Sie morgens ein Stichwort zur Schlafqualität in der vergangenen Nacht. Wie oft sind Sie aufgewacht? Wie schnell konnten Sie wieder einschlafen? Wie oft hatten Sie Hitzewallungen oder waren schweißnass? Notieren Sie Zeitpunkt und Dosierung aller Medikamente und Nahrungsergänzungsmittel, um festzustellen, ob es zu Wechselwirkungen kommt oder ob etwas davon überwältigend positiven oder negativen Gefühlen zugrunde liegen könnte. Als Nachweis, wie sich Ihre Stimmung nach der Einnahme von Hormonen oder Medikamenten verändert, kann dieses Logbuch ein Lebensretter sein.

Nach den ersten paar Terminen bitte ich meine Patientinnen um wöchentliche Rückmeldung zu ihren drei wichtigsten Problemen und beziehe dabei ein, was sie notiert haben, zum Beispiel Konzentrationsstörungen, mangelnde Lebensfreude, Reizbarkeit, Angst, Schlafstörungen, häufiges Weinen, Ärger, Depression und so weiter. Sobald sich herausschält, was ihnen zu schaffen macht, lässt sich die Medikation viel leichter so anpassen, dass sie die tatsächliche individuelle Symptomatik besser anspricht. Achtung: Schmerzmittel aus der Gruppe der nicht steroidalen Antirheumatika (NSAR) können die Wirkung von SSRI blockieren. Wenn Sie all diese Punkte sechs bis acht Wochen lang aufgezeichnet haben, können Sie daraus ersehen, was los ist, und haben Daten, auf deren Basis die Dosis angepasst werden kann. Bei der Mehrzahl meiner Patientinnen ist nach drei bis sechs Monaten das neue Optimum erreicht. Mit guten Informationen haben Sie eine bessere Chance, früher dort zu landen.

Die Welt der Nahrungsergänzungsmittel

Achten Sie bei Nahrungsergänzungsmitteln auf unabhängige Testberichte. Nahrungsergänzungsmittel sind wenig reguliert und enthalten nicht immer, was draufsteht. Trotz aller Regulierungen von Werbeversprechen ist nicht jede Herstelleraussage für bare Münze zu nehmen.

Vitamine und andere Ergänzungsmittel können miteinander, aber auch mit frei verkäuflichen und verschreibungspflichtigen Medikamenten Wechselwirkungen eingehen. Manche Menschen reagieren auch mit unerwarteten Begleiterscheinungen. Viele Frauen sagen mir, dass sie mit einem Viertel der empfohlenen Dosis gut klarkommen. Um herauszufinden, was Ihnen hilft und was nicht, sollten Sie sich professionell begleiten lassen. Dieses Thema ist noch immer zu wenig erforscht, weshalb Sie widerstreitende Meinungen hören werden.

Notieren Sie wie bei normalen Medikamenten alle Symptome, wenn Sie etwas Neues einnehmen. Mitunter kann etwas, von dem Sie sich Linderung versprechen, eine Verschlimmerung bewirken. Manche Probiotika können beispielsweise Konzentrationsstörungen hervorrufen. Schieben Sie Symptome nicht vorschnell auf Stress oder eine aktuelle Planetenkonstellation. Sie könnten auch auf ein neues Mittel zurückgehen.

Ich vertrete in der Regel die Auffassung »Weniger ist mehr« und halte nichts davon, präventiv zu viele Dinge einzunehmen. Die Harvard Women's Health Watch warnt zum Beispiel, dass ergänzend eingenommenes Kalzium das Demenzrisiko bei manchen Frauen versiebenfachen kann. Und wir haben im hohen Alter ohnehin ein erhöhtes Demenzrisiko. Was nicht kaputt ist, muss nicht repariert werden. Schlucken Sie also möglichst wenig Präparate. (Und, ja, ich weiß, wie schwer es fällt, der Werbung zu widerstehen!)

Medikamente: Kennen Sie die Risikoskala für unerwünschte anticholinerge Effekte?

Oft läuft es so ab: Man spricht mit dem Arzt über Sodbrennen und bekommt ein passendes Rezept. Dann verletzt man sich am Arm und braucht ein Schmerzmittel. Der Magen rebelliert, und auch dagegen gibt es ein Mittel. Die Nebenwirkungen summieren sich, und jedes neue Symptom wird prompt mit einem neuen Medikament angegangen. Irgendwann leiden Konzentration und Orientierungssinn, und der nächste Arzt entscheidet, das sei nun Demenz, weil die kognitiven Leistungen auch in den Tests deutlich nachlassen. Das Problem der Multimedikation oder Polypharmazie muss beseitigt werden! Sorgen Sie selbst dafür.

Geben Sie bei jedem Arztbesuch alle Medikamente und Nahrungsergänzungsmittel an. Erstellen Sie eine vollständige Liste mit allen Pillen, Pflastern, Cremes und Nahrungsergänzungsmitteln. Wenn Sie sich genauer informieren wollen, beginnen Sie bei unerwünschten anticholinergen Effekten, Wechselwirkungen bei Multimedikation und dem Drug Burden Index (DBI) für Deutschland beziehungsweise der Anticholinergic Cognitive Burden Scale (ACB), mit deren Hilfe sich die anticholinerge und sedative Last von Patienten erfassen lässt.

Immerhin brauchen wir Cholin für die gesunde Hirnfunktion. Viele Medikamente, auch solche gegen Inkontinenz, wirken anticholinerg. Speziell Inkontinenz lässt sich in vielen Fällen auch durch Sport und Physiotherapie beheben, siehe unten im Abschnitt »Beckenbodentraining«.

Krank oder dement?

Wenn bei Ihnen oder bei nahestehenden Menschen ein deutlicher kognitiver Abbau vorzuliegen scheint, sollten Sie abklären, ob eines der nachfolgenden Gesundheitsprobleme vorliegt, ehe Sie vorschnell an Demenz denken, denn bei diesen Erkrankungen lassen sich Desorientiertheit und Gedächtnisverlust beheben.

- Harnwegsinfekte: Wenn wir älter werden, spüren wir die Symptome – das Brennen und die Schmerzen beim Wasserlassen – nicht mehr so deutlich. Daher wird die Infektion eventuell verzögert erkannt, und der Versuch des Körpers, selbst damit fertigzuwerden, kann körperweite Entzündungen hervorrufen, die im Gehirn zu kognitiven Problemen führen können. Ein Antibiotikum kann derartige »Demenz« binnen Tagen heilen.
- Harnverhalt: Nehmen Sie seit Kurzem ein neues Medikament und können Sie die Blase nicht mehr oder nur teilweise entleeren? Das könnte auf eine anticholinerge Wirkung zurückgehen, die zugleich kognitive Auswirkungen haben kann. Das kann sogar schon bei hoch dosiertem Paracetamol der Fall sein, das nach einem Eingriff oder einer Operation ärztlich verordnet wurde.
- Depression: Desorientiertheit, die an Demenz erinnert, kann ein Anzeichen für eine beginnende Depression sein. Gegen die dadurch entstehende Verwirrtheit helfen selektive Serotonin-Wiederaufnahmehemmer (SSRI) oder selektive Serotonin-Noradrenalin-Wiederaufnahmehemmer (SNRI).
- Denken Sie auch an unerwünschte Arzneimittelwirkungen, speziell an die oben angesprochenen anticholinergen Wirkungen, oder an Alkoholkonsum.
- Subdurales Hämatom: Haben Sie sich den Kopf gestoßen, und jetzt geraten Sie leicht ins Taumeln oder sitzen etwas schief? Im

Alter kommen Blutergüsse im Schädelinneren häufiger vor. Lassen Sie sich ärztlich untersuchen, denn damit ist nicht zu spaßen. Bei rechtzeitiger Diagnose kann man das subdurale Hämatom behandeln.
- Normaldruckhydrocephalus (NPH): Dieser Zustand tritt auf, wenn zusätzlicher Liquor in die Falten des Gehirns sickert, ohne dass der Schädelinnendruck ansteigt. Die überschüssige Flüssigkeit kann die Hirnfunktion beeinträchtigen. Für die Behandlung wird die übermäßige Menge über einen Shunt abgeleitet.

Ernährung fürs Upgrade

Es gibt unzählige einseitige Diäten, aber auf die Dauer haben sich genau zwei Ernährungsprinzipien bewährt: die Mittelmeerdiät und Intervallfasten.

Intervallfasten: Alles eine Frage des Timings

Cleo (51) war eine ambitionierte Läuferin. Jahrelang lief sie jeden Tag ihre zehn Meilen. Wenn das am Stück nicht möglich war, lief sie die fünf Meilen zur Arbeit und abends wieder zurück. Sie hatte sich immer gesund ernährt, aber irgendwie nahm sie mit der Zeit trotzdem zu und war oft wie benebelt. Sie war ihr Leben lang schlank gewesen, doch mittlerweile hatte sie 16 Kilo Übergewicht und wurde immer trauriger. Ob ihr Körperbild sie so belastete oder etwas anderes, wusste sie nicht.

Evolutionär betrachtet saßen Menschen nicht dreimal am Tag zur Hauptmahlzeit am Feuer zusammen und gönnten sich zwischendurch ein paar Snacks. Sie waren viel in Bewegung, aßen unterwegs, was sie fanden, und hatten wahrscheinlich kein Übergewicht. Immer mehr Studien zeigen, dass Stoffwechsel und Gehirn davon profitieren, wenn wir all unsere Kalorien innerhalb eines Acht-Stunden-Fensters zu uns nehmen. Zwischen Abendessen und Frühstück sollten mindestens zwölf bis sechzehn Stunden verstreichen, damit der Körper zwischendurch auf sein eigenes Fett zugreifen kann. Während der Esspausen sinkt der Insulinspiegel ab. Die Glykogenreserven in der Leber stehen dem Gehirn nur zwölf Stunden nach der letzten Mahlzeit zur Verfügung. Danach greift der Körper auf in anderen Körperteilen gespeichertes Fett zurück. Das Gehirn hat keine eigenen Fettreserven und verlangt vom Körper daher, Fett abzubauen und über das Blut herbeizubefördern.

Auf den Rat einer Ernährungsberaterin hin ging Cleo zu Intervallfasten in Verbindung mit einer Mittelmeerdiät über. Sie aß nur noch zwei Hauptmahlzeiten am Tag plus einen Snack: Mittags gab es die erste Mahlzeit, abends nach halb acht nichts mehr. Nur wenn sie morgens einen besonders langen Lauf vorhatte, gab es vorher einen Löffel Nussbutter und einen kleinen Cappuccino. Auf diese Weise wurde Cleo nicht nur ihr Übergewicht los, sondern bekam auch wieder den Kopf frei. »Die Pfunde purzelten nur so«, sagte sie, »und ich hatte meinen scharfen Verstand zurück. Mein altes Ich.« Aus Studien des MIT (Massachusetts Institute of Technology) wissen wir, dass dieser Ansatz die neuronalen Stammzellen stimuliert, die entscheidend zum Ersatz alter, verbrauchter Zellen beitragen und damit dafür sorgen, dass das Gehirn anpassungsfähig und resilient bleibt. Außerdem lässt sich mit Intervallfasten mehr Fett abbauen, ohne die Muskeln anzugreifen, womit kognitive Fähigkeiten, Emotionen und Urteilsvermögen erhalten bleiben.

Zwölf bis sechzehn Stunden Abstand zwischen Abendessen und Frühstück trainieren den Stoffwechsel in ähnlicher Form, wie

Kraft- und Ausdauertraining Herz und Muskeln gesund erhalten. Ein bisschen Stoffwechselstress durch das Fasten kann Zellen und Gewebe letztlich stärken und krankheitsresistenter machen. Und alles, was die chronische Entzündungsaktivität reduziert, lässt die die Kommunikation über die Darm-Hirn-Achse optimal funktionieren. Dies wiederum verbessert zahllose Gesundheitsprobleme von Gelenkschmerzen bis hin zu Asthma und senkt zugleich das Krebsrisiko, weil Toxine und geschädigte Zellen besser abgebaut werden können.

Mehr Proteine

Ein letztes Puzzleteilchen sind die Proteine. Bewegung und Kognition sind eng miteinander verknüpft, und Muskelkraft ist der Schlüssel für ein dauerhaft aktives Leben. Proteine wiederum sind der Schlüssel zur Erhaltung der Muskeln, die uns zu einem klaren Kopf, einem guten Gedächtnis und guter Laune verhelfen.

Im Alter geht die Muskelkraft schneller zurück, und wir müssen mehr Proteine zu uns nehmen als in jungen Jahren. Schätzungsweise 41 Prozent aller erwachsenen Frauen nehmen regelmäßig weniger Proteine zu sich als empfohlen. Laut einer Langzeitstudie von 2018, die 23 Jahre lang über 2900 Teilnehmende über 65 Jahre beobachtete, bestand bei den Personen mit der höchsten Proteinzufuhr ein 30 Prozent geringeres Risiko für eine funktionelle Einschränkung als bei denen mit dem geringsten Proteinkonsum. Selbst wenn Sie Ihre Proteine trinken müssen – Sie brauchen je nach Größe und Gewicht 60 bis 90 Gramm pro Tag. Um diese Menge zu erreichen, müssen Sie Ihre Ernährung genau unter die Lupe nehmen und ein paar Kalorien für das zweite Stück Fisch reservieren.

Ein gesundes Mikrobiom: Rücksicht auf das Darmgehirn

Wenn wir Entzündungen in Schach halten, bleibt das Mikrobiom gesünder. Zu viel Zucker und Kohlenhydrate leisten Entzündungen Vorschub, und rund um die Welt deuten Studien darauf hin, dass alternative Süßungsmittel noch schlimmer sein können. Die meisten Süßungsmittel – einschließlich Stevia und Birkenzucker (Xylitol) – bewirken Veränderungen im Mikrobiom, indem sie ein Milieu begünstigen, in dem sich unerwünschte Bakterien ausbreiten und unter Umständen in die Blutbahn geraten können. Von Zuckeraustauschstoffen können auch Signale ausgehen, die die Dopaminschaltkreise im Gehirn aktivieren, ein starkes Genuss-Belohnungs-System, dessen Überstimulierung Suchtverhalten auslöst. Wenn wir dem Drang nach Süßem nachgeben, kann dies wiederum zu Glukoseintoleranz führen. Dann gieren wir nach noch mehr Zucker und sind über kurz oder lang auf dem Weg zum Diabetes. Diabetes (auch Prädiabetes!) geht mit chronischen Entzündungen einher. Chronische Entzündungen lassen das Gehirn schrumpfen. Ein schrumpfendes Gehirn bedeutet kognitiven Abbau – das ist kein Upgrade, sondern ein Downgrade.

Überernährung, salziges Fastfood, ballaststoffarme oder frittierte Lebensmittel, Transfette, Zucker oder chemische Zusatzstoffe in Industrieprodukten, aber auch Alkohol, Nikotin, schlechter Schlaf und viel zu langes Sitzen können dem Mikrobiom zusetzen. Ein starkes Verlangen nach Kohlenhydraten kann bedeuten, dass wir nicht genügend hilfreiche Bakterien in uns tragen, die dem Gehirn Zufriedenheit melden. Also müssen wir das Gehirn dazu animieren, selbst die Wohlfühlhormone Dopamin und Serotonin auszuschütten, und das gelingt am leichtesten mit Zucker. Das Zuckerhoch hält allerdings nicht lange an, und bald hängen wir wieder schlapp auf der Couch oder greifen nach dem nächsten Kaffee oder dem nächsten Schokoriegel. Das ist ein Teufelskreis, der dem wichtigen Darmgehirn zusetzt.

Antibiotika und Abführmittel tun ein Übriges, und schon Chlor und Fluorid im Trinkwasser können dem Mikrobiom gefährlich werden. Bei Zimmertemperatur entweicht Chlor nach einer Weile aus dem Wasser; mit Abkochen geht es noch schneller. Schützen Sie Ihr Mikrobiom durch gute Ernährung und Pflege. Und wenn Sie es neu aufbauen müssen, helfen Spezialisten bei der Auswahl der passenden fermentierten Speisen oder Probiotika.

Verlässliche Daten zum Entzündungsrisiko

Um herauszufinden, was Sie tun sollten, um Entzündungen entgegenzuwirken und körperlich und geistig gesund zu bleiben, können Laborwerte eine Hilfe sein. Die folgenden Marker lassen sich über Blutproben und Gentests bestimmen und unterstützen gute Ernährungsentscheidungen.

- Herz: Ein Kalziumscan kann ermitteln, wie viel tierische Fette Sie vertragen und ob Sie ein Statin brauchen.
- Gehirn: Ein Test auf die Genvariante ApoE4 kann eine informierte Entscheidung für oder gegen eine Hormontherapie unterstützen. Wenn bei Ihnen auch nur eine Mutation vorliegt und Demenz in der Familie aufgetreten ist, wollen Sie in den Wechseljahren vielleicht doch Östrogen nehmen. Immerhin wissen wir, dass es zum Schutz der kognitiven Fähigkeiten beiträgt.
- Hämoglobin A1c, C-reaktives Protein, Triglyzeride, LDL, VLDL (Very Low-Density Lipide): Diese Werte können auf Diabetes,

Herz- und Gefäßrisiken und Entzündungen durch »Zombiezellen« hindeuten. Wenn einer dieser Werte aus dem Ruder läuft, sollten Sie Zucker, Kohlenhydrate und ungesunde Fette massiv einschränken und sich auf magere Proteine und stärkearmes Gemüse konzentrieren. Bei einem LDL-Wert über 100 kommt ein Statin in Betracht.
- Hämoglobin, Hämatokrit, Erythrozytenverteilungsbreite: Frauen mit starken Monatsblutungen in den Wechseljahren sind häufig anämisch. Hämoglobin- und Hämatokritwerte zeigen an, ob Sie ein Eisenpräparat brauchen. Es gibt jedoch auch einen Test zur Ermittlung der Erythrozytenverteilungsbreite, der verrät, ob das Knochenmark schon wieder genug rote Blutkörperchen produziert. Diese Messung teilt uns mit, ob die Anämie bereits ausgestanden ist.

Da die Entzündungsbereitschaft im Alter von Natur aus ansteigt, ist es für das Upgrade im Gehirn umso wichtiger, Entzündungen unter Kontrolle zu halten. Schlüsselelemente dafür sind:
- ausreichend Schlaf
- Bewegung mit Spaß, aber nicht bis zur Erschöpfung
- vorzugsweise stärkearmes Gemüse und magere Proteine essen
- wenig Alkohol, Zucker, Salz und Frittiertes, nicht übertreiben, weder beim Essen noch beim Sport

Bleiben Sie bei neuen Studienergebnissen misstrauisch. Früher hieß es, wir sollten keine Eier essen. Heute heißt es, Eier würden gesunde Fettsäuren liefern, und das Eigelb sei eine besonders wertvolle Cholinquelle (und Cholin ist gut fürs Gehirn). Das verwirrt nur! Montags wird A empfohlen, freitags wird davon abgeraten. Und beides könnte stimmen, weil A der einen Frau guttun und der anderen schaden kann. Was sich immer wieder bestätigt hat, habe ich oben aufgeführt. Und es könnte hilfreich sein, vielversprechende neue Marker im Blick zu behalten.

Beckenbodentraining

Frauen, die ein Kind geboren oder Unterleibsoperationen hinter sich haben, kennen vermutlich die Panik, die sich kurz vor dem Husten oder Niesen einstellt, oder wenn sie schnell noch über die grüne Ampel oder zum Bus flitzen. *Wie viel Harn wird dabei abgehen? Ein Tröpfchen oder ein kleines Rinnsal?* »Ich kann mich einfach nicht dazu durchringen, spezielle Inkontinenzbinden zu kaufen«, gesteht mir Christina (65), die immer noch laufen geht, um auch nach den Wechseljahren ihr Gewicht zu halten. Nach drei Schwangerschaften hat sie Probleme, den Harn zu halten. »Ich fühle mich uralt, wenn ich etwas aus dem Inkontinenzregal wähle. Darum nehme ich Maxibinden.« Allerdings nimmt Christina auch gerade schon das dritte Antibiotikum gegen einen hartnäckigen Harnwegsinfekt. Das ist nicht ungewöhnlich. Normale Menstruationsbinden sind für wesentlich weniger Flüssigkeit ausgelegt. Damit ist die Kapazität der Binde schnell überschritten, und die Flüssigkeit bleibt auf der Haut. Kennen Sie »Windelausschlag bei Erwachsenen«? Christinas wiederkehrende Blasenentzündungen werden wahrscheinlich dadurch verschlimmert, dass sie die falschen Hygieneartikel verwendet.

Sie will ihr Verhalten nicht umstellen, doch gezielte Beckenbodenübungen tragen zur Straffung der Beckenbodenmuskulatur bei und trainieren auch die Blase. Manchen Frauen helfen entsprechende Kurse und Anleitungen, die mitunter beinhalten, dass die Muskulatur aus der Vagina heraus stimuliert wird. Als ich dieses Thema Christina gegenüber ansprach, wehrte sie sich vehement:

»Ich hasse Beckenbodenkurse. Laufen hält mich schlank. Und ich lasse niemanden da unten herumfummeln, wenn es nicht zwingend erforderlich ist.«

Auf Lauftraining zu beharren, ohne Beckenbodenprobleme anzugehen oder sexuell aktiv zu bleiben, kann die Weichen für einen Prolaps von Vagina, Rektum, Blase oder Gebärmutter stellen, und das kommt häufiger vor, als man denkt. Mitunter warten Frauen Jahre, ehe sie ihrem Arzt dieses Problem mitteilen. In der Zwischenzeit kann dieser Zustand Selbstwertgefühl und Intimleben der Frau unterminieren und das Depressionsrisiko erhöhen. Mittels eines operativen Eingriffs können die Organe wieder an die richtige Stelle verschoben werden, und das Ergebnis – erneute unbeschwerte soziale Teilhabe – kann dem Leben eine neue Wende geben. Wenn also alles andere nicht hilft, lassen Sie sich »reparieren«.

Wir haben die Wahl, wie wir derartige Schwierigkeiten angehen. Wir können dagegen ankämpfen, uns dagegen wehren, sie leugnen und verheimlichen – und damit den ausgetretenen Pfad zum Downgrade beschreiten. Oder wir können uns dem weniger oft beschrittenen Weg zum Upgrade zuwenden, nutzen, was wir haben, und die Weichen für ein Leben mit Upgrade stellen. Wir können etwas tun! Beim Niesen Harn zu verlieren ist kein unausweichliches Schicksal. Es liegt an uns, wie wir darauf reagieren.

Östrogen macht die Schleimhäute dicker und feuchter. Wenn es zurückgeht, wird die Scheide trockener. Selbst während einer Hormontherapie brauchen Sie vielleicht mehr als Gleitgel. Experimentieren Sie mit Östrogencreme oder -zäpfchen. Und waschen Sie nach dem Verkehr zügig Ihren Intimbereich. Die Haut neigt verstärkt zu kleinen Rissen, und obendrein wird das Ejakulat bei älteren Männern saurer, was der weibliche Körper schlechter verträgt. Das erhöht die Anfälligkeit für Harnwegsinfekte. Ja, all das nimmt etwas Spontanität, aber es ist besser, als gar nichts zu unternehmen. Vielleicht können Sie es spielerisch angehen.

Bei vaginaler Trockenheit oder Schmerzen beim Verkehr kann eine zweimal wöchentliche Östrogenanwendung eine große Hilfe sein. Dafür gibt es verschiedene Cremes, aber auch vaginal einzuführende Suppositorien oder Vaginalringe. Besprechen Sie mit Ihrer Gynäkologin, was für Sie das Richtige ist. Der Vorteil der vaginalen Verabreichung liegt darin, dass diese Form der Hormontherapie sogar bei einem erhöhten Brustkrebsrisiko unbedenklich ist.

Hilfreiche Apps und Websites für das Upgrade

Jede Frau muss selbst austüfteln, wie sie im Upgrade auf Bewegung, Ernährung und Nervensystem achtet. Aber einige Menschen, denen ich vertraue, fanden die nachfolgenden Tipps praktisch. Ob das zum gewünschten Ergebnis führt, kann ich nicht garantieren, und Sie müssen selbst über die Umsetzung entscheiden. Aber es wäre vielleicht ein guter Anfang.

Ernährung und kognitive Veränderung: *Noom* ist eine App zur Gewichtskontrolle, die dabei hilft, eine neue Einstellung und gesunde Gewohnheiten in Bezug auf Ernährung, Gesundheit und Sport zu entwickeln. Dabei geht es auch um emotionales Essen.

Wer lediglich auf Gewicht, Ernährung und Kalorien achten will, ist mit der App *Lose It!* gut bedient.

Übungen für den Beckenboden, gut geschmierte Gelenke und starke Rumpfmuskeln: Xtend-Barre-Kurse auf der *Openfit*-App.

Viele andere Kurse auf Openfit könnten zu anstrengend sein, aber Xtend Barre, XB Pilates und XB Stretch enthalten gute Übungen für eine Grundfitness und zur Stärkung Ihrer Schwachpunkte.

Viele Frauen sitzen mehr, als sie glauben, deshalb lohnt sich die Anschaffung einer Smartwatch oder Apple Watch. Schrittzähler und *Activity*-App liefern Feedback, wie viel Sie sich wirklich bewegen und wie viele Kalorien Sie dabei tatsächlich verbrauchen. Denn die meisten von uns überschätzen ihren Bedarf. Wir essen mehr, als wir verbrennen, und glauben dann, dass Sport nicht hilft.

Pflege des Nervensystems und bewusstes Upgraden:

Körperscans: Solche Entspannungstechniken können Stressabbau, Wiederherstellung des Gleichgewichts und Einschlafen unterstützen. Vieles ist auf YouTube, Netflix, Spotify oder in Apple Podcasts zu finden. Sehen Sie sich verschiedene Angebote wie *Headspace* oder *Calm* an, bis Sie eine App finden, die für Sie gut passt.

Bessere Konzentration: Meditieren als Konzentrationsübung ist etwas anderes als Entspannungsmeditation. Hier geht es nicht nur um innere Ruhe, sondern wir schärfen, trainieren und stabilisieren damit den Geist. Sobald dies geschafft ist, können wir uns zunehmend auf die Veränderung und Entwicklung von Eigenschaften konzentrieren, die wir uns als die Frau, die wir schon immer sein wollten, wünschen. Das Mitgefühlstraining im nächsten Abschnitt trägt auch viel zur geistigen Stabilisierung bei.

Mitgefühl kultivieren: Die Emory University hat einen Kurs entwickelt, der alles beinhaltet: Das Nervensystem kommt zur Ruhe, der Geist kann sich besser konzentrieren, wir begegnen uns selbst mit mehr Mitgefühl, und wir lernen, dieses Mitgefühl in Energie umzusetzen, die uns davor bewahrt, vor lauter Weltschmerz auszubrennen.

Hilfe bei Brain Fog und anderen Beschwerden aufgrund von Long-COVID oder Post-COVID finden Sie über die Seite https://longcoviddeutschland.org/. Dort sind Ambulanzen und Spezialsprechstunden aufgelistet.

Falls Sie Teenager oder erwachsene Kinder haben, die mit einer Suchtproblematik oder psychischen Problemen zu kämpfen haben, gibt es ein ausgezeichnetes Zwölf-Schritte-Programm für Eltern bei Al-Anon: Gehen Sie auf https://al-anon.de und suchen Sie nach »Al-Anon für Eltern«.

Danksagung

Die ersten Ideen zu diesem Buch entstanden, als Fans von *Das weibliche Gehirn* mich anschrieben und fragten, ob ich nicht bitte auch ein Buch über die nächste Phase im Leben einer Frau schreiben könnte, wenn nach der Fruchtbarkeit viele Jahre der Unabhängigkeit und Weisheit anstehen. Anfangs war ich skeptisch, denn die medizinische Forschung konzentrierte sich ganz auf das, was in der zweiten Lebenshälfte schieflief. Dann aber wurde mir bewusst, dass diese Entwicklungsstadien für Frauen noch nie beschrieben worden waren. Deshalb bekommen Sie hiermit das Upgrade – und ich muss so vielen für all das danken, was ich lernen durfte und was ich weiterhin dazulernen darf. Wenn ich jemanden vergessen habe, dann fühlen Sie sich jetzt bitte angesprochen: Vielen Dank.

Ich danke meinen Kollegen und Kolleginnen und allen, die mich unterstützt haben und von denen ich lernen durfte: Cori Bargmann, Lynne Krillich Benioff, Marc Benioff, Liz Blackburn, Jennifer Cummings, Mary Dallman, Alison Doupe, Dena Dubal, Elissa Epel, Laura Esserman, Adam Gazzaley, Anna Glezer, Mindy Goldman, Lyn Gracie, Mel Grumbach, Steve Hauser, Dixie Honig, Holly Ingraham, Cynthia Kenyon, Joel Kramer, Rob Malenka, Sindy Mellon, Michael Merzenich, Bruce Miller, Nancy Milliken, Tammy

Neuhouse, Thomas C. Neylan, Kim Norman, Faina Novosolov, Aoife O'Donovan, Christina Pham, Ricki Pollycove, Sandy Robertson, John Rubenstein, Alla Spivak, Brandon Staglin, Garen Staglin, Shari Staglin, Matt State, Marc Tessier-Lavigne, Owen Wolkowitz und Kristine Yaffe.

Danken möchte ich meinen Lehrkräften, Mentor*innen und Kolleg*innen an der UC Berkeley, besonders Frank Beach, Marian Diamond, Peter Hornick, Daniel Mazia, Clyde Willson und Fred Wilt.

Ebenso danke ich meinen Lehrkräften, Mentor*innen und Kolleg*innen aus Yale, besonders Marilyn Farquar, Florence Hazeltine, Stanley Jackson, Eric Nestler, Sherwin Nuland und Philip Sarrel.

Ich danke meinen Lehrkräften, Mentor*innen und Kolleg*innen von der UC London und dem Wellcome Institute, besonders Bill Bynum, Charlotte MacKenzie, Roy Porter, Janet Thompson und Richard Wollheim.

Ich möchte allen danken, von denen ich in Harvard lernen durfte und die mit mir zusammengearbeitet haben, besonders Mary Anne Badaraco, Myron Belfer, Beth Blessing, Herb Goldings, Kathy Kelly, William Meissner, George Valliant, Bessel van der Kolk und Peggy Wingard.

Mein Dank gilt meinen anderen Kollegen und Kolleginnen auf dem Gebiet der frauenspezifischen Neurowissenschaft, insbesondere Roberta Brinton, John Cacioppo, Larry Cahill, Lee Cohen, Neill Epperson, Stephani Faubion, Jill Goldstein, Jennifer Gordon, Victor Henderson, Melissa Hines, Sarah Hrdy, Hadine Joffe, Claudia Kawas, Eleanor Maccoby, Martha McClintock, Bruce McEwen, Pauline Maki, Lisa Mosconi, Barbara Parry, Jennifer Payne, Natalie Rasgon, David Rubinow, Peter Schmidt, Barbara Sherwin sowie Deborah Tannen und Myrna Weissman.

Ich danke meinen Freundinnen, die mich während meines eigenen Upgrades angespornt haben: der samstäglichen Lunchrunde mit Jennifer Curley, Mickey Berg Kordelos, Lin Repola, Glenda Seidel, Maria Carini Sneed und Marty Wolf; meiner Frauenabendgruppe mit Kimberely Cameron Brody, Maggie Cox, Juannie Eng, Katherine Honig, Kerry King, Sandy Kleiman, Susan Lopes, Kary Schulman und Brenda Way; meiner Mill-Valley-Fotogruppe; meinen Lieblingsautorinnen: Julie Margaret Hogben, Jena Pincot und Michelle Stacey; meiner Mill-Valley-Meditationsgruppe; meiner Jewel-Heart-Meditationsgruppe und unseren Anleitenden; meinen Schwimmtrainerinnen und Teamkameradinnen: Patricia Chytrowski, Peggy Conrad, Kathy King, Suzanne Paynovich und Marianne Wilman; meinen Freundinnen, die immer ans Telefon gehen, wenn ich anrufe: Diane Cirrincione, Alice Corning, Jean Hietpas, Lisa Klairmont, Adrienne Larkin, Sharon Agopian Melodia, Sue Rosen, Wendy Shearn, Mary Sherman, Nancy Todes-Taylor und Jody Yeary; der besten Freundin meiner Mutter von Kindheit an, Caroline »Maury« Knight, die mir pikante Geschichten erzählte, und meiner lieben, schon verstorbenen Freundin Janet Durant.

Ich danke meinem Buchteam bei Harmony; meiner wunderbaren Lektorin Donna Loffredo, die dieses Buch zu dem gemacht hat, was es ist; meiner Agentin Elizabeth Kaplan, deren Engagement, Ansprechbarkeit und Rat alles übersteigen, was ich mir je erhoffen konnte.

Darüber hinaus gilt mein herzlicher Dank allen Fans von *Das weibliche Gehirn* – für Ihre jahrelange Unterstützung, Ihre Briefe und die Fragen. Mit jedem Brief und jeder Frage haben Sie mich dazu gebracht, verschiedene Stimmen wahrzunehmen und dazuzulernen, damit ich auf unserem Weg zum Upgrade noch besser helfen kann.

Ich danke meiner Familie, besonders meiner Schwester Diana Brizendine, die mich tagtäglich mit ihrer Liebe und ihren Gebeten unterstützt, und meinem treuen Sohn John Whitney Brizendine, dessen Unterstützung und blitzschneller Computersupport mir halfen, dieses Buch fertigzustellen. Ich danke meinem Bruder Buzz Brizendine sowie in memoriam meiner Schwester Paula Brizendine Kuntz, meinen Stieftöchtern Jessica und Elizabeth Barondes, den Onkeln Tom und John Brizendine und den Tanten Kath und Shirl Brizendine sowie meinen Nichten, Jessica Johns, Morgan Brizendine, Rachel Llanes, Nicole Kuntz und Louisa Llanes, und den Neffen, Ryan Brizendine und Derek Kuntz, die mich anspornten. Die Erinnerung an meine Mutter Louise Ann Brizendine begleitet mich jeden Tag. Sie wusste, was im Leben zählt.

Meinem Mann Samuel Barondes danke ich für all seine Liebe, Weisheit und Unterstützung, die mich trägt. Er ist mein Juwel.

Wie sehr ich meine Mitautorin, Herausgeberin und Freundin Amy Hertz zu schätzen weiß, deren Professionalität, Talent und Persönlichkeit mich während des Schreibprozesses nicht nur bei *Gehirn-Power Wechseljahre* sondern auch schon bei *Das weibliche Gehirn* geführt und herausgefordert haben, kann ich kaum in Worte fassen. Ohne sie wäre keines dieser Bücher verwirklicht worden.

Und ganz besonders möchte ich mich bei allen Patientinnen bedanken, deren Geschichte ich erzählt habe, die jedoch aus Gründen der Vertraulichkeit anonym bleiben müssen. Ihre Kämpfe und Triumphe beim Upgrade sind ein Geschenk an Sie, das Ihnen bei Ihrem Upgrade als Richtschnur dienen möge

Ausgewählte Quellen

Einführung

Davis, Emily J., Iryna Lobach, and Dena B. Dubal. 2018. »Female XX sex chromosomes increase survival and extend lifespan in aging mice«. *Aging Cell* 18 (1). doi:10.1111/acel.12871.

Santoro, Nanette, and John F. Randolph. 2011. »Reproductive hormones and the menopause transition«. *Obstetrics and Gynecology Clinics of North America* 38 (3):455–66. doi:10.1016/j.ogc.2011.05.004.

Sripada, Rebecca K., Christine E. Marx, Anthony P. King, Nirmala Rajaram, Sarah N. Garfinkel, James L. Abelson, and Israel Liberzon. 2013. »DHEA enhances emotion regulation neurocircuits and modulates memory for emotional stimuli«. *Neuropsychopharmacology* 38 (9):1798–1807. doi:10.1038/npp.2013.79.

Taylor, Caitlin M., Laura Pritschet, and Emily G. Jacobs. 2021. »The scientific body of knowledge - whose body does it serve? A spotlight on oral contraceptives and women's health factors in neuroimaging«. *Frontiers in Neuroendocrinology* 60 (6). doi:10.1016/j.yfrne.2020.100874.

Kapitel 1: Den Diskurs verändern

Archer, John. 2019. »The reality and evolutionary significance of human psychological sex differences.« *Biological Reviews* 94 (4):1381–415. doi:10.1111/brv.12507.

Luine, Victoria, and Maya Frankfurt. 2020. »Estrogenic regulation of memory: The first 50 years«. *Hormones and Behavior* 121. doi:10.1016/j.yhbeh.2020.104711.

Monteleone, Patrizia, Giulia Mascagni, Andrea Giannini, Andrea R. Genazzani, and Tommaso Simoncini. 2018. »Symptoms of menopause – global prevalence, physiology and implications«. *Nature Reviews Endocrinology* 14 (4):199–215. doi:10.1038/nrendo.2017.180.

Protsenko, Ekaterina, Ruoting Yang, Brent Nier, Victor Reus, Rasha Hammamieh, Ryan Rampersaud, et al. 2021. »›GrimAge,‹ an epigenetic predictor of mortality, is accelerated in major depressive disorder«. *Translational Psychiatry* 11 (1). doi:10.1038/s41398-021-01302-0.

Sartori, Andrea C., David E. Vance, Larry Z. Slater, and Michael Crowe. 2012. »The impact of inflammation on cognitive function in older adults«. *Journal of Neuroscience Nursing* 44 (4):206–17. doi:10.1097/JNN.0b013e3182527690.

Torrens, Javier I., Kim Sutton-Tyrrell, Xinhua Zhao, Karen Matthews, Sarah Brockwell, Mary Fran Sowers, and Nanette Santoro. 2009. »Relative androgen excess during the menopausal transition predicts incident metabolic syndrome in midlife women«. *Menopause* 16 (2):257–64. doi:10.1097/gme.0b013e318185e249.

Wang, Yiwei, Aarti Mishra, and Roberta Diaz Brinton. 2020. »Transitions in metabolic and immune systems from pre-menopause to post-menopause: Implications for age-associated neurodegenerative diseases«. *F1000Research* 9. doi:10.12688/f1000research.21599.1.

Xin, Jiang, Yaoxue Zhang, Yan Tang, and Yuan Yang. 2019. »Brain differences between men and women: Evidence from deep learning«. *Frontiers in Neuroscience* 13. doi:10.3389/fnins.2019.00185.

Kapitel 2: Die Crux der Weiblichkeit

Hill, Sarah E. *Wie uns die Pille verändert. Die überraschenden Auswirkungen auf unser Denken und Fühlen, den Körper und unsere Beziehungen. Alles, was Frauen über die Antibabypille wissen müssen.* Aus dem Englischen übersetzt von Wibke Kuhn. Heyne Verlag, München 2020.

Mueller, Joshua M., Laura Pritschet, Tyler Santander, Caitlin M. Taylor, Scott T. Grafton, Emily Goard Jacobs, and Jean M. Carlson. 2021. »Dynamic community detection reveals transient reorganization of functional brain networks across a female menstrual cycle«. *Network Neuroscience* 5 (1): 125–44 doi:10.1162/netn_a_00169.

Paul, Steven M., Graziano Pinna, and Alessandro Guidotti. 2020. »Allopregnanolone: From molecular pathophysiology to therapeutics. A historical perspective«. *Neurobiology of Stress* 12. doi:10.1016/j.ynstr.2020.100215.

Pritschet, Laura, Tyler Santander, Caitlin M. Taylor, Evan Layher, Shuying Yu, Michael B. Miller, et al. 2020. »Functional reorganization of brain networks across the human menstrual cycle«. *NeuroImage* 220 (4). doi:10.1016/j.neuroimage.2020.117091.

Syan, Sabrina K., Luciano Minuzzi, Dustin Costescu, Mara Smith, Olivia R. Allega, Marg Coote, et al. 2017. »Influence of endogenous estradiol, progesterone, allopregnanolone, and dehydroepiandrosterone sulfate on brain resting state functional connectivity across the menstrual cycle«. *Fertility and Sterility* 107 (5):1246–55.e4. doi:10.1016/j.fertnstert.2017.03.021.

Weber, Miriam T., Mark Mapstone, Jennifer Staskiewicz, and Pauline M. Maki. 2012. »Reconciling subjective memory complaints with objective memory performance in the menopausal transition«. *Menopause* 19 (7):735–41. doi:10.1097/gme.0b013e318241fd22.

Witchel, Selma Feldman, Bianca Pinto, Anne Claire Burghard, and Sharon E. Oberfield. 2020. »Update on adrenarche«. *Current Opinion in Pediatrics* 32 (4):574–81. doi:10.1097/mop.0000000000000928.

Kapitel 3: Unterwegs zum Upgrade

Bluming, Avrum Z. 2021. »Progesterone and breast cancer pathogenesis«. *Journal of Molecular Endocrinology* 66 (1):C1-C2. doi:10.1530/jme-20-0262.

Boyle, Christina P., Cyrus A. Raji, Kirk I. Erickson, Oscar L. Lopez, James T. Becker, H. Michael Gach, et al. 2020. »Estrogen, brain structure, and cognition in postmenopausal women«. *Human Brain Mapping* 42 (1):24–35. doi:10.1002/hbm.25200.

Craig, A. D., K. Chen, D. Bandy, and E. M. Reiman. 2000. »Thermosensory activation of insular cortex«. *Nature Neuroscience* 3 (2):184–90. doi:10.1038/72131.

El Khoudary, Samar R., Gail Greendale, Sybil L. Crawford, Nancy E. Avis, Maria M. Brooks, Rebecca C. Thurston, et al. 2019. »The menopause transition and women's health at midlife«. *Menopause* 26 (10):1213–27. doi:10.1097/gme.0000000000001424.

Engel, Sinha, Hannah Klusmann, Beate Ditzen, Christine Knaevelsrud, and Sarah Schumacher. 2019. »Menstrual cycle-related fluctuations in oxytocin concentrations: A systematic review and meta-analysis«. *Frontiers in Neuroendocrinology* 52 (6):144–55. doi:10.1016/j.yfrne.2018.11.002.

Fan, Yubo, Ruiyi Tang, Jerilynn C. Prior, and Rong Chen. 2020. »Paradigm shift in pathophysiology of vasomotor symptoms: Effects of estradiol withdrawal and progesterone therapy«. *Drug Discovery Today: Disease Models* 32 (1):59–69. doi:10.1016/j.ddmod.2020.11.004.

Freedman, Robert R. 2014. »Menopausal hot flashes: Mechanisms, endocrinology, treatment«. *Journal of Steroid Biochemistry and Molecular Biology* 142:115–20. doi:10.1016/j.jsbmb.2013.08.010.

Goldstein, S. R., and M. A. Lumsden. 2017. »Abnormal uterine bleeding in perimenopause«. *Climacteric* 20 (5):414–20. doi:10.1080/13697137.2017.1358921.

Hanstede, Miriam M. F., Martijn J. Burger, Anne Timmermans, and Matthé P. M. Burger. 2012. »Regional and temporal variation in hysterectomy rates and surgical routes for benign diseases in the Netherlands«. *Acta Obstetricia et Gynecologica Scandinavica* 91 (2):220–25. doi:10.1111/j.1600-0412.2011.01309.x.

Henderson, V. W., J. R. Guthrie, E. C. Dudley, H. G. Burger, and L. Dennerstein. 2003. »Estrogen exposures and memory at midlife: A population-based study of women«. *Neurology* 60 (8):1369–71. doi:10.1212/01.Wnl.0000059413.75888.Be.

Hodis, H. N., and P. M. Sarrel. 2018. »Menopausal hormone therapy and breast cancer: what is the evidence from randomized trials?« *Climacteric* 21 (6):521–28. doi:10.1080/13697137.2018.1514008.

Nanba, Aya T., Juilee Rege, Jianwei Ren, Richard J. Auchus, William E. Rainey, and Adina F. Turcu. 2019. »11-Oxygenated C19 steroids do not decline with age in women«. *Journal of Clinical Endocrinology & Metabolism* 104 (7):2615–22. doi:10.1210/jc.2018-02527.

Pletzer, Belinda, Ti-Anni Harris, Andrea Scheuringer, and Esmeralda Hidalgo-Lopez. 2019. »The cycling brain: Menstrual cycle related fluctuations in hippocampal and fronto-striatal activation and connectivity during cognitive tasks«. *Neuropsychopharmacology* 44 (11):1867–75. doi:10.1038/s41386-019-0435-3.

Pouba, Katherine, and Ashley Tianen. 2006. »Lunacy in the 19th Century: Women's Admission to Asylums in the United States of America.« *Oshkosh Scholar* 1:95–103.

Santoro, Nanette, and John F. Randolph. 2011. »Reproductive hormones and the menopause transition«. *Obstetrics and Gynecology Clinics of North America* 38 (3):455–66. doi:10.1016/j.ogc.2011.05.004.

Suss, Hannah, Jasmine Willi, Jessica Grub, and Ulrike Ehlert. 2021. »Estradiol and progesterone as resilience markers? – Findings from the Swiss Perimenopause Study«. *Psychoneuroendocrinology* 127. doi:10.1016/j.psyneuen.2021.105177.

Taylor, Caitlin M., Laura Pritschet, and Emily G. Jacobs. 2021. »The scientific body of knowledge – whose body does it serve? A spotlight on oral contraceptives and women's health factors in neuroimaging«. *Frontiers in Neuroendocrinology* 60. doi:10.1016/j.yfrne.2020.100874.

Weber, M. T., L. H. Rubin, R. Schroeder, T. Steffenella, and P. M. Maki. 2021. »Cognitive profiles in perimenopause: Hormonal and menopausal symptom correlates«. *Climacteric* 24 (4):1–7. doi:10.1080/13697137.2021.1892626.

Zorumski, Charles F., Steven M. Paul, Douglas F. Covey, and Steven Mennerick. 2019. »Neurosteroids as novel antidepressants and anxiolytics: GABA-A receptors and beyond«. *Neurobiology of Stress* 11. doi:10.1016/j.ynstr.2019.100196.

Kapitel 4: Durch unbekanntes Terrain

Allais, Gianni, Giulia Chiarle, Silvia Sinigaglia, Gisella Airola, Paola Schiapparelli, and Chiara Benedetto. 2018. »Estrogen, migraine, and vascular risk«. *Neurological Sciences* 39 (S1):11–20. doi:10.1007/s10072-018-3333-2.

Beral, Valerie, Richard Peto, Kirstin Pirie, and Gillian Reeves. 2019. »Type and timing of menopausal hormone therapy and breast cancer risk: individual participant meta-analysis of the worldwide epidemiological evidence«. *The Lancet* 394 (10204):1159–68. doi:10.1016/s0140-6736(19)31709-x.

Brinton, Roberta Diaz, Richard F. Thompson, Michael R. Foy, Michel Baudry, JunMing Wang, Caleb E. Finch, et al. 2008. »Progesterone receptors: Form and function in brain«. *Frontiers in Neuroendocrinology* 29 (2):313–39. doi:10.1016/j.yfrne.2008.02.001.

Bromberger, Joyce T., and Cynthia Neill Epperson. 2018. »Depression during and after the perimenopause.« *Obstetrics and Gynecology Clinics of North America* 45 (4):663–78. doi:10.1016/j.ogc.2018.07.007.

Cagnacci, Angelo, and Martina Venier. 2019. »The controversial history of hormone replacement therapy«. *Medicina* 55 (9). doi:10.3390/medicina55090602.

Cummings, Jennifer A., and Louann Brizendine. 2002. »Comparison of physical and emotional side effects of progesterone or medroxyprogesterone in early postmenopausal women«. *Menopause* 9 (4):253–63. doi:10.1097/00042192-20020 7000-00006.

»Dietary Supplements: What You Need to Know«. National Institutes of Health Office of Dietary Supplements, September 3, 2020.

Edwards, Alexis C., Sara Larsson Lonn, Casey Crump, Eve K. Moscicki, Jan Sundquist, Kenneth S. Kendler, and Kristina Sundquist. 2020. »Oral contraceptive use and risk of suicidal behavior among young women«. *Psychological Medicine*:1–8. doi:10.1017/s0033291720003475.

Genazzani, Andrea R., Patrizia Monteleone, Andrea Giannini, and Tommaso Simoncini. 2021. »Hormone therapy in the postmenopausal years: considering benefits and risks in clinical practice«. Human Reproduction Update doi:10.1093/humupd/dmab026.

Gibson, Carolyn J., Yixia Li, Guneet K. Jasuja, Kyle J. Self, Karen H. Seal, and Amy L. Byers. 2021. »Menopausal hormone therapy and suicide in a national sample of midlife and older women veterans«. *Medical Care* 59:S70–S76. doi:10.1097/mlr.0000000000001433.

Gordon, Jennifer L., Tory A. Eisenlohr-Moul, David R. Rubinow, Leah Schrubbe, and Susan S. Girdler. 2016. »Naturally occurring changes in estradiol concentrations in the menopause transition predict morning cortisol and negative mood in perimenopausal depression«. *Clinical Psychological Science* 4 (5):919–35. doi:10.1177/2167702616647924.

Heath, Laura, Shelly L. Gray, Denise M. Boudreau, Ken Thummel, Karen L. Edwards, Stephanie M. Fullerton, et al. 2018. »Cumulative antidepressant use and risk of dementia in a prospective cohort study«. *Journal of the American Geriatrics Society* 66 (10):1948–55. doi:10.1111/jgs.15508.

Hill, Sarah E. *Wie uns die Pille verändert. Die überraschenden Auswirkungen auf unser Denken und Fühlen, den Körper und unsere Beziehungen. Alles, was Frauen über die Antibabypille wissen müssen.* Aus dem Englischen übersetzt von Wibke Kuhn. Heyne Verlag, München 2020.

Kolata, Gina. »Rate of hysterectomies puzzles experts«. *New York Times*, September 20, 1988.

Lobo, Roger A. 2016. »Hormone-replacement therapy: Current thinking.« *Nature Reviews Endocrinology* 13 (4):220–31. doi:10.1038/nrendo.2016.164.

Loprinzi, Charles L., Debra L. Barton, Lisa A. Carpenter, Jeff A. Sloan, Paul J. Novotny, Matthew T. Gettman, and Bradley J. Cristensen. 2004. »Pilot evaluation of paroxetine for treating hot flashes in men«. *Mayo Clinic Proceedings* 79 (10):1247–51. doi:10.4065/79.10.1247.

Maki, Pauline M., Susan G. Kornstein, Hadine Joffe, Joyce T. Bromberger, Ellen W. Freeman, Geena Athappilly, et al. 2019. »Guidelines for the evaluation and treatment of perimenopausal depression: Summary and recommendations«. *Journal of Women's Health* 28 (2):117–34. doi:10.1089/jwh.2018.27099.mensocrec.

Mazer, Norman A. 2004. »Interaction of estrogen therapy and thyroid hormone replacement in postmenopausal women«. *Thyroid* 14 (S1):27–34. doi:10.1089/105072504323024561.

Pokras, R., and V. G. Hufnagel. 1988. »Hysterectomy in the United States,

1965–84«. *American Journal of Public Health* 78 (7):852–53. doi:10.2105/ajph.78.7.852.

Rasgon, Natalie L., Jennifer Dunkin, Lynn Fairbanks, Lori L. Altshuler, Co Troung, Shana Elman, et al. 2007. »Estrogen and response to sertraline in postmenopausal women with major depressive disorder: A pilot study«. *Journal of Psychiatric Research* 41 (3–4):338–43. doi:10.1016/j.jpsychires.2006.03.009.

Russell, Jason K., Carrie K. Jones, and Paul A. Newhouse. 2019. »The role of estrogen in brain and cognitive aging«. *Neurotherapeutics* 16 (3):649–65. doi:10.1007/s13311-019-00766-9.

Singh, Meharvan, Chang Su, and Selena Ng. 2013. »Non-genomic mechanisms of progesterone action in the brain«. *Frontiers in Neuroscience* 7. doi:10.3389/fnins.2013.00159.

Skovlund, Charlotte Wessel, Lina Steinrud Mørch, Lars Vedel Kessing, Theis Lange, and Øjvind Lidegaard. 2018. »Association of hormonal contraception with suicide attempts and suicides«. *American Journal of Psychiatry* 175 (4):336–42. doi:10.1176/appi.ajp.2017.17060616.

Willi, Jasmine, Hannah Suss, Jessica Grub, and Ulrike Ehlert. 2020. »Prior depression affects the experience of the perimenopause – findings from the Swiss Perimenopause Study.« *Journal of Affective Disorders* 277:603–11. doi:10.1016/j.jad.2020.08.062.

Writing Group for the Women's Health Initiative, Investigators. 2002. »Risks and benefits of estrogen plus progestin in healthy postmenopausal women: principal results from the women's health initiative randomized controlled trial«. *JAMA: The Journal of the American Medical Association* 288 (3):321–33. doi:10.1001/jama.288.3.321.

Kapitel 5: Das Gehirn auf der Suche nach der neuen Realität

Freeman, Ellen W., Mary D. Sammel, David W. Boorman, and Rongmei Zhang. 2014. »Longitudinal pattern of depressive symptoms around natural menopause«. *JAMA Psychiatry* 71 (1). doi:10.1001/jamapsychiatry.2013.2819.

Gordon, Jennifer L., Alexis Peltier, Julia A. Grummisch, and Laurie Sykes Tottenham. 2019. »Estradiol fluctuation, sensitivity to stress, and depressive symptoms in the menopause transition: A pilot study«. *Frontiers in Psychology* 10. doi:10.3389/fpsyg.2019.01319.

Handa, Robert J., and Michael J. Weiser. 2014. »Gonadal steroid hormones and the hypothalamo-pituitary-adrenal axis«. *Frontiers in Neuroendocrinology* 35 (2):197–220. doi:10.1016/j.yfrne.2013.11.001.

Herrera, Alexandra Ycaza, Howard N. Hodis, Wendy J. Mack, and Mara Mather. 2017. »Estradiol therapy after menopause mitigates effects of stress on cortisol and working memory«. *Journal of Clinical Endocrinology & Metabolism* 102 (12):4457–66. doi:10.1210/jc.2017-00825.

Koch, Patricia Barthalow, Phyllis Kernoff Mansfield, Debra Thurau, and Molly Carey. 2005. »›Feeling frumpy‹: The relationships between body image and sexual response changes in midlife women«. *Journal of Sex Research* 42 (3):215–23. doi:10.1080/00224490509552276.

Mosconi, Lisa, Valentina Berti, Jonathan Dyke, Eva Schelbaum, Steven Jett, Lacey Loughlin, et al. 2021. »Menopause impacts human brain structure, connectivity, energy metabolism, and amyloid-beta deposition«. *Scientific Reports* 11 (1). doi:10.1038/s41598-021-90084-y.

Ochsner, Kevin N., Jennifer A. Silvers, and Jason T. Buhle. 2012. »Functional imaging studies of emotion regulation: a synthetic review and evolving model of the cognitive control of emotion«. *Annals of the New York Academy of Sciences* 1251 (1):E1-E24. doi:10.1111/j.1749-6632.2012.06751.x.

Pariante, Carmine M., and Stafford L. Lightman. 2008. »The HPA axis in major depression: Classical theories and new developments«. *Trends in Neurosciences* 31 (9):464–68. doi:10.1016/j.tins.2008.06.006.

Parker, Kyle E., Christian E. Pedersen, Adrian M. Gomez, Skylar M. Spangler, Marie C. Walicki, Shelley Y. Feng, et al. 2019. »A paranigral VTA nociceptin circuit that constrains motivation for reward«. *Cell* 178 (3):653–71.e19. doi:10.1016/j.cell.2019.06.034.

Protsenko, Ekaterina, Ruoting Yang, Brent Nier, Victor Reus, Rasha Hammamieh, Ryan Rampersaud, et al. 2021. »›GrimAge,‹ an epigenetic predictor of mortality, is accelerated in major depressive disorder«. *Translational Psychiatry* 11 (1). doi:10.1038/s41398-021-01302-0.

Sapolsky, Robert M. 2000. »Glucocorticoids and hippocampal atrophy in neuropsychiatric disorders«. *Archives of General Psychiatry* 57 (10). doi:10.1001/archpsyc.57.10.925.

Sherwin, Barbara B. 2012. »Estrogen and cognitive functioning in women: Lessons we have learned«. *Behavioral Neuroscience* 126 (1):123–27. doi:10.1037/a0025539.

Woods, Nancy F., Molly C. Carr, Eunice Y. Tao, Heather J. Taylor, and Ellen S. Mitchell. 2006. »Increased urinary cortisol levels during the menopause transition«. *Menopause* 13 (2):212–21. doi:10.1097/01.gme.0000198490.57242.2e.

Zaki, Jamil, Joshua Ian Davis, and Kevin N. Ochsner. 2012. »Overlapping activity in anterior insula during interoception and emotional experience«. *NeuroImage* 62 (1):493–99. doi:10.1016/j.neuroimage.2012.05.012.

Kapitel 6: Selbstfürsorge aus neurowissenschaftlicher Sicht

Allen, Andrew P., Timothy G. Dinan, Gerard Clarke, and John F. Cryan. 2017. »A psychology of the human brain-gut-microbiome axis«. *Social and Personality Psychology Compass* 11 (4). doi:10.1111/spc3.12309.

Baer, R. A., J. Carmody, and M. Hunsinger. 2012. »Weekly change in mindfulness and perceived stress in a mindfulness-based stress reduction program«. *Journal of Clinical Psychology* 68 (7):755–65. doi:10.1002/jclp.21865.

Bancos, Simona, Matthew P. Bernard, David J. Topham, and Richard P. Phipps. 2009. »Ibuprofen and other widely used non-steroidal anti-inflammatory drugs inhibit antibody production in human cells«. *Cellular Immunology* 258 (1):18–28. doi:10.1016/j.cellimm.2009.03.007.

Besedovsky, Luciana, Tanja Lange, and Monika Haack. 2019. »The sleep-immune crosstalk in health and disease«. *Physiological Reviews* 99 (3):1325–80. doi:10.1152/physrev.00010.2018.

Boehme, Marcus, Marcel van de Wouw, Thomaz F. S. Bastiaanssen, Loreto Olavama-Ramfrez, Katriona Lyons, Fiona Fouhy, et al. 2019. »Mid-life microbiota crises: Middle age is associated with pervasive neuroimmune alterations that are reversed by targeting the gut microbiom«. *Molecular Psychiatry* 25 (10):2567–83. doi:10.1038/s41380-019-0425-1.

Bonaz, Bruno, Thomas Bazin, and Sonia Pellissier. 2018. »The vagus nerve at the interface of the microbiota-gut-brain axis«. *Frontiers in Neuroscience* 12. doi:10.3389/fnins.2018.00049.

Braun, Theodore P., Xinxia Zhu, Marek Szumowski, Gregory D. Scott, Aaron J. Grossberg, Peter R. Levasseur, et al. 2011. »Central nervous system inflammation induces muscle atrophy via activation of the hypothalamic-pituitary-adrenal axis«. *Journal of Experimental Medicine* 208 (12):2449–63. doi:10.1084/jem.20111020.

Breit, Sigrid, Aleksandra Kupferberg, Gerhard Rogler, and Gregor Hasler. 2018. »Vagus nerve as modulator of the brain-gut axis in psychiatric and inflammatory disorders«. *Frontiers in Psychiatry* 9. doi:10.3389/fpsyt.2018.00044.

Brunt, V. E., R. A. Gioscia-Ryan, J. J. Richey, M. C. Zigler, L. M. Cuevas, A. Gonzalez, et al. 2019. »Suppression of the gut microbiome ameliorates age-related arterial dysfunction and oxidative stress in mice«. *Journal of Physiology* 597 (9):2361–78. doi:10.1113/JP277336.

Burokas, Aurelijus, Silvia Arboleya, Rachel D. Moloney, Veronica L. Peterson, Kiera Murphy, Gerard Clarke, et al. 2017. »Targeting the microbiota-gut-brain axis: Prebiotics have anxiolytic and antidepressant-like effects and reverse the impact of chronic stress in mice«. *Biological Psychiatry* 82 (7):472–87. doi:10.1016/j.biopsych.2016.12.031.

Bussian, T. J., A. Aziz, C. F. Meyer, B. L. Swenson, J. M. van Deursen, and D. J. Baker. 2018. »Clearance of senescent glial cells prevents tau-dependent pathology and cognitive decline«. *Nature* 562 (7728):578–82. doi:10.1038/s41586-018- 0543-y.

Cai, Dongsheng, and Sinan Kohr. 2019. »›Hypothalamic microinflammation‹ paradigm in aging and metabolic diseases«. *Cell Metabolism* 30 (1):19–35. doi:10.1016/j.cmet.2019.05.021.

Casaletto, Kaitlin B., Fanny M. Elahi, Adam M. Staffaroni, Samantha Walters, Wilfredo Rivera Contreras, Amy Wolf, et al. 2019. »Cognitive aging is not created equally: Differentiating unique cognitive phenotypes in ›normal‹ adults.« *Neurobiology of Aging* 77:13–19. doi:10.1016/j.neurobiolaging.2019.01.007.

Collins, F. L., N. D. Rios-Arce, S. Atkinson, H. Bierhalter, D. Schoenherr, J. N. Bazil, et al. 2017. »Temporal and regional intestinal changes in permeability, tight junction, and cytokine gene expression following ovariectomy-induced estrogen deficiency«. *Physiological Reports* 5 (9). doi:10.14814/phy2.13263.

Cryan, John F., Kenneth J. O'Riordan, Kiran Sandhu, Veronica Peterson, and Timothy G. Dinan. 2020. »The gut microbiome in neurological disorders«. *Lancet Neurology* 19 (2):179–94. doi:10.1016/s1474-4422(19)30356-4.

Daghlas, Iyas, Jacqueline M. Lane, Richa Saxena, and Celine Vetter. 2021. »Genetically proxied diurnal preference, sleep timing, and risk of major depressive disorder«. *JAMA Psychiatry* 78 (8):903–10. doi:10.1001/jamapsychiatry.2021.0959.

Dantzer, Robert. 2018. »Neuroimmune interactions: From the brain to the immune system and vice versa«. *Physiological Reviews* 98 (1):477–504. doi:10.1152/physrev.00039.2016.

D'Mello, C., N. Ronaghan, R. Zaheer, M. Dicay, T. Le, W. K. MacNaughton, M. G. Surrette, and M. G. Swain. 2015. »Probiotics improve inflammation-associated sickness behavior by altering communication between the peripheral immune system and the brain«. *Journal of Neuroscience* 35 (30):10821–30. doi:10.1523/jneurosci.0575-15.2015.

Erickson, Michelle A., William A. Banks, and Robert Dantzer. 2018. »Neuroimmune axes of the blood-brain barriers and blood-brain interfaces: Bases for physiological regulation, disease states, and pharmacological *interventions«*. *Pharmacological Reviews* 70 (2):278–314. doi:10.1124/pr.117.014647.

Evrensel, A., B. Onen Unsalver, and M. E. Ceylan. 2019. »Therapeutic potential of the microbiome in the treatment of neuropsychiatric disorders«. *Medical Sciences* (Basel) 7 (2):21. doi:10.3390/medsci7020021.

Felger, Jennifer C. 2018. »Imaging the role of inflammation in mood and anxiety-related disorders«. *Current Neuropharmacology* 16 (5):533–58. doi:10.2174/157015 9x15666171123201142.

Felger, Jennifer C., and Michael T. Treadway. 2016. »Inflammation effects on motivation and motor activity: role of dopamine«. *Neuropsychopharmacology* 42 (1):216–41. doi:10.1038/npp.2016.143.

Fuhrman, B. J., H. S. Feigelson, R. Flores, M. H. Gail, X. Xu, J. Ravel, and James J. Goedert. 2014. »Associations of the fecal microbiome with urinary estrogens and estrogen metabolites in postmenopausal women«. *Journal of Clinical Endocrinology and Metabolism* 99 (12):4632–40. doi:10.1210/jc.2014-2222.

Fung, T. C., H. E. Vuong, C. D. G. Luna, G. N. Pronovost, A. A. Aleksandrova, N. G. Riley, et al. 2019. »Intestinal serotonin and fluoxetine exposure modulate bacterial colonization in the gut«. *Nature Microbiology* 4 (12):2064–73. doi:10.1038/s41564-019-0540-4.

Gibson, Glenn R., Robert Hutkins, Mary Ellen Sanders, Susan L. Prescott, Raylene A. Reimer, Seppo J. Salminen, et al. 2017. »Expert consensus document: The International Scientific Association for Probiotics and Prebiotics (ISAPP) consensus statement on the definition and scope of prebiotics«. *Nature Reviews Gastroenterology & Hepatology* 14 (8):491–502. doi:10.1038/nrgastro.2017.75.

Goverse, Gera, Michelle Stakenborg, and Gianluca Matteoli. 2016. »The intestinal cholinergic anti-inflammatory pathway«. *Journal of Physiology* 594 (20):5771–80. doi:10.1113/jp271537.

Greenfield, Shelly F., Sudie E. Back, Katie Lawson, and Kathleen T. Brady. 2010. »Substance abuse in women.« Psychiatric Clinics of North America 33 (2):339–55. doi:10.1016/j.psc.2010.01.004.

Griswold, Max G., Nancy Fullman, Caitlin Hawley, Nicholas Arian, Stephanie R. M. Zimsen, Hayley D. Tymeson, et al. 2018. »Alcohol use and burden for 195 countries and territories, 1990-2016: A systematic analysis for the Global Burden of Disease Study 2016«. *Lancet* 392 (10152):1015–35. doi:10.1016/s0140-6736(18)31310-2.

Harand, Caroline, Franchise Bertran, Franck Doidy, Fabian Guenole, Beatrice Desgranges, Francis Eustache, and Geraldine Rauchs. 2012. »How aging affects sleep-dependent memory consolidation?« *Frontiers in Neurology* 3. doi:10.3389/fneur.2012.00008.

Hardeland, Rudiger. 2019. »Aging, melatonin, and the pro- and anti-inflammatory networks«. *International Journal of Molecular Sciences* 20 (5). doi:10.3390/ijms20051223.

Harper, C. 2009. »The neuropathology of alcohol-related brain damage.« *Alcohol and Alcoholism* 44 (2):136–40. doi:10.1093/alcalc/agn102.

Hilderbrand, Elisa R., and Amy W. Lasek. 2018. »Estradiol enhances ethanol reward in female mice through activation of ERα and ERβ.« *Hormones and Behavior* 98:159–64. doi:10.1016/j.yhbeh.2018.01.001.

Kim, Jee Wook, Dong Young Lee, Boung Chul Lee, Myung Hun Jung, Hano Kim, Yong Sung Choi, and Ihn-Geun Choi. 2012. »Alcohol and cognition in the elderly: A review«. *Psychiatry Investigation* 9 (1). doi:10.4306/pi.2012.9.1.8.

Kim, Sangjune, Seung-Hwan Kwon, Tae-In Kam, Nikhil Panicker, Senthilkumar S. Karuppagounder, Saebom Lee, et al. 2019. »Transneuronal propagation of pathologic a-synuclein from the gut to the brain models Parkinson's disease«. *Neuron* 103 (4):627-41.e7. doi:10.1016/j.neuron.2019.05.035.

Kowalski, K., and A. Mulak. 2019. »Brain-gut-microbiota axis in Alzheimer's disease«. *Journal of Neurogastroenterology and Motility* 25 (1):48–60. doi:10.5056/jnm18087.

Kuffer, Andreas, Laura D. Straus, Aric A. Prather, Sabra S. Inslicht, Anne Richards, Judy K. Shigenaga, et al. 2019. »Altered overnight levels of pro-inflammatory cytokines in men and women with posttraumatic stress disorder«. *Psychoneuroendocrinology* 102:114–20. doi:10.1016/j.psyneuen.2018.12.002.

Lindbergh, Cutter A., Kaitlin B. Casaletto, Adam M. Staffaroni, Fanny Elahi, Samantha M. Walters, Michelle You, et al. 2020. »Systemic tumor necrosis factor – alpha trajectories relate to brain health in typically aging older adults«. *Journals of Gerontology:* Series A 75 (8):1558–65. doi:10.1093/gerona/glz209.

Lionnet, Arthur, Laurene Leclair-Visonneau, Michel Neunlist, Shigeo Murayama, Masaki Takao, Charles H. Adler, et al. 2017. »Does Parkinson's disease start in the gut?« *Acta Neuropathologica* 135 (1):1–12. doi:10.1007/s00401-017-1777-8.

Liu, Jing, Fei Xu, Zhiyan Nie, and Lei Shao. 2020. »Gut microbiota approach –

a new strategy to treat Parkinson's disease«. *Frontiers in Cellular and Infection Microbiology* 10. doi:10.3389/fcimb.2020.570658.

Lobionda, Stefani, Panida Sittipo, Hyog Young Kwon, and Yun Kyung Lee. 2019. »The role of gut microbiota in intestinal inflammation with respect to diet and extrinsic stressors«. *Microorganisms* 7 (8). doi:10.3390/microorganisms7080271.

Martin, Dominique E., Blake L. Torrance, Laura Haynes, and Jenna M. Bartley. 2021. »Targeting aging: Lessons learned from immunometabolism and cellular senescence«. *Frontiers in Immunology* 12. doi:10.3389/fimmu.2021.714742.

Michaud, Martin, Laurent Balardy, Guillaume Moulis, Clement Gaudin, Caroline Peyrot, Bruno Vellas, et al. 2013. »Proinflammatory cytokines, aging, and age-related diseases«. *Journal of the American Medical Directors Association* 14 (12):877–82. doi:10.1016/j.jamda.2013.05.009.

Miller, Andrew H., Ebrahim Haroon, Charles L. Raison, and Jennifer C. Felger. 2013. »Cytokine targets in the brain: Impact on neurotransmitters and neurocircuits«. *Depression and Anxiety* 30 (4):297–306. doi:10.1002/da.22084.

Milton, David C., Joey Ward, Emilia Ward, Donald M. Lyall, Rona J. Strawbridge, Daniel J. Smith, and Breda Cullen. 2021. »The association between C-reactive protein, mood disorder, and cognitive function in UK Biobank.«. *European Psychiatry* 64 (1). doi:10.1192/j.eurpsy.2021.6.

Moieni, Mona, Kevin M. Tan, Tristen K. Inagaki, Keely A. Muscatell, Janine M. Dutcher, Ivana Jevtic, et al. 2019. »Sex differences in the relationship between inflammation and reward sensitivity: A randomized controlled trial of endotoxin«. *Biological Psychiatry: Cognitive Neuroscience and Neuroimaging* 4 (7):619–26. doi:10.1016/j.bpsc.2019.03.010.

Mu, Qinghui, Vincent J. Tavella, and Xin M. Luo. 2018. »Role of Lactobacillus reuteri in human health and diseases«. *Frontiers in Microbiology* 9. doi:10.3389/fmicb.2018.00757.

Mursu, Jaakko, Lyn M. Steffen, Katie A. Meyer, Daniel Duprez, and David R. Jacobs. 2013. »Diet quality indexes and mortality in postmenopausal women: The Iowa Women's Health Study«. *American Journal of Clinical Nutrition* 98 (2):444–53. doi:10.3945/ajcn.112.055681.

Niles, Andrea N., Mariya Smirnova, Joy Lin, and Aoife O'Donovan. 2018. »Gender differences in longitudinal relationships between depression and anxiety symptoms and inflammation in the health and retirement study«. *Psychoneuroendocrinology* 95:149–57. doi:10.1016/j.psyneuen.2018.05.035.

Oslin, David W., and Mark S. Cary. 2003. »Alcohol-related dementia: Validation of diagnostic criteria«. *American Journal of Geriatric Psychiatry* 11 (4):441–47. doi:10. 1097/00019442-200307000-00007.

Pace, Thaddeus W. W., Lobsang Tenzin Negi, Daniel D. Adame, Steven P. Cole, Teresa I. Sivilli, Timothy D. Brown, et al. 2009. »Effect of compassion meditation on neuroendocrine, innate immune and behavioral responses to psychosocial stress«. *Psychoneuroendocrinology* 34 (1):87–98. doi:10.1016/j.psyneuen.2008.08.011.

Peterson, Christine Tara. 2020. »Dysfunction of the microbiota-gut-brain axis in neurodegenerative disease: The promise of therapeutic modulation with prebiotics, medicinal herbs, probiotics, and synbiotics«. *Journal of Evidence-Based Integrative Medicine* 25 (1). doi:10.1177/2515690x20957 225.

Polloni, Laura, and Antonella Muraro. 2020. »Anxiety and food allergy: A review of the last two decades«. *Clinical & Experimental Allergy* 50 (4):420–41. doi:10.1111/cea.13548.

Rehm, Jurgen, Omer S. M. Hasan, Sandra E. Black, Kevin D. Shield, and Michael Schwarzinger. 2019. »Alcohol use and dementia: A systematic scoping review«. *Alzheimer's Research & Therapy* 11 (1). doi:10.1186/s13195-018-0453-0.

Ridley, Nicole J., Brian Draper, and Adrienne Withall. 2013. »Alcohol-related dementia: An update of the evidence«. *Alzheimer's Research & Therapy* 5 (1). doi:10.1186/alzrt157.

Sayed, Nazish, Yingxiang Huang, Khiem Nguyen, Zuzana Krejciova-Rajaniemi, Anissa P. Grawe, Tianxiang Gao, et al. 2021. »An inflammatory aging clock (iAge) based on deep learning tracks multimorbidity, immunosenescence, frailty and cardiovascular aging«. Nature Aging 1 (7):598–615. doi:10.1038/s43587-021-00082-y.

Schiffrin, E. J., D. R. Thomas, V. B. Kumar, C. Brown, C. Hager, M. A. Van't Hof, et al. 2007. »Systemic inflammatory markers in older persons: the effect of oral nutritional supplementation with prebiotics«. *Journal of Nutrition, Health & Aging* 11 (6):475–79.

Sovijit, Watcharin N., Watcharee E. Sovijit, Shaoxia Pu, Kento Usuda, Ryo Inoue, Gen Watanabe, et al. 2021. »Ovarian progesterone suppresses depression and anxiety-like behaviors by increasing the Lactobacillus population of gut microbiota in ovariectomized mice«. *Neuroscience Research* 168:76–82. doi:10.1016/j.neures.2019.04.005.

Sohn, Emily. 2021. »Why autoimmunity is most common in women«. *Nature* 595 (7867):S51–S53. doi:10.1038/d41586-021-01836-9.

Ticinesi, Andrea, Claudio Tana, Antonio Nouvenne, Beatrice Prati, Fulvio Lauretani, and Tiziana Meschi. 2018. »Gut microbiota, cognitive frailty and dementia in older individuals: A systematic review«. *Clinical Interventions in Aging* 13:1497–511. doi:10.2147/cia.S139163.

Van Houten, J. M., R. J. Wessells, H. L. Lujan, and S. E. DiCarlo. 2015. »My gut feeling says rest: Increased intestinal permeability contributes to chronic diseases in high-intensity exercisers«. *Medical Hypotheses* 85 (6):882–86. doi:10.1016/j.mehy.2015.09.018.

Vieira, Angelica T., Paula M. Castelo, Daniel A. Ribeiro, and Caroline M. Ferreira. 2017. »Influence of oral and gut microbiota in the health of menopausal women«. *Frontiers in Microbiology* 8. doi:10.3389/fmicb.2017.01884.

Vulevic, Jelena, Alexandra Drakoularakou, Parveen Yaqoob, George Tzortzis, and Glenn R. Gibson. 2008. »Modulation of the fecal microflora profile and immune function by a novel trans-galactooligosaccharide mixture (B-GOS) in healthy elderly volunteers«. *American Journal of Clinical Nutrition* 88 (5):1438–46. doi:10.3945/ajcn.2008.26242.

Walker, Keenan A., Ron C. Hoogeveen, Aaron R. Folsom, Christie M. Ballantyne, David S. Knopman, B. Gwen Windham, et al. 2017. »Midlife systemic inflammatory markers are associated with late-life brain volume«. Neurology 89 (22):2262–70. doi:10.1212/wnl.0000000000004688.

Xie, Ruining, Pei Jiang, Li Lin, Jian Jiang, Bin Yu, Jingjing Rao, et al. 2020. »Oral treatment with Lactobacillus reuteri attenuates depressive-like behaviors and serotonin metabolism alterations induced by chronic social defeat stress«. *Journal of Psychiatric Research* 122:70–78. doi:10.1016/j.jpsychires.2019.12.013.

Xu, Ming, Tamar Pirtskhalava, Joshua N. Farr, Bettina M. Weigand, Allyson K. Palmer, Megan M. Weivoda, et al. 2018. »Senolytics improve physical function and increase lifespan in old age«. *Nature Medicine* 24 (8):1246–56. doi:10.1038/s41591-018-0092-9.

Yoon, Kichul, and Nayoung Kim. 2021. »Roles of sex hormones and gender in the gut microbiota«. *Journal of Neurogastroenterology and Motility* 27 (3):314–25. doi:10.5056/jnm20208.

Zahr, N. M., and A. Pfefferbaum. 2017. »Alcohol's effects on the brain: Neuroimaging results in humans and animal models«. *Alcohol Research* 38 (2):183–206.

Kapitel 7: Das Gehirn auf der Suche nach Verbundenheit

Cacioppo, John T. und William Patrick. *Einsamkeit: Woher sie kommt, was sie bewirkt, wie man ihr entrinnt.* Aus dem Englischen übersetzt von Jorunn Wissmann. Spektrum Akad. Verlag, Heidelberg 2011.

Dolen, Gul, and Robert C. Malenka. 2014. »The emerging role of nucleus accumbens oxytocin in social cognition«. *Biological Psychiatry* 76 (5):354–55. doi:10.1016/j.biopsych.2014.06.009.

Eisenberger, Naomi I., and Matthew D. Lieberman. 2004. »Why rejection hurts: A common neural alarm system for physical and social pain«. *Trends in Cognitive Sciences* 8 (7):294–300. doi:10.1016/j.tics.2004.05.010.

Holt-Lunstad, J., T. B. Smith, M. Baker, T. Harris, and D. Stephenson. 2015. »Loneliness and social isolation as risk factors for mortality: A meta-analytic review«. *Perspectives on Psychological Science* 10 (2):227–37. doi:10.1177/1745691614568352.

Jiang, Luo-Luo, Tamas David-Barrett, Anna Rotkirch, James Carney, Isabel Behncke Izquierdo, Jaimie A. Krems, et al. 2015. »Women favour dyadic relationships, but men prefer clubs: Cross-cultural evidence from social networking«. *PLOS ONE* 10 (3). doi:10.1371/journal.pone.0118329.

Kaufman, Scott B. 2019. »Taking Sex Differences in Personality Seriously«. *Scientific American.*

Kudwa, Andrea E., Robert F. McGivern, and Robert J. Handa. 2014. »Estrogen receptor P and oxytocin interact to modulate anxiety-like behavior and neuroendocrine stress reactivity in adult male and female rats«. *Physiology & Behavior* 129:287–96. doi:10.1016/j.physbeh.2014.03.004.

Laakasuo, Michael, Anna Rotkirch, Max van Duijn, Venla Berg, Markus Jokela, Tamas David-Barrett, et al. 2020. »Homophily in personality enhances group success among real-life friends«. *Frontiers in Psychology* 11. doi:10.3389/fpsyg.2020.00710.

Luo, Ye, Louise C. Hawkley, Linda J. Waite, and John T. Cacioppo. 2012. »Loneliness, health, and mortality in old age: A national longitudinal study«. *Social Science & Medicine* 74 (6):907–14. doi:10.1016/j.socscimed.2011.11.028.

Kapitel 8: Upgrade für den Mami-Modus

Isay, Jane. *Walking on Eggshells: Navigating the Delicate Relationship Between Adult Children and Their Parents.* New York: Broadway Books/Flying Dolphin Press, 2008.

Li, Tong, Ping Wang, Stephani C. Wang, and Yu-Feng Wang. 2017. »Approaches mediating oxytocin regulation of the immune system«. *Frontiers in Immunology* 7. doi:10.3389/fimmu.2016.00693.

Wirth, Michelle M. 2014. »Hormones, stress, and cognition: The effects of glucocorticoids and oxytocin on memory«. *Adaptive Human Behavior and Physiology* 1 (2):177–201. doi:10.1007/s40750-014-0010-4.

Kapitel 9: Das Beziehungsgehirn

Caldwell, Heather K., and H. Elliott Albers. 2016. »Oxytocin, vasopressin, and the motivational forces that drive social behaviors«. *Current Topics in Behavioral Neurosciences* 27:51–103. doi:10.1007/7854_2015_390.

Dumais, Kelly M., and Alexa H. Veenema. 2016. »Vasopressin and oxytocin receptor systems in the brain: Sex differences and sex-specific regulation of social behavior«. *Frontiers in Neuroendocrinology* 40:1–23. doi:10.1016/j.yfrne.2015.04.003.

Huang, M., S. Su, J. Goldberg, A. H. Miller, O. M. Levantsevych, L. Shallenberger, et al. 2019. »Longitudinal association of inflammation with depressive symptoms: A 7-year cross-lagged twin difference study«. *Brain, Behavior, and Immunity* 75:200–207. doi:10.1016/j.bbi.2018.10.007.

Langer, Ellen J. *Aktives Denken: Wie wir geistig auf der Höhe bleiben.* Aus dem Englischen übersetzt von Ilse Stratmann. Rowohlt, Reinbek bei Hamburg 1991.

Maffei, L., E. Picano, M. G. Andreassi, A. Angelucci, F Baldacci, L. Baroncelli, et al. 2017. »Randomized trial on the effects of a combined physical/cognitive training in aged MCI subjects: The Train the Brain study«. *Scientific Reports* 7 (1). doi:10.1038/srep39471.

Niles, A. N., M. Smirnova, J. Lin, and A. O'Donovan. 2018. »Gender differences in longitudinal relationships between depression and anxiety symptoms and inflammation in the health and retirement study«. *Psychoneuroendocrinology* 95:149–57. doi:10.1016/j.psyneuen.2018.05.035.

Sharma, Animesh N., Paul Aoun, Jean R. Wigham, Suanne M. Weist, and Johannes D. Veldhuis. 2014. »Estradiol, but not testosterone, heightens cortisol-mediated negative feedback on pulsatile ACTH secretion and ACTH approximate entropy in unstressed older men and women«. *American Journal of Physiology–Regulatory, Integrative and Comparative Physiology* 306 (9):R627–35. doi:10.1152/ajpregu.00551.2013.

Shrout, M. Rosie, Randal D. Brown, Terri L. Orbuch, and Daniel J. Weigel. 2019. »A multidimensional examination of marital conflict and subjective health over 16 years«. *Personal Relationships* 26 (3):490–506. doi:10.1111/pere.12292.

Smith, B. M., X. Yao, K. S. Chen, and E. D. Kirby. 2018. »A larger social network enhances novel object location memory and reduces hippocampal microgliosis in aged mice«. *Frontiers in Aging Neuroscience* 10:142. doi:10.3389/fnagi.2018.00142.

Kapitel 10: Eine neue Mitte finden

Boyle, Christina P., Cyrus A. Raji, Kirk I. Erickson, Oscar L. Lopez, James T. Becker, H. Michael Gach, et al. 2020. »Estrogen, brain structure, and cognition in postmenopausal women«. *Human Brain Mapping* 42 (1):24–35. doi:10.1002/hbm.25200.

Uddin, Lucina Q. 2014. »Salience processing and insular cortical function and dysfunction«. *Nature Reviews Neuroscience* 16 (1):55–61. doi:10.1038/nrn3857.

Kapitel 11: Was der Körper für die Psyche tun kann

Adamaszek, M., F. D'Agata, R. Ferrucci, C. Habas, S. Keulen, K. C. Kirkby, et al. 2016. »Consensus paper: Cerebellum and emotion«. *Cerebellum* 16 (2):552–76. doi:10.1007/s12311-016-0815-8.

Bloss, E. B., W. G. Janssen, B. S. McEwen, and J. H. Morrison. 2010. »Interactive effects of stress and aging on structural plasticity in the prefrontal cortex«. *Journal of Neuroscience* 30 (19):6726–31. doi:10.1523/jneurosci.0759-10.2010.

Borhan, A. S. M., Patricia Hewston, Dafna Merom, Courtney Kennedy, George Ioannidis, Nancy Santesso, et al. 2018. »Effects of dance on cognitive function among older adults: A protocol for systematic review and meta-analysis«. *Systematic Reviews* 7 (1). doi:10.1186/s13643-018-0689-6.

Brown, Stuart L., and Christopher C. Vaughan. *Play: How It Shapes the Brain, Opens the Imagination, and Invigorates the Soul*. New York: Avery, 2010.

Casaletto, Kaitlin B., Adam M. Staffaroni, Fanny Elahi, Emily Fox, Persephone A. Crittenden, Michelle You, et al. 2018. »Perceived stress is associated with accelerated Monocyte/Macrophage aging trajectories in clinically normal adults«. *American Journal of Geriatric Psychiatry* 26 (9):952–63. doi:10.1016/j.jagp.2018.05.004.

D'Angelo, Egidio. 2019. »The cerebellum gets social«. *Science* 363 (6424):229. doi:10.1126/science.aaw2571.

de Kloet, E. Ron, Marian Joels, and Florian Holsboer. 2005. »Stress and the brain: From adaptation to disease«. *Nature Reviews Neuroscience* 6 (6):463–75. doi:10.1038/nrn1683.

de Oliveira Matos, Felipe, Amanda Vido, William Fernando Garcia, Wendell Arthur Lopes, and Antonio Pereira. 2020. »A neurovisceral integrative study on cognition, heart rate variability, and fitness in the elderly«. *Frontiers in Aging Neuroscience* 12. doi:10.3389/fnagi.2020.00051.

Devita, Maria, Francesco Alberti, Michela Fagnani, Fabio Masina, Enrica Ara, Giuseppe Sergi, et al. 2021. »Novel insights into the relationship between cerebellum and dementia: A narrative review as a toolkit for clinicians«. *Ageing Research Reviews* 70. doi:10.1016/j.arr.2021.101389.

Ding, Kan, Takashi Tarumi, David C. Zhu, Benjamin Y. Tseng, Binu P. Thomas, Marcel Turner, et al. 2017. »Cardiorespiratory fitness and white matter neuronal fiber integrity in mild cognitive impairment«. *Journal of Alzheimer's Disease* 61 (2):729–39. doi:10.3233/jad-170415.

Erickson, K. I., M. W. Voss, R. S. Prakash, C. Basak, A. Szabo, L. Chaddock, et al. 2011. »Exercise training increases size of hippocampus and improves memory«. *Proceedings of the National Academy of Sciences* 108 (7):3017–22. doi:10.1073/pnas.1015950108.

Killingsworth, M. A., and D. T. Gilbert. 2010. »A wandering mind is an unhappy mind«. *Science*, 330 (6006):932. doi:10.1126/science.1192439.

Lavretsky, Helen, and Paul A. Newhouse. 2012. »Stress, inflammation, and aging«. *American Journal of Geriatric Psychiatry* 20 (9):729–33. doi:10.1097/JGP.0b013e31826573cf.

Leggio, Maria, and Giusy Olivito. 2018. »Topography of the cerebellum in relation to social brain regions and emotions«. *Handbook of Clinical Neurology* 154:71–84. doi:10.1016/B978-0-444-63956-1.

Marek, Scott, Joshua S. Siegel, Evan M. Gordon, Ryan V. Raut, Caterina Gratton, Dillan J. Newbold, et al. 2018. »Spatial and temporal organization of the individual human cerebellum«. *Neuron* 100 (4):977–93.e7. doi:10.1016/j.neuron.2018.10.010.

Matyi, Joshua M., Gail B. Rattinger, Sarah Schwartz, Mona Buhusi, and Jo-Ann T. Tschanz. 2019. »Lifetime estrogen exposure and cognition in late life: The Cache County Study«. *Menopause* 26 (12):1366–74. doi:10.1097/gme.0000000000001405.

McEwen, Bruce S. 2019. »What is the confusion with cortisol?« *Chronic Stress* 3. doi:10.1177/2470547019833647.

Mishra, Aarti, Yuan Shang, Yiwei Wang, Eliza R. Bacon, Fei Yin, and Roberta D. Brinton. 2020. »Dynamic neuroimmune profile during mid-life aging in the female brain and implications for Alzheimer risk«. *iScience* 23 (12). doi:10.1016/j.isci.2020.101829.

Murri, Martino Belvederi, Federico Triolo, Alice Coni, Carlo Tacconi, Erika Nerozzi, Andrea Escelsior, et al. 2020. »Instrumental assessment of balance and gait in depression: A systematic review«. *Psychiatry Research* 284. doi:10.1016/j.psychres.2019.112687.

Ochs-Balcom, Heather M., Leah Preus, Jing Nie, Jean Wactawski-Wende, Linda Agyemang, Marian L. Neuhouser, et al. 2018. »Physical activity modifies genetic susceptibility to obesity in postmenopausal women«. *Menopause* 25 (10):1131–37. doi:10.1097/gme.0000000000001134.

Schmahmann, Jeremy D. 2019. »The cerebellum and cognition«. *Neuroscience Letters* 688:62–75. doi:10.1016/j.neulet.2018.07.005.

Shrout, M. Rosie, Megan E. Renna, Annelise A. Madison, Lisa M. Jaremka, Christopher P. Fagundes, William B. Malarkey, and Janice Kiecolt-Glaser. 2020. »Cortisol slopes and conflict: A spouse's perceived stress matters«. *Psychoneuroendocrinology* 121. doi:10.1016/j.psyneuen.2020.104839.

Siviy, Stephen M. 2016. »A brain motivated to play: Insights into the neurobiology of *playfulness*«. *Behaviour* 153 (6–7):819–44. doi:10.1163/1568539x-00003349.

Soderkvist, Sven, Kajsa Ohlen, and Ulf Dimberg. 2017. »How the experience of emotion is modulated by facial feedback«. *Journal of Nonverbal Behavior* 42 (1):129–51. doi:10.1007/s10919-017-0264-1.

Strata, Piergiorgio. 2015. »The emotional cerebellum«. *Cerebellum* 14 (5):570–77. doi:10.1007/s12311-015-0649-9.

Topp, Robert, Marcia Ditmyer, Karen King, Kristen Doherty, and Joseph Hornyak. 2002. »The effect of bed rest and potential of prehabilitation on patients in the intensive care unit«. *AACN Clinical Issues: Advanced Practice in Acute and Critical Care* 13 (2):263–76. doi:10.1097/00044067-200205000-00011.

Traustadottir, Tinna, Pamela R. Bosch, and Kathleen S. Matt. 2005. »The HPA axis response to stress in women: Effects of aging and fitness«. *Psychoneuroendocrinology* 30 (4):392–402. doi:10.1016/j.psyneuen.2004.11.002.

Vecchio, Laura M., Ying Meng, Kristiana Xhima, Nir Lipsman, Clement Hamani, Isabelle Aubert, et al. 2018. »The neuroprotective effects of exercise: Maintaining a healthy brain throughout aging«. *Brain Plasticity* 4 (1):17–52. doi:10.3233/bpl-180069.

Weitz, Gunther, Mikael Elam, Jan Born, Horst L. Fehm, and Christoph Dodt. 2001. »Postmenopausal estrogen administration suppresses muscle sympathetic nerve activity«. *Journal of Clinical Endocrinology & Metabolism* 86 (1):344–48. doi:10.1210/jcem.86.1.7138.

Kapitel 12: Neuer Lebenssinn

Baune, Bernhard, Antoine Lutz, Julie Brefczynski-Lewis, Tom Johnstone, and Richard J. Davidson. 2008. »Regulation of the neural circuitry of emotion by compassion meditation: Effects of meditative expertise«. *PLOS ONE 3* (3). doi:10.1371/journal.pone.0001897.

DESTATIS (Statistisches Bundesamt). 2019. »Zahl der Woche: Drei Viertel der Pflegebedürftigen zu Hause versorgt.« Pressemeldung, Zahl der Woche Nr. 36 vom 3. September 2019. https://www.destatis.de/DE/Presse/Pressemitteilungen/Zahl-der-Woche/2019/PD19_36_p002.html (Zugriff 17.04.2023)

Hedegaard, Holly, Sally C. Curtin, and Margaret Warner. »Suicide mortality in the United States, 1999-2017«. *NCHS Data Brief* No. 330, November 2018.

Litzelman, Kristin, Whitney P. Witt, Ronald E. Gangnon, F. Javier Nieto, Corinne D. Engelman, Marsha R. Mailick, and Halcyon Gerald Skinner. 2014. »Association between informal caregiving and cellular aging in the Survey of the Health of Wisconsin: The role of caregiving characteristics, stress, and strain«. *American Journal of Epidemiology* 179 (11):1340–52. doi:10.1093/aje/kwu066.

Lopez-Otm, Carlos, Maria A. Blasco, Linda Partridge, Manuel Serrano, and Guido Kroemer. 2013. »The hallmarks of aging«. *Cell* 153 (6):1194–217. doi:10.1016/j.cell.2013.05.039.

Kapitel 13: Neuer Fokus

Al-Hashimi, Omar, Theodore P. Zanto, and Adam Gazzaley. 2015. »Neural sources of performance decline during continuous multitasking«. *Cortex* 71:49–57. doi:10.1016/j.cortex.2015.06.001.

Anguera, J. A., J. Boccanfuso, J. L. Rintoul, O. Al-Hashimi, F. Faraji, J. Janowich, et al. 2013. »Video game training enhances cognitive control in older adults«. *Nature* 501 (7465):97–101. doi:10.1038/nature12486.

Anguera, Joaquin A., Jessica N. Schachtner, Alexander J. Simon, Joshua Volponi, Samirah Javed, Courtney L. Gallen, and Adam Gazzaley. 2021. »Long-term maintenance of multitasking abilities following video game training in older adults«. *Neurobiology of Aging* 103:22–30. doi:10.1016/j.neurobiolaging.2021.02.023.

Bratman, Gregory N., J. Paul Hamilton, Kevin S. Hahn, Gretchen C. Daily, and James J. Gross. 2015. »Nature experience reduces rumination and subgenual prefrontal cortex activation«. *Proceedings of the National Academy of Sciences* 112 (28):8567–72. doi:10.1073/pnas.1510459112.

Clapp, W. C., M. T. Rubens, J. Sabharwal, and A. Gazzaley. 2011. »Deficit in switching between functional brain networks underlies the impact of multitasking on working memory in older adults«. *Proceedings of the National Academy of Sciences* 108 (17):7212–17. doi:10.1073/pnas.1015297108.

Frago, Laura M., Sandra Canelles, Alejandra Freire-Regatillo, Pilar Argente-Arizon, Vicente Barrios, Jesus Argente, et al. 2017. »Estradiol uses different mechanisms in astrocytes from the hippocampus of male and female rats to protect against damage induced by palmitic acid«. *Frontiers in Molecular Neuroscience* 10. doi:10.3389/fnmol.2017.00330.

Kim, Yu Jin, Maira Soto, Gregory L. Branigan, Kathleen Rodgers, and Roberta Diaz Brinton. 2021. »Association between menopausal hormone therapy and risk of neurodegenerative diseases: Implications for precision hormone therapy«. *Alzheimer's & Dementia: Translational Research & Clinical Interventions* 7 (1). doi:10.1002/trc2.12174.

Reuter-Lorenz, Patricia A., and Denise C. Park. 2014. »How does it STAC up? Revisiting the scaffolding theory of aging and cognition.« *Neuropsychology Review* 24 (3):355–70. doi:10.1007/s11065-014-9270-9.

Sherwin, Barbara B. 2008. »Hormones, the brain, and me«. *Canadian Psychology/Psychologie canadienne* 49 (1):42–48. doi:10.1037/0708-5591.49.1.42.

Tsuchiyagaito, Aki, Masaya Misaki, Obada Al Zoubi, Martin Paulus, and Jerzy Bodurka. 2020. »Prevent breaking bad: A proof of concept study of rebalancing the brain's rumination circuit with real-time fMRI functional connectivity neurofeedback«. *Human Brain Mapping* 42 (4):922–40. doi:10.1002/hbm.25268.

Kapitel 14: Langes oder gesundes Leben?

Brinton, Roberta Diaz. 2008. »Estrogen regulation of glucose metabolism and mitochondrial function: Therapeutic implications for prevention of Alzheimer's disease«. *Advanced Drug Delivery Reviews* 60 (13–14):1504–11. doi:10.1016/j.addr.2008.06.003.

Chowen, Julie A., and Luis M. Garcia-Segura. 2021. »Role of glial cells in the generation of sex differences in neurodegenerative diseases and brain aging«. *Mechanisms of Ageing and Development* 196. doi:10.1016/j.mad.2021.111473.

Dubal, Dena B. 2020. »Sex difference in Alzheimer's disease: An updated, balanced and emerging perspective on differing vulnerabilities«. *Handbook of Clinical Neurology* 175:261–73. doi:10.1016/B978-0-444-64123-6.00018-7.

Dumas, Julie, Catherine Hancur-Bucci, Magdalena Naylor, Cynthia Sites, and Paul Newhouse. 2008. »Estradiol interacts with the cholinergic system to affect verbal memory in postmenopausal women: Evidence for the critical period hypothesis«. *Hormones and Behavior* 53 (1):159–69. doi:10.1016/j.yhbeh.2007.09.011.

Etnier, Jennifer L., Eric S. Drollette, and Alexis B. Slutsky. 2019. »Physical activity and cognition: A narrative review of the evidence for older adults«. *Psychology of Sport and Exercise* 42:156–66. doi:10.1016/j.psychsport.2018.12.006.

Fassier, Philippine, Jae Hee Kang, I. Min Lee, Francine Grodstein, and Marie-Noel Vercambre. 2021. »Vigorous physical activity and cognitive trajectory later in life: Prospective association and interaction by apolipoprotein E e4 in the Nurses' Health Study«. *Journals of Gerontology: Series A*. doi:10.1093/gerona/glab169.

Fisher, Daniel W., David A. Bennett, and Hongxin Dong. 2018. »Sexual dimorphism in predisposition to Alzheimer's disease«. *Neurobiology of Aging* 70:308–24. doi:10.1016/j.neurobiolaging.2018.04.004.

Grodstein, Francine, Jennifer Chen, Daniel A. Pollen, Marilyn S. Albert, Robert S. Wilson, Marshal F. Folstein, et al. 2000. »Postmenopausal hormone therapy and cognitive function in healthy older women«. *Journal of the American Geriatrics Society* 48 (7):746–52. doi:10.1111/j.1532-5415.2000.tb04748.x.

Jimenez-Balado, Joan, and Teal S. Eich. 2021. »GABAergic dysfunction, neural network hyperactivity and memory impairments in human aging and Alzheimer's disease«. *Seminars in Cell & Developmental Biology* 116:146–59. doi:10.1016/j.semcdb.2021.01.005.

Klosinski, Lauren P., Jia Yao, Fei Yin, Alfred N. Fonteh, Michael G. Harrington, Trace A. Christensen, et al. 2015. »White matter lipids as a ketogenic fuel supply in aging female brain: Implications for Alzheimer's disease«. *EBioMedicine* 2 (12):1888–904. doi:10.1016/j.ebiom.2015.11.002.

Leng, Yue, and Kristine Yaffe. 2020. »Sleep duration and cognitive aging – beyond a U-shaped association«. *JAMA Network Open* 3 (9). doi:10.1001/jamanetworkopen.2020.14008.

Marin, Raquel, and Mario Diaz. 2018. »Estrogen interactions with lipid rafts related to neuroprotection. Impact of brain ageing and menopause«. *Frontiers in Neuroscience* 12. doi:10.3389/fnins.2018.00128.

Mehta, Jaya, Juliana M. Kling, and JoAnn E. Manson. 2021. »Risks, benefits, and treatment modalities of menopausal hormone therapy: Current concepts.«. *Frontiers in Endocrinology* 12. doi:10.3389/fendo.2021.564781.

Mulnard, Ruth A., Carl W. Cotman, Claudia Kawas, Christopher H. van Dyck, Mary Sano, Rachelle Doody, et al. 2000. »Estrogen replacement therapy for treatment of mild to moderate Alzheimer disease«. *JAMA* 283 (8):1107–15. doi:10.1001/jama.283.8.1007.

Paganini-Hill, Annlia, Claudia H. Kawas, and Maria M. Corrada. 2016. »Lifestyle factors and dementia in the oldest-old: The 90+ Study«. *Alzheimer Disease & Associated Disorders* 30 (1):21–26. doi:10.1097/wad.0000000000000087.

Shin, Jean, Stephanie Pelletier, Louis Richer, G. Bruce Pike, Daniel Gaudet, Tomas Paus, and Zdenka Pausova. 2020. »Adiposity-related insulin resistance and thickness of the cerebral cortex in middle-aged adults«. *Journal of Neuroendocrinology* 32 (12). doi:10.1111/jne.12921.

Shumaker, Sally A., Claudine Legault, Stephen R. Rapp, Leon Thal, Robert B. Wallace, Judith K. Ockene, et al. 2003. »Estrogen plus progestin and the incidence of dementia and mild cognitive impairment in postmenopausal women«. *JAMA* 289 (20): 2651–62. doi:10.1001/jama.289.20.2651.

Subramaniapillai, Sivaniya, Anne Almey, M. Natasha Rajah, and Gillian Einstein. 2021. »Sex and gender differences in cognitive and brain reserve: Implications for Alzheimer's disease in women«. *Frontiers in Neuroendocrinology* 60. doi:10.1016/j.yfrne.2020.100879.

Thurston, Rebecca C., Howard J. Aizenstein, Carol A. Derby, Ervin Sejdic, and Pauline M. Maki. 2016. »Menopausal hot flashes and white matter hyperintensities.«. *Menopause* 23 (1):27–32. doi:10.1097/gme.0000000000000481.

Wang, Dan, Xuan Wang, Meng-Ting Luo, Hui Wang, and Yue-Hua Li. 2019. »Gamma-aminobutyric acid levels in the anterior cingulate cortex of perimenopausal women with depression: A magnetic resonance spectroscopy study«. *Frontiers in Neuroscience* 13. doi:10.3389/fnins.2019.00785.

Watermeyer, Tamlyn, Catherine Robb, Sarah Gregory, and Chinedu Udeh-Momoh. 2021. »Therapeutic implications of hypothalamic-pituitary-adrenal-axis modulation in Alzheimer's disease: A narrative review of pharmacological and lifestyle interventions«. *Frontiers in Neuroendocrinology* 60. doi:10.1016/j.yfrne.2020.100877.

Wingfield, Arthur, and Jonathan E. Peelle. 2012. »How does hearing loss affect the brain?«. *Aging Health* 8 (2):107–9. doi:10.2217/ahe.12.5.

Yaffe, Kristine, Warren Browner, Jane Cauley, Lenore Launer, and Tamara Harris. 1999. »Association between bone mineral density and cognitive decline in older women«. *Journal of the American Geriatrics Society* 47 (10):1176–82. doi:10.1111/j.1532-5415.1999.tb05196.x.

Yaffe, Kristine, Cherie Falvey, Nathan Hamilton, Ann V. Schwartz, Eleanor M. Simonsick, Suzanne Satterfield, et al. 2012. »Diabetes, glucose control, and 9-year cognitive decline among older adults without dementia.« *Archives of Neurology* 69 (9):1170–754. doi:10.1001/archneurol.2012.1117.

Kapitel 15: So viel Veränderung

Nawang Gehlek Rinpoche. Mit Gini Alhadeff & Mark Magill. Vorwort von S. H. dem Dalai Lama. Einführung von Robert A. F. Thurman. *Leben ist Sterben, Sterben ist Leben: Das Vermächtnis eines großen tibetischen Meisters.* Aus dem amerikanischen Englisch von Stephan Schuhmacher. Ansata Verlag, München 2002.

Kondziella, Daniel. 2020. »The neurology of death and the dying brain: A pictorial essay«. *Frontiers in Neurology* 11. doi:10.3389/fneur.2020.00736.

Parnia, Sam, Tara Keshavarz, Meghan McMullin, and Tori Williams. 2019. »Abstract 387: Awareness and cognitive activity during cardiac arrest«. *Circulation* 140 (Suppl_2). doi:10.1161/circ.140.suppl_2.387.

Rady, Mohamed Y., and Joseph L. Verheijde. 2016. »Neuroscience and awareness in the dying human brain: Implications for organ donation practices«. *Journal of Critical Care* 34:121–23. doi:10.1016/j.jcrc.2016.04.016.

Anhang

American Geriatrics Society 2019. »American Geriatrics Society 2019 updated AGS Beers Criteria® for potentially inappropriate medication use in older adults«. *Journal of the American Geriatrics Society* 67 (4):674–94. doi:10.1111/jgs.15767.

Baum, Jamie, Il-Young Kim, and Robert Wolfe. 2016. »Protein consumption and the elderly: what is the optimal level of intake?«. *Nutrients* 8 (6). doi:10.3390/nu8060359.

Baune, Bernhard, Antoine Lutz, Julie Brefczynski-Lewis, Tom Johnstone, and Richard J. Davidson. 2008. »Regulation of the neural circuitry of emotion by compassion meditation: Effects of meditative expertise«. *PLOS ONE* 3 (3). doi:10.1371/journal.pone.0001897.

Blumenthal, James A., Patrick J. Smith, and Benson M. Hoffman. 2012. »Is exercise a viable treatment for depression?«. *ACSM'S Health & Fitness Journal* 16 (4):14–21. doi:10.1249/01.FIT.0000416000.09526.eb.

Borghesan, M., W. M. H. Hoogaars, M. Varela-Eirin, N. Talma, and M. Demaria. 2020. »A senescence-centric view of aging: Implications for longevity and disease«. *Trends in Cell Biology* 30 (10):777–91. doi:10.1016/j.tcb.2020.07.002.

Buchowski, Maciej S., Kathrin Rehfeld, Angie Luders, Anita Hokelmann, Volkmar Lessmann, Joern Kaufmann, et al. 2018. »Dance training is superior to repetitive physical exercise in inducing brain plasticity in the elderly.«. *PLOS ONE* 13 (7). doi:10.1371/journal.pone.0196636.

Cai, Dongsheng, and Sinan Kohr. 2019. »›Hypothalamic microinflammation‹ paradigm in aging and metabolic diseases.« *Cell Metabolism* 30 (1):19–35. doi:10.1016/j.cmet.2019.05.021.

Collins, Nicholas, Natalia Ledo Husby Phillips, Lauren Reich, Katrina Milbocker, and Tania L. Roth. 2020. »Epigenetic consequences of adversity and intervention throughout the lifespan: Implications for public policy and healthcare«. *Adversity and Resilience Science* 1 (3):205–16. doi:10.1007/s42844-020-00015-5.

de Cabo, Rafael, Dan L. Longo, and Mark P. Mattson. 2019. »Effects of intermittent fasting on health, aging, and disease«. *New England Journal of Medicine* 381 (26):2541–51. doi:10.1056/NEJMra1905136.

Fuhrmann, Saskia, und Janes Schröder. 2018. »Anticholinerge Nebenwirkungen. Skala zur Risikobewertung«. *Pharmazeutische Zeitung* 36/2018. https://www.pharmazeutische-zeitung.de/ausgabe-362018/skala-zur-risikobewertung/ (Zugriff 21.03.2023)

Gaspard, Ulysse, Melanie Taziaux, Marie Mawet, Maud Jost, Valerie Gordenne, Herjan J. T. Coelingh Bennink, et al. 2020. »A multicenter, randomized study to select the minimum effective dose of estetrol (E4) in postmenopausal women (E4Relief): part 1. Vasomotor symptoms and overall safety«. *Menopause* 27 (8):848–57. doi:10.1097/gme.0000000000001561.

Kiesel, Esther K., Michael Drey und Yvonne Marina Pudritz. 2019. »Algorithmus zur Reduktion anticholinerger Nebenwirkungen. Eine Hilfestellung für Ärzte und Apotheker«. *Krankenhauspharmazie* 2019 (40):560–4. https://www.krankenhauspharmazie.de/_Resources/Persistent/e/8/c/c/e8ccdad3de4c3d88d8a32bcdba3947c3d01b0e2e/kph201912_artikel3282.pdf

Monteiro-Junior, Renato Sobral, Paulo de Tarso Maciel-Pinheiro, Eduardo da Matta Mello Portugal, Luiz Felipe da Silva Figueiredo, Rodrigo Terra, et al. 2018. »Effect of exercise on inflammatory profile of older persons: Systematic review and meta–analyses«. *Journal of Physical Activity and Health* 15 (1):64–71. doi:10.1123/jpah.2016-0735.

Robinson, M. M., S. Dasari, A. R. Konopka, M. L. Johnson, S. Manjunatha, R. R. Esponda, et al. 2017. »Enhanced protein translation underlies improved metabolic and physical adaptations to different exercise training modes in young and old humans«. *Cell Metabolism* 25 (3):581–92. doi:10.1016/j.cmet.2017.02.009.

Sparkman, Nathan L., and Rodney W. Johnson. 2008. »Neuroinflammation associated with aging sensitizes the brain to the effects of infection or stress«. *Neuroimmunomodulation* 15 (4–6):323–30. doi:10.1159/000156474.

Uchoa, Mariana F., V. Alexandra Moser, and Christian J. Pike. 2016. »Interactions between inflammation, sex steroids, and Alzheimer's disease risk factors«. *Frontiers in Neuroendocrinology* 43:60–82. doi:10.1016/j.yfrne.2016.09.001.

Vamvakopoulos, N. C., and G. P. Chrousos. 1993. »Evidence of direct estrogenic regulation of human corticotropin-releasing hormone gene expression. Potential implications for the sexual dimorphism of the stress response and immune/ inflammatory reaction«. *Journal of Clinical Investigation* 92 (4):1896–902. doi:10.1172/jci116782.

Register